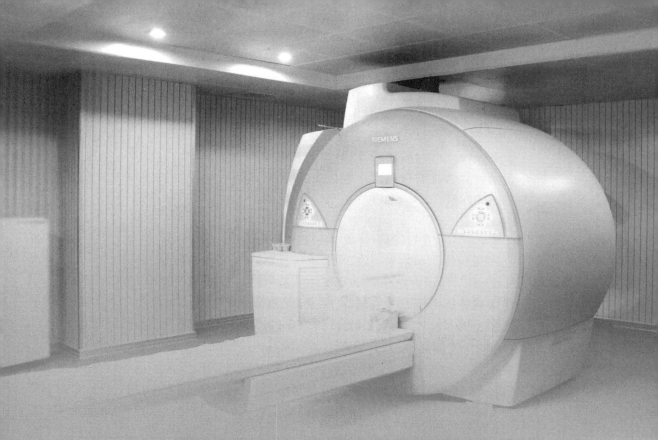

医学影像诊断与应用

周　叶　孟凡东　刘志胜　主编

U0351483

吉林科学技术出版社

图书在版编目（ＣＩＰ）数据

医学影像诊断与应用 / 周叶，孟凡东，刘志胜主编
. -- 长春：吉林科学技术出版社，2020.5
ISBN 978-7-5578-6842-0

Ⅰ．①医… Ⅱ．①周… ②孟… ③刘… Ⅲ．①影象诊
断 Ⅳ．①R445

中国版本图书馆 CIP 数据核字(2020)第 049847 号

医学影像诊断与应用

YIXUE YINGXIANG ZHENDUAN YU YINGYONG

主　　编	周　叶　孟凡东　刘志胜
出 版 人	宛　霞
责任编辑	刘健民　王　皓
幅面尺寸	185mm×260mm
字　　数	356 千字
印　　张	15.5
印　　数	1—1500 册
版　　次	2020 年 5 月第 1 版
印　　次	2021 年 5 月第 2 次印刷

出　　版	吉林科学技术出版社
发　　行	吉林科学技术出版社
地　　址	长春市净月区福祉大街 5788 号出版大厦 A 座
邮　　编	130021
发行部电话/传真	0431-81629530
印　　刷	保定市铭泰达印刷有限公司

书　　号	ISBN 978-7-5578-6842-0
定　　价	75.00 元

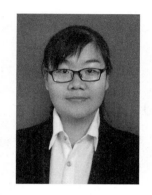

　　周叶，女，出生于1984年5月，2009年毕业于泰山医学院医学影像学专业，本科学历，学士学位，现于聊城市人民医院工作，从事放射诊断专业10余年，在影像图像质量控制、急诊放射诊断方面积累了丰富的经验。平时积极参加省、市举办的各项学术活动。曾在国家级期刊发表论文2篇。

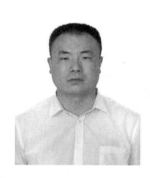

　　孟凡东，男，医学学士，主治医师，山东莘县第二人民医院影像科诊断组成员。毕业于泰山医学院临床医学系。从事医学影像诊断工作10余年，每年书写和签发X线、CT、MRI等各类影像报告近万份，无重大医疗差错和事故发生。在国内各级杂志上发表论文数篇。擅长心血管病、脑血管病、早期肺癌和腹部肿瘤的影像学诊断。座右铭:终身学习，慧眼识图。

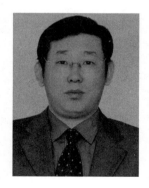

　　刘志胜，男，副主任医师，毕业于山东医科大学，本科学历，从事职业卫生工作20余年。主要研究方向:职业性尘肺病;职业性毒物中毒;职业性物理因素所致疾病。是山东省职业病诊断鉴定专家库专家。科研成果曾获市级科技成果进步二等奖一项，省级科技成果进步三等奖一项。在核心期刊发表论文十余篇，出版论著一部。

编 委 会

主　编　周　叶（聊城市人民医院）

　　　　　孟凡东（山东省莘县第二人民医院）

　　　　　刘志胜（青岛市 CDC）

前　　言

　　医学影像是指为了医疗或医学研究，对人体或人体某部分，以非侵入方式取得内部组织影像的技术与处理过程。近年来，医学影像诊断的新方法、新技术层出不穷，医学影像学已逐渐成为科学研究的重要手段之一。为使大家更全面地了解医学影像诊断技术的进展，提高疾病的检出率和诊断的准确性，鉴于此，特编写此书。

　　本书重点论述了常见疾病的医学影像诊断及临床应用，以常见疾病的诊断为主要骨架，集影像学检查技术为一体，对医学影像学的表现特征进行描述，便于临床医师灵活的掌握并指导临床实践。全书语言简练，条理清晰，内容丰富，适用于医学院校师生、临床医师进行阅读参考。

　　本书在编写过程中力求做到全面精细，但由于编写的时间有限，加之经验不足，书中恐有不足之处，希望读者予以批评指正，以期再版时修订完善，谨致谢意！

目　　录

第一章 中枢神经系统影像

第一节 脑出血

脑出血是指脑实质的出血，又称脑溢血或出血性脑卒中。本节主要讨论非损伤性脑出血，也叫原发性或自发性脑出血，这种脑出血绝大多数是由高血压和脑动脉硬化所致，具有代表性。

【病理】

高血压脑出血的病理基础是脑动脉壁较薄，中膜和外膜较薄弱，无外弹力纤维层，肌纤维又较少，很易受损伤。在高血压和动脉粥样硬化的基础上，动脉内膜发生透明变性和纤维坏死，使脑小动脉向外突出形成纺锤状或球形动脉瘤，常为多发而主要分布豆纹动脉丘脑膝状体动脉供血区，Chauot 最早提出并将其称为粟粒状动脉瘤。Fisher 更进一步证明，正是这种透明变性的粟粒状动脉瘤破裂引起脑出血。脑出血部位及发生率各家统计有一定差别，我们的统计主要部位是基底节，其次是丘脑、大脑半球、小脑和脑干，基底节出血常侵及内囊、丘脑并破入侧脑室，在脑室系统及蛛网膜下腔扩散。还可引发周围水肿，产生占位作用，使脑组织、脑室受压移位，脑内血肿与周围脑组织的病理变化因时期不同而异，一般分为急性、亚急性、慢性三期。脑出血后最初约 3h 内，血肿主要成分仍为新鲜血液以及少量受出血破坏的脑组织，此后出血激活凝血系统，导致血凝块形成，红细胞压积明显增加，可达 90％ 以上（正常值为 40％～50％），随后血红蛋白破坏和纤维蛋白分解加速，血红蛋白的破坏从边缘开始逐渐到达血肿中心，当血肿内血块溶解消失时，血红蛋白完全分解，被吞噬细胞搬运处理掉，血肿内充满微黄色的水样液体，这种状态可保持数月、数年，甚至终身。

【CT 表现】

（一）非增强扫描

CT 对急性、亚急性和慢性脑内出血的诊断均十分有效。脑内血肿的 CT 表现主要为血肿本身影像、周围脑组织变化和占位表现。病期不同，表现各有差异。超急性期脑内血肿是指发病 24 小时以内的新鲜血肿，表现为脑内边界清楚，密度均匀的高密度区。CT 值与血液相仿，55～65HU。此后血浆吸收，血凝块形成，CT 值逐渐上升，发病 3～7d 内达高峰，CT 值可达 85～100HU（图 1-1-1）。

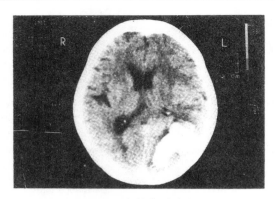

图 1-1-1 急性期脑出血

女,70 岁 CT 平扫显示左枕顶叶脑内血肿,CT 值为 92Hu,周围轻度水肿带,邻近侧脑室后角受压变窄,三角区轻度前移,同侧脑沟消失。

高精度 CT 可以发现小于 5mm 的出血灶。血肿变化也有一定规律,发病 3～7d 以后血肿边缘密度开始模糊变淡,周边低密度区逐渐变宽,高密度灶向心性回缩变小,血肿 CT 值下降至等密度,Dolinks 发现血肿直径以每天 0.6mm 缩小,这段时间约需 1 个月甚至更长,小的血肿较大的血肿密度下降更快,直径小于或等于 2cm 的血肿一般在 19d,有的 10d 就变成等密度(图 1-1-2 和图 1-1-3)。

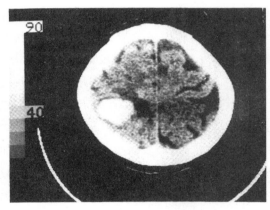

图 1-1-2 急性期脑内血肿

女,63 岁 CT 平扫见左顶叶脑内血肿,周围有轻度水肿。

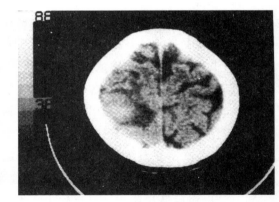

图 1-1-3 脑出血吸收期

与图 1-1-2 同一病例,一月后复查,血肿大部分吸收缩小,密度减低,边界模糊。

Dolinks 等报道血肿的 CT 值数以平均 1.4Hu/d 的速度下降。一般两个月以后完全吸收液化,形成囊肿,脑内血肿不同时期 CT 所见与血肿形成、吸收、囊变三个阶段的病理过程基本一致。不过 CT 看血肿缩小,是根据高密度逐渐变为等密度的范围来确定的。而实际上,等密度时血凝块大小变化不明显,所以占位效应并不减轻。2 个月以后 CT 平扫密度逐渐下降形成囊肿,伴体积缩小,同侧脑室扩大,脑沟、侧裂增宽,偶尔可发现原血肿部位出现钙化。

出血病灶周围有一圈密度减低带,根据病理组织学观察,这一环形低密度带不完全为水肿,其病理改变是典型的坏死改变,故应为坏死水肿带。多在 2 天～1 周内出现,早可发生在数小时之后,最晚可持续三个月之久,2 周时范围最大,出现率为 100%。

血肿及周围坏死水肿引起的占位表现,1～4周内的出现率在90%,2周时占位表现最重。出现率亦最高,可达95%,占位表现随着血肿吸收,水肿减轻,也逐渐缓解,2个月后消失。占位表现的轻重与血肿、水肿的大小与位置有关,血肿越大,水肿越重、位置越深在、占位表现越明显;血肿越小,水肿越轻、位置越浅,则占位表现越轻,血肿大时并发大脑镰疝,小脑幕疝及扁桃体疝。(图1-1-4、图1-1-5和图1-1-6)。

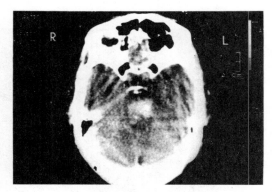

图 1-1-4　脑干血肿破入包围池

男,46岁平扫显示脑干部位血肿,包围池模糊,第四脑室上部轻度受压后移,显示不清。

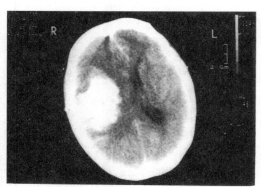

图 1-1-5　脑出血伴水肿

女,68岁　颞叶脑内血肿,周围明确水肿,患侧脑室消失,中线移位。

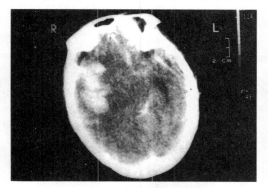

图 1-1-6　脑出血并脑疝

与图1-1-5同一患者,颞叶血肿破入蛛网膜下腔,纵裂,及左侧外侧裂、左侧包围池及四叠体池密度增高,包围池及四叠体池右侧部分消失,脑干境界不清,轻度旋转,左右移位,提示钩回疝。

由于高血压脑出血发生部位多较深在,以基底节内囊区血肿发生率最高。其次为丘脑、大脑半球、小脑(图1-1-10)及脑干(图1-1-4)。典型的形状多为肾形(图1-1-7),约占55%,其他表现形式圆形、椭圆形、不规则形。本组有一例基底节出血的形状很像"鸽子"(图1-1-8和图1-1-9)。

因基底节离脑室较近,故高血压性脑出血较外伤性脑出血更易破入脑室。CT往往可以发现血肿破入脑室的途径,可见到脑室内的出血与血肿相连,基底节出血多从侧脑室前角前外方破入脑室。可能是因为胼胝体膝部与尾状核头部之间有潜在的薄弱区所致。进入脑室的血液可以累及一侧或两侧侧脑室或全部脑室系统。

脑室内的积血量较少时,血液下沉至侧脑室的后角或(和)三角区(图1-1-11),与上方脑室的脑脊液形成一液血平面。如脑室内出血量大则可形成脑室铸形(图1-1-12)。另外,脑出血一般还沿白质放射纤维扩散,有时范围弥漫时,很难找出最初出血部位。较常见的出血流向有:①基底节内囊区出血向上经过内囊达额顶部皮质下区,向下可由外囊渗入颞叶。②丘脑出血向内入第三脑室,向上破入侧脑室的情况相对较少,有人认为可能与丘脑侧脑室之间存在有中间帆池阻隔有关。但却可以向下至脑干,向外达内囊后肢。③脑干出血,血肿可向后经结合臂进小脑或破入第四脑室,并可向上延及丘脑。④小脑血肿向前穿入脑桥。并可破入第四脑室和桥小脑角池。

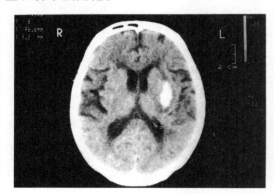

图 1-1-7　外囊脑出血

男,66岁　左侧外囊出血呈肾形,周围有窄环形低密度水肿带,占位效应不明显。

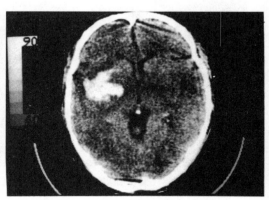

图 1-1-8　不规则形脑出血

男,56岁　发病后扫描示左侧基底节外囊区血肿呈"鸽子"形。

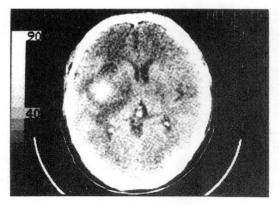

图 1-1-9　吸收期脑出血

与图 1-1-8 同一患者25d后复查,血肿密度下降,边缘模糊、缩小,提示血肿从边缘开始吸收,灶周水肿仍较明显。

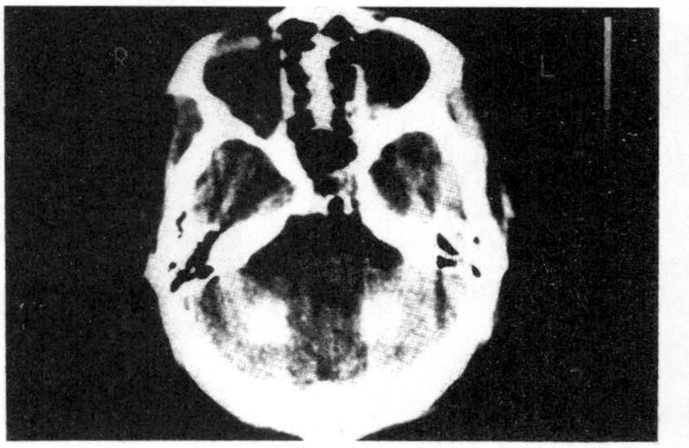

图 1-1-10　小脑脑出血

男,64岁双侧小脑齿状核部位对称性血肿,注意与钙化区别。

(二)CT 增强扫描

高血压性脑出血,急性期和慢性期CT表现较为典型,诊断均不难,一般不需要增强,只有在血肿处于等密度时,增强意义较大。CT增强扫描表现为血肿周边环形增强。但出血早期和晚期(后遗症期)都无强化,一般仅于出血后1周～2个月时出现,最长半年还有增强表现,最早3d时即出现。此种强化的原因早期和晚期各有不同,增强早期是由于:①血肿周围肉芽组织增生,其中的大量新生毛细血管,使该处血运多于它处;②这些毛细血管缺乏自身调节机制,导致血液过度充盈;③新生毛细血管缺乏脑血屏障。有学者分析155例高血压性脑出血的CT资料,发现环状强化的出现与消失过程同血肿高密度灶变小、消失并转为低密度灶的过程有一致的关系,即血肿开始吸收的出血后1～2周内环状强化开始出现,血肿吸收高峰,强化也最为明显,二个月后血肿完全液化变成囊肿,环状强化也不出现。

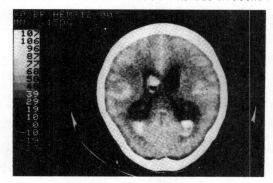

图1-1-11　脑室内出血

与图1-1-12　同一患者侧脑室内见脑脊液血液平面。

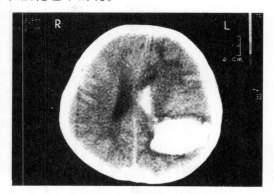

图1-1-12　脑室铸形

男,15岁左顶叶脑内血肿,破入左侧侧脑室导致侧脑室铸形,伴轻度移位。

【诊断与鉴别诊断】

根据以上CT表现,高血压性脑出血一般不难做出正确诊断,但要明确出血的原因和来源,则需要与外伤性脑出血、颅内动脉瘤破裂、动静脉畸形(AVM)破裂所致的脑出血、脑肿瘤出血和出血性脑梗死鉴别。

1.高血压性脑出血多发生于中老年人,有高血压病史,且有一定的好发部位,典型的CT表现为肾形。

2.脑血管畸形和动脉瘤,发病年龄较小,多突然发病,出血好发部位与高血压性脑出血不同。有时可见低密度区和钙化,增强扫描有时可以见到动脉瘤和畸形血管的增强。必要时可行脑血管造影和磁共振检查。

3.脑部外伤性脑出血,往往有明确的外伤史,血肿多位于受力点附近或者其对冲部位,常伴有其他颅脑损伤,且血肿外部轮廓不整。

4.肿瘤性脑出血,多在血肿附近可显示肿瘤组织,尤以增强扫描时为明显。

5.出血性脑梗死,发病部位多在脑梗死好发区,一般呈楔形,梗塞大出血小,出血范围不超出梗死区,即出血血管的供血区。

第二节　脑梗塞

由于血管阻塞、缺氧或营养缺乏,造成神经元、神经胶质及血管系统的缺血性坏死或软化,称脑梗塞。在急性脑血管病中,脑梗塞占半数以上。据有关文献统计可达50%～80%。脑组织的血供来自颈动脉和椎动脉,无论脑血流量或质的改变,均会威胁到脑组织的正常功能,当这种改变尚较轻微,脑血管可以通过自身调解维持血供。局部缺血还能用侧支循环来代偿,而一旦这些改变超过极限,出现失代偿,脑组织就会缺血、坏死、梗塞。因此,我们把脑梗塞根据原因分为两大类:一类是脑血供量减少造成的脑梗塞;另一类是脑血流量不减少,质量下降,含氧量不足导致的低氧血症脑梗塞,即脑缺氧。也有人分成脑血管阻塞、脑部血液循环障碍两大类。脑血管阻塞是由脑血管本身病变直接或间接的形成血栓或外来栓子阻塞血管造成的脑梗塞;脑部血液循环障碍是指在脑血管原有病变基础上,亦可无原发性血管病,由各种原因造成脑组织供血不足而引起的脑梗塞。

一、脑动脉阻塞性脑梗塞

脑动脉阻塞分为血栓形成和栓塞。前者是由于颅内动脉粥样硬化与血液流变学改变,直接或间接的血栓形成,引起脑梗塞;后者脑梗塞是指阻塞的血管本身无病变,而由颅外栓子(主要是心源性栓子,粥样斑块栓子,微小血凝块栓子、感染性栓子、转移癌栓子、外伤性栓子、寄生虫卵栓子等)阻塞血管造成的脑梗塞,其中血栓形成占绝大多数。据 Aring 等统计,在脑血管意外的死亡尸检资料中,脑血栓形成占82.35%,而栓塞占17.65%。文献报道近年来由于心脏手术和介入放射学的蓬勃发展,加之诊断技术和手段的改进,脑栓塞的发生率有升高的趋势,而血栓和栓塞在颅脑 CT 表现上一般无法区别,故统称为血管阻塞性脑梗塞。

【病理】

局部脑动脉狭窄或闭塞(血栓形成或栓塞)造成脑缺血。梗塞区的范围与病变血管的大小,生理性或病理性侧支循环建立的状态,血压的高低,局部或普遍性血流量状态等直接有关。如血管闭塞过程急,侧支循环良好,则可不出现脑梗塞;如侧支循环不形成或形成不足则出现脑梗塞;如血管闭塞过程慢,侧支循环不良,则梗塞严重;如一侧颈内动脉闭塞,对侧代偿,则可不出现症状,但如大脑中动脉近端闭塞时,且大脑前、后动脉不能提供侧支循环,则往往造成整个大脑中动脉供血区的广泛梗塞;如果侧支循环存在,但形成不足,则梗塞区大大缩小。一般在两支血管吻合口区形成线样分水岭区脑梗塞。虽然脑梗塞可发生在脑内任何部位,但以大脑中动脉供血区为多,这是因为从解剖角度上看,大脑中动脉是颈内动脉的顺方向延伸,栓子容易流入,单纯大脑前动脉栓塞几乎是没有的。大脑后动脉栓塞亦属少见。脑梗塞随时间推移发生一系列变化。

脑梗塞与 CT 对应的病理改变可分为三期,即缺血期、梗塞期(坏死、吞噬期)和液化期(机化期),最初 4~6h 为缺血期,缺血区开始出现水肿,12h 以后,细胞出现坏死,且呈进行性加重,但此时梗阻部分与正常脑组织无法区分。一般在 24h 前后肉眼才能比较清楚的看出病理表现有:切面观灰白质分界不清,脑沟变浅、闭塞,局部脑回变扁平,逐渐进展,水肿加重。2~5d 水肿达到顶峰,重者出现脑组织向对侧移位,甚至可形成脑疝。大约 1~2 周后水肿逐渐消退,脑梗塞区坏死加重,颜色苍白、质软,甚至液化呈糊状。2~3 周时出现多核细胞浸润,周围胶质细胞增生,逐渐被单核巨噬细胞取代,毛细血管内皮细胞增生、机化,肉芽组织形成。此后坏死细胞完全被吞噬、清除、移走。1~2 个月后完全液化,形成含液体的囊腔。

【临床表现】

脑梗塞可发生于任何年龄的人群中,但以 40 岁以上者为多,最多见于 55~65 岁。青少年罕见,系多为脑血管畸形等病的并发症。最常见的症状表现为进行性神经功能缺失障碍,约 1/3 病人呈阶梯式或突变式恶化,另 1/3 开始为一组逐渐加重的短暂性缺血发作(TIA),在某些病例,脑梗塞的进展取决于主干动脉狭窄的程度及是否继续有栓塞形成或其管腔有阻塞出现。由脑梗塞所致的神经系统功能障碍,在最初 24h 发展达高峰,主要表现有:头晕、头痛,部分病人有呕吐及精神症状,可有不同程度的昏迷,绝大多数病人出现各种不同程度的脑部损害。如偏瘫、偏身感觉障碍及偏盲,亦可表现为失语、抽搐和共济失调,较重者可表现为意识丧失,两便失禁,瞳孔一侧或两侧放大,呼吸不规则等脑疝症状,此种情况常见于梗塞后的 72h。

某些病人的神经功能在发病后二周即可明显改善,8 个月末可达到最大程度的恢复,在有的统计中,一个月内 20% 病人死亡。

脑血管造影可在动脉阻塞部位显示局部动脉的缓慢充盈或无血管区,如果主干动脉闭塞,侧支动脉通道的排空就延迟;如果周围动脉阻塞,则出现闭塞点血流充盈变慢及进入静脉期的通过时间延迟。

【CT 表现】

非增强 CT 扫描,在缺血性脑梗塞发病早期即缺血期,CT 表现所见,梗塞灶大小、形态、范围,出现的早晚与闭塞血管的大小及侧支循环形成与否或好坏有关。我们的材料最早出现 CT 异常表现可以在发病后 2~4h,比以往有所提前。这只见于个别一侧大脑中动脉或颈内动脉完全闭塞而又侧支循环不良的病人。此时看不到明显的低密度区,仅表现为白质密度不变。灰白质分界不清。这可能与灰质血运丰富而对急性血供中断更为敏感有关。此外,还可见到大范围脑回增宽,脑沟、脑裂变浅消失,病变按闭塞动脉供血区分布,呈楔形或扇形。这些改变都需双侧对比才能察觉,否则很容易漏诊(图 1-2-1)。少数病人在发病后 6~24 小时出现边界不清的稍低密度灶,这时不限于灰质,白质亦有密度减低;而大部病人在 24h 才可见到边界较清楚的低密度灶(图 1-2-2A、B)。此时低密度灶表示细胞内水肿(脑肿胀)和组织坏死,但内部密度可不甚均匀。在低密度区内可见较高密度的斑点和斑片影,可能为脑梗塞区内脑实质无损害区(图 1-2-3A)。

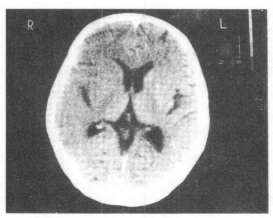

图 1-2-1　急性缺血期脑梗塞

男 71 岁　左侧偏瘫、失语 3h,CT 发现左侧大脑中动脉供血区,灰质密度下降,灰白质分界不清。患侧脑沟变窄,为急性缺血期改变,2 周后复查,出现四肢张力增高、僵硬、失语。CT 见右侧额、顶叶大片状低密度区,伴明显的占位表现。

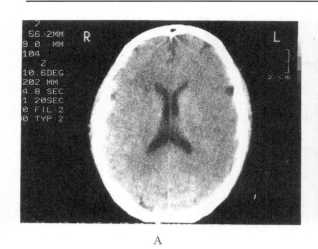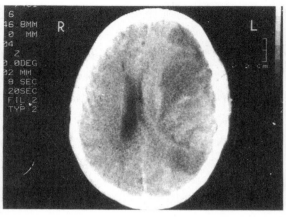

A   B

图 1-2-2　脑梗塞缺血期演变到梗塞期

男,56 岁　有高血压、房颤病史。病人突然言语困难,右侧肢体无力 2h 行 CT 检查。A.发现左侧额顶、颞叶皮质密度减低,灰白质分界不清,脑沟消失,为脑缺血改变。B.两天后复查出现明显梗塞表现及占位效应。

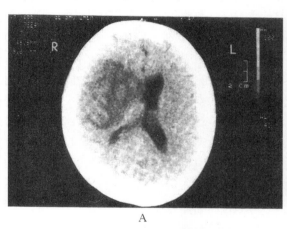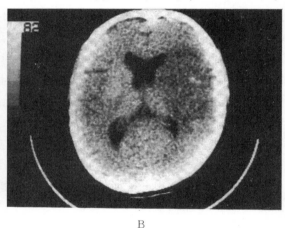

A   B

图 1-2-3　"模糊效应"

A.右额顶叶相当于大脑中动脉供血区,可见大片状低密度区,其内有斑片状等密度影,代表梗塞区内脑实质相对无损害区,邻近侧脑室受压变小。B.16d 后复查,原右侧梗塞区域境界模糊,密度相对较前高,为"模糊效应",脑室受压情况减轻,病灶内小点状稍高密度影可能为小灶出血。

如果侧支循环形成较充分,则不出现大片状的梗塞灶,一般表现为斑点状低密度灶,范围较小,如发生在边缘带区的梗塞则呈线条状。一般情况下,梗塞部位与闭塞动脉分布区一致,但如果是栓塞造成的脑梗塞,尤其是栓子较小且多的情况下,则形成大小不等的多发梗塞灶,有时融合成片,但不甚规整,很难以某一动脉闭塞来解释。

在缺血性脑梗塞发生 1~2 周时,组织坏死已经为不可逆性,病变区密度进一步减低,细胞内水肿达顶峰,低密度区密度变均匀且边界清晰。部分情况可以看到皮质密度恢复,与皮质血供侧支形成良好有关,这部分病人低密度仅限于白质,形态不甚规整,在此期间脑水肿和占位效应表现最为显著。严重程度取决于梗塞灶的大小,梗塞灶较小者占位征象可表现得不甚明显,或仅有轻微的脑室受压。梗塞大者可造成局灶性或广泛性脑室系统变形移位和中线偏斜,甚至可形成天幕下疝。还有个别压迫大脑后动脉,引起继发性枕叶梗塞。在梗塞后 2～3 周,进入吞噬期。往往可以见到"模糊效应"。这是由于大量的吞噬细胞进入坏死、水肿区,加之毛细血管形成造成充血,且水肿又趋于消失。故梗塞灶的密度较前升高,接近等密度,病灶范围可稍小,使病灶的范围变得模糊不清。小的病灶甚至可一过性"消失"。有的还可因为梗塞灶边缘毛细血管增生和侧支循环形成,在梗塞灶的边缘出现结节状或丘状之等密度或稍高密度凸起,这种情况叫做"模糊效应"(图 1-2-3A、B)。而有时高密度灶呈斑点状则是栓子溶解后,或毛细血管通透性增加造成的少量出血。"模糊效应"主要发生在脑灰质,亦可同时累及灰质和白质。

在脑梗塞发生 4～8 周期间,梗塞灶的密度逐渐下降,最后与脑脊液接近或相等,这相当于病理上的软化期,梗塞灶内的坏死组织已被吞噬细胞吞噬、移除,最后形成一个囊腔(图 1-2-4)。由于胶质增生斑痕形成,囊腔可较原梗塞灶的范围略小,部分较小病灶可逐渐变小,以至消失。占位效应也由重转轻,逐渐消失,最后呈现负占位效应,即脑实质萎缩,患侧脑沟和脑池扩大,脑室增大,甚至变形,中线结构可向患侧移位(图 1-2-5A、B)。脑梗塞结合典型病史,一般都能作出正确诊断,因此,在脑梗塞的各个时期均没必要做增强,除非怀疑有胶质瘤或转移瘤之可能,需要与其鉴别时应用。一般而言,在脑梗塞一周至一月病变出现强化,最早为 3d,最长可达 6 周,而在 2～3 周其发生率最高,可达 90%,而且在此期间强化最为明显,增强的程度与形态与病变的大小、形态、时期、侧支循环形成的好坏有关。按 CT 表现可分为以下几种:①脑回样增强最为常见(图 1-2-6A、B)。②点线样强化。③团片状。④环形增强。

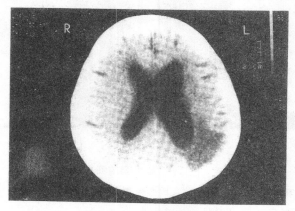

图 1-2-4　左顶叶脑梗塞

男,54 岁左侧顶叶偏后脑皮质梗塞灶呈扇形低密度区,境界清楚,双侧脑室扩大,脑沟加宽,以左侧脑室体部明显。

梗塞灶强化的机理,一般认为与脑梗塞后血脑屏障破坏,新生毛细血管大量增生造成,局部血流大量过度灌注有关。在梗塞早期 3～5d 时即有梗塞区的毛细血管通透性增加和脑血屏障的破坏,但因侧支循环尚很不充分,故造影剂无法灌注到梗塞区所属的血管内,而该区严重缺血,毛细血管渗入的造影剂浓度很低,不足以造成病灶强化,当侧支循环进一步形成充分,大量的新生毛细血管出现才有强化。一般而言,脑回状增强和线状强化均为皮质增强;而中心性团片状强化表示梗塞灶深部的灰质团块的增强,这些灰质部分增强明显,是因为灰质的血管床远较髓质丰富,侧支循环形成相对早且较多。受损的和不健全的脑屏障逐步修复后,即不再出现强化现象。

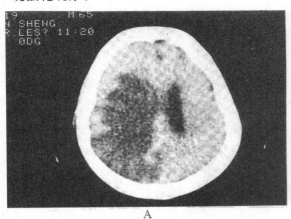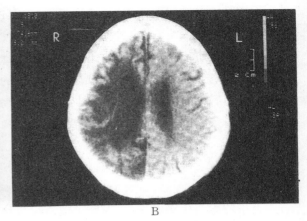

图 1-2-5　脑梗塞的演变

A.9d 前出现左侧肢体轻瘫,逐渐发展为全瘫,CT 扫描示右侧顶叶脑梗塞,表现为大片状低密度区,前 2/3 以白质为主,后 1/3 累及灰、白质,邻近脑室受压闭塞。B.27d 后即发病 36d 复查,CT 扫描示右侧半球低密度区,可见条纹状等密度影为残存的脑组织,以灰质为主,邻近脑室扩大,提示为陈旧性脑梗塞。

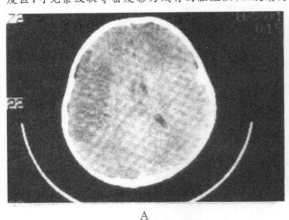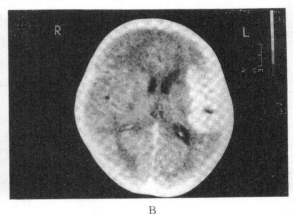

图 1-2-6　A、B 脑梗塞脑回样增强

女,8 岁无明显诱因出现右侧偏瘫。A.平扫显示左侧颞顶部相当于大脑中动脉供血区,见大片状低密度区,边界清楚。B.注射造影剂后,该低密度区呈脑回样增强,为典型的脑梗塞表现。

【诊断与鉴别诊断】

缺血性脑梗塞典型的 CT 表现,为按梗塞动脉供血区分布的楔形低密度灶。一般诊断并不难。但需要注意的有以下几点:①24h 内 CT 阴性不能除外有脑梗塞,临床症状不缓解要复查。②在急性缺血期,密度改变不明显,只有灰、白质分界不清,脑沟或(和)脑池变浅,需特别注意,仔细地双侧对比,才能做出正确诊断。③到了 2～3 周模糊效应期,病灶可缩小(甚至消失),密度与正常脑组织接近,不结合病史诊断有时有一定困难,确定诊断要注意观察其占位效应,必要时增强,因为该期增强最为明显.出现率高,可见到典型的脑回状、线样、团块状及环状增强。④缺血性脑梗塞的低密度有时要与胶质瘤鉴别。缺血性脑梗塞同时累及皮质和髓质两部分,而胶质瘤一般只出现白质低密度;脑梗塞的低密度区往往按某一动脉的供血区分布或位于分水岭区,而胶质瘤多沿白质扩散,无明显分布规律;增强扫描胶质瘤多不规则,不均匀增强,且有时可见到壁结节。⑤转移瘤平扫有时也出现大片状低密度区,但脑转移多位于皮、髓交界处,且往往多灶分布,增强时表现为多发环形强化,结合病史不难诊断。⑥脑梗塞还需要与脱髓鞘病鉴别,后者均为双侧,且对称分布,病变也往往发生在脑室周围的白质。根据上述表现,一般鉴别并不困难,必要时还可结合临床资料和实验室检查作出诊断。

二、血液动力性脑梗塞

由于心搏出量下降,血压异常引起脑血流量改变,最后导致脑组织一过性或不可逆的水肿和坏死,称为血液动力性脑梗塞。它包括低血流量性脑梗塞和高血压性脑病。它们的共同特点是:一旦临床出现症状,CT发现早期改变,给予及时的对症治疗,原发疾病得到控制,血压恢复正常,脑灌流量也调整到标准水平,可以减轻和避免脑梗塞的发生和发展。

1.低血流量性脑梗塞 严重的低血压和心搏出量降低,如心肌梗塞、严重创伤等。即使患者以前无颅内、外血管病变,也可以出现两侧分水岭区为主的大脑半球广泛脑梗塞,如果颈内动脉狭窄或部分痉挛闭塞时,一般情况尚能维持脑组织的血液供应。但某些原因,如休克、心功能不全或外科手术引起长时间的血压下降时,加重狭窄动脉供血区的严重缺血,最后导致低血流量性脑梗塞。这种脑梗塞,常在夜间睡眠时发病。临床表现为血压暂时性下降,心律失常,脑血流量不同程度的下降,造成TIA或分水岭区脑梗塞。

【CT表现】

根据脑血灌注量的减少程度和速度。CT表现大体可分为两类:一类是严重的低血压,心搏出量下降,而且时间比较短,无论既往有无颅内动脉的狭窄性改变,均可造成两侧大脑半球大面积梗塞,这种梗塞在分水岭区最为明显,包括大脑前、中、后动脉末梢邻近区,深穿支动脉末梢邻接区,即基底节区、小脑后上动脉和小脑后下动脉末梢邻接区等。由于这些部位在正常情况下,血流灌注压相对最低,又缺乏侧支循环,因此往往首先累及。平扫一般表现是白质为低密度,灰质为等密度。增强一般常是灰质明显增强,而白质密度改变不明显。

另一类是长期慢性脑灌注量不足,首先发生白质损伤,表现为额、顶、枕部白质,如果脑灌注不足的情况不能得到改善,时间延长,进一步造成侧脑室旁深部白质的低密度区。常出现在侧脑室体部周围和三角区,在灰、白质同时长期缺血时,灰质耐受力强,这与脑灰质血管自动调节能力大于脑白质4倍,同时脑表血运原本较白质丰富,提高灌注的调节潜力大有关。如果脑灌注量进一步减少,还可出现皮质的不全性梗塞,整个CT表现发生顺序为:平扫先出现额顶、顶枕叶白质的低密度区,常为条形或卵圆形,进一步发展,出现侧脑室体部及三角区白质的低密度,而皮质等密度。增强像:皮质明显增强,白质不增强,当累及皮质时平扫仅表现局部脑回变窄,脑沟加宽,增强像可见脑回样强化,也可以脑回增强为唯一征象。

【诊断与鉴别诊断】

低血流量性脑梗塞多发生于分水岭区,增强前为白质低密度,皮质等密度;增强后皮质强化,结合病人严重低血压或心功能不全的病史,可以作出诊断。本病主要需要与皮层下动脉硬化性脑病及脑积水的脑脊液渗出相鉴别。皮层下动脉硬化性脑病也可以发生侧脑室周围白质片状低密度,但其特点以额角周围为多,常常对称分布,密度降低幅度很轻,不及脑梗塞明显,边缘模糊不清,且常伴有弥漫性脑萎缩;脑积水时脑脊液渗出,则低密度紧贴脑室,还伴有脑室系统扩大可资鉴别。

2.高血压性脑病　高血压性脑病是指各种原因,如恶性及原发性高血压、急慢性肾小球肾炎、嗜铬细胞瘤、肾动脉狭窄等,导致的迅速剧烈升高的动脉性高血压,引起的急剧的全面性脑功能障碍。病理上表现为不同程度的脑水肿,脑表面动脉、毛细血管和静脉扩张,脑尸检切面可见斑点状出血和脑小动脉壁的纤维蛋白性坏死。临床表现主要有头痛、黑矇、惊厥、失语偏瘫、神志不清,甚至昏迷。本病一般来势急剧,进展也快,病程大多历时数分钟至1～2小时,很少持续数天者。

【CT 表现】

高血压性脑病一般无需增强,只做平扫。CT 表现为弥漫性脑水肿,两侧大脑半球白质为主,对称分布,边界不清,往往以顶、枕为明显,严重者小脑可受累,脑沟、脑池、脑裂变浅,脑室系统变小。有的严重病人,高分辨率CT 还可以发现点状的致密影为小灶出血。因此,CT 表现可以基本上反映高血压脑病的病理改变,且CT 表现的轻重与临床血压升高的严重程度基本相符,在随访过程中,血压下降一段时间后,CT 上述表现可完全消失。

三、低氧血症性脑梗塞

脑缺氧是指血压及脑血流量正常的情况下,由于各种原因的氧合血红蛋白大量减少,所致的低血氧症,引起的脑组织供氧不足,从而形成脑组织细胞急、慢性损害,其常见的主要病因有:急性中枢性或外周性呼吸功能衰竭、过敏反应、一氧化碳中毒、酒精中毒。病理上大体可分为两类:一类较轻者表现为进行性脱髓鞘,去除病因,及时治疗尚可恢复;另一类脑组织坏死,以分水岭区、脑室周围白质受累最多见,灰质亦可累及,临床上反应迟钝,表情淡漠,终至昏迷。一部分为不可逆性,另一部分病人可苏醒,在几周后的不同时期还可出现进行性神经系统损害。

【CT 表现】

脑缺氧CT 表现大致分为三种。

1.急重型脑缺氧,来势凶猛,24h 开始出现弥漫性重度脑水肿,常常波及两侧大脑半球基底节和小脑白质区,侧脑室和基底池变小或闭塞,呈现明显的占位效应,造成幕上压力增高,小脑本身水肿,加之幕上压力向下传导,导致大动脉、静脉及静脉窦闭塞,最终导致脑血流完全中断,出现所谓脑死亡。此时增强,即便大剂量快推,也无增强表现,甚至颅内全无造影剂进入。颅内全脑幕上幕下一致性低密度,直至病人死亡。

2.缺氧较轻者,发病后1～2d CT 平扫出现以分水岭区为主,也可累及侧脑室周围白质和基底节区的低密度区,初期受累皮质为等密度,但增强时可出现明显强化。在发病1～2周内,上述CT 表现有的可完全恢复正常,但3～5周后复查,CT 平扫再度出现广泛的白质低密度,并随着临床症状的进行性加重而扩展,白质的低密度从深部白质向脑回白质扩散,最后结局往往是脑萎缩,脑室扩大,脑沟加深。

3.一氧化碳中毒CT表现较具特征,较轻者常首先累及两侧基底节区。表现为对称性分布的低密度区,以苍白球最为明显,当然严重者亦可表现为两侧广泛的白质为主的脑水肿,同前相仿,其预后视白质损伤的程度而定。

【诊断与鉴别诊断】

脑缺氧广泛的脑水肿要与其他原因的全脑水肿鉴别,白质低密度应与血液动力学脑梗塞鉴别,单纯根据CT表现常较困难,往往结合临床病史更有意义。

四、腔隙性脑梗塞与脑腔隙

腔隙性脑梗塞是脑腔隙的主要原因,而不是全部,脑腔隙病理上是指脑实质内含脑液的潜在腔,其产生原因很多,包括高血压患者的动脉病变所致的腔隙性脑梗塞和其他非血管因素引起的腔隙病变,其中腔隙性脑梗塞占92%,其余腔隙病变占8%。腔隙性脑梗塞多位于大脑深部,尤其是基底节、内囊、丘脑和脑桥,少数位于冠状放射脑室管膜下区。腔隙病灶一般不发生于大脑灰、白质、视放射、胼胝体及脊髓等处,个别也有例外。从解剖看,腔隙梗塞发生于豆纹动脉、丘脑穿支动脉、基底动脉之旁中央支等的供血区,它们都属穿通支,直径为 $40\sim100\sim500\mu m$,而本身又是无分支的终动脉,各自供血范围虽大小不一,但动脉闭塞多发生于穿通支的远端,形成 $2\sim3mm$ 的腔隙灶或更小,不能为CT所发现。如穿通动脉根部发生闭塞,腔隙灶可达15mm,病灶形状呈圆柱状和卵圆形,有时两个或多个同时闭塞,造成大于15mm的巨大腔隙,最大可达35mm。临床表现为TIA,占20%,TIA的发生率与腔隙梗塞之种类、严重性及预后无关,其他表现亦较轻,但尚较复杂。常见的有:纯运动性卒中、感觉运动性卒中、纯感觉性卒中及伴有运动性失语的运动性卒中,Fishen等人把这组症状称为腔隙征候群,而大多数学者认为这组临床综合征并不是腔隙梗塞所特有。

【CT表现】

腔隙性梗塞由于较小,有些CT不能发现,能发现也较晚,小于10mm的病灶1周尚难发现,只有 $3\sim4$ 周后,当囊性腔隙灶形成,CT才能显示大于10mm的腔隙性脑梗塞灶。多于 $48\sim72h$ 后才可见到边界不清的圆形、卵圆形缺血灶,两侧半球比较更易早期地显示更小的腔隙梗塞灶。

腔隙性脑梗塞灶的形态都为圆形、卵圆形。腔隙性脑梗塞灶的大小一般小于15mm,小于5mm者CT不易发现,大于15mm为巨腔隙,最大径达35mm。

腔隙性脑梗塞的位置多在基底节内囊区、丘脑、脑室旁深部白质、脑桥。罕见累及皮质,CT扫描仅表现为脑沟增宽、皮质萎缩,脑桥的腔隙灶,有时要与小脑脚叉鉴别,必要时可行增强扫描,前者一般不强化;后者与脑组织等幅度增强。也可因亨氏暗区而不能发现,MRI可以克服CT的不足,而且更为敏感,可以早于CT发现更小的病变,腔隙性脑梗塞一般无占位表现,巨腔隙病变有时后期产生负占位效应,无需增强即可做出诊断,如果增强,$2\sim3$ 周可以出现强化现象。

第三节 脑萎缩

脑萎缩是指由于各种原因所致的脑组织细胞的体积和数量的减少。生理性萎缩,以体积减少为主;病理萎缩则在体积减少的同时,往往造成脑组织细胞的数量减少。脑萎缩可以分别或同时发生于脑白质和脑灰质,而且往往伴随脑脊液量的增加,表现为脑室系统和蛛网膜下腔扩大,即所谓"代偿性脑积水"。临床上常根据病因和 CT 表现,按脑萎缩的程度和范围,分为局限性脑萎缩和弥漫性脑萎缩。

一、脑萎缩的一般 CT 表现

脑萎缩的诊断,CT 扫描比以往的气脑和脑血管造影有了质的飞跃,可直接观察到生理或病理状态的颅内情况,提供定位与定性诊断。

脑萎缩的 CT 表现主要是脑实质减少,因为颅腔体积一般不变,故脑实质减少,遗留下的间隙被脑脊液取代,表现为继发性脑室系统和蛛网膜下腔的扩大;弥漫性脑萎缩,脑池、脑室、脑沟、脑裂广泛扩大;局限性脑萎缩,脑室、脑池、脑沟、脑裂即在相应的部位局限性扩大。一般而言,在相同的条件下,脑萎缩以脑组织丰富区域较为明显,脑组织薄弱处则不明显,CT 表现为额叶、颞叶体积变小,脑回变窄。侧脑室额角、颞角扩大,侧裂池、额叶和颞叶脑沟增宽。即使是弥漫性脑萎缩,其他部分也有类似的改变。但不如额、颞叶明显。脑室扩大是由于脑萎缩部分脑组织向四周牵拉脑室所致,故脑室形态基本保持柔和、自然,呈现等比例扩大。

关于脑萎缩的诊断标准,各家尚不统一。临床医师多凭经验,需要进一步明确者,应行脑萎缩的测量。目前,测量方法很多,概括起来有两大类:即线性测量法和容积测量法。两法各有所长,又都有不足。比较起来,线性测量法相对简单易行,且能反映脑组织局部萎缩的情况,因此临床应用广泛,为多数学者所采用。但缺点是人为因素影响干扰较大,且精确度不高。容积测量法弥补了前者的不足,提高了精确性,减少了人为因素的影响。但缺点是方法复杂,且不能反映局部情况,故不能广泛应用,采用者较少。下面对线性测量法和容积测量法分别做简单介绍。

线性测量法是对某一选定的标志进行线性测量,如第三脑室最大径、两额角最大径、颅腔内板最大径、侧脑室体部中间最大径等等,将这些测量数据与正常值比较(表 1-3-1)。还可以在这些数据的基础上,运用数据的比值关系,以指数形式表示,以提高其准确性(表 1-3-2)。

容积测量法通过分别测量颅腔面积和脑室脑脊液腔的面积,然后求得两者的比例,分析脑萎缩的轻重情况。过去一段时间里,容积测量法都是通过将 CT 片中上述各面积描绘在图纸上,然后进行测量,随着 CT 设备的发展,现在均被像素测量法取而代之。利用像素测量法首先是一个典型的脑脊液区域,这个区域尽可能脑脊液容积大些,测定时不至于出现部分容积效应,如侧脑室额角,测定其 CT 值。再选择一个典型的脑组织区域,也要求脑组织越丰富越好,如额叶组织,亦测定其 CT 值,然后将两者 CT 值平均,得到一个中间值,在该值以上者,表示脑组织,在该值以下者代表脑脊液,在此基础上,通过计算一层脑室内在上述平均值以下的像素,得出这一层脑室的面积,多层面积相加则为体积。用同样的方法计算脑室以外的脑脊液腔CT值在平均值以下的像素,得出脑室以外脑脊液腔的面积和体积,再求出脑脊液腔面积和体积与颅腔面积和体积的比例,以此来表示脑萎缩的情况。因为调查人群、种族、测量手段、所用的CT机器等不同,故各家所列正常值之间差异较大,尚未统一标准,本表所列数据也是综合几家的结果,仅供参考。

表 1-3-1　脑 CT 线性测量法及正常参考值

项目	正常值
1.第三脑室最大横径	3.8±1.2(cm)
2.两额角间最大径	34.7±6.9
3.颅骨内板最大径	123.1±12.1
4.侧脑室体部中间最大径	293.7±5.3
5.四叠体池最大径	4.1±1.5
6.脑沟宽度(10cm 或 9cm 处)	2.5±0.7

表 1-3-2　脑 CT 指数测量法及正常参考值

项目	计算方法	正常值(cm)
1.前角指数	G/H	4.0±0.8
2.侧脑室体积指数	F/E	5.0±0.8
3.脑室指数	D/A	1.6±0.3
4.EVAN 指数	B/F%	28.25±5.6

尽管线性测量法较容积测量法相对简便,但是绝大多数临床医生也嫌麻烦,日常工作中很少用,除非做一些科学研究工作,诊断脑萎缩主要靠目测、直觉和经验,具体方法有:①同龄人对比。以正常同龄人脑CT图像为对照,如脑沟、脑裂、脑池、脑室明显宽于正常人则为脑萎缩。②看侧脑室前角形态,正常侧脑室前角锐利,呈细带状,如前方圆钝或杵状,则为脑额叶萎缩。③侧脑室下角一般为裂隙状或三角形,如非常圆钝呈球状则为颞叶脑萎缩。④枕角也一样道理,如圆钝则提示枕叶脑萎缩。⑤脑顶叶脑沟大于5mm则提示顶叶脑萎缩。⑥第三脑室正常为裂隙状或梭形,前后缘尖,如圆钝增宽,则揭示丘脑中缝核退变有脑萎缩。有的学者认为,第三脑室扩大对老年性脑萎缩诊断意义较大。在诊断有困难时,则需密切结合临床,综合分析。

在 CT 图像上,可以根据脑萎缩的部位和涉及范围将脑萎缩分为局限性脑萎缩和弥漫性脑萎缩,但多数情况下,两者不能截然分开。也就是说,局限性脑萎缩或多或少地伴有一定程度的全脑萎缩,只是某一部位更为明显。而弥漫性脑萎缩也不可能全脑均匀一致的萎缩,总以某一部位稍重些。因此,这是一种人为的分类,以便某些病的描述方便。下面按局限性和弥漫性两类,简述脑萎缩的CT基本表现。

弥漫性脑萎缩,CT表现为脑实质的减少,范围广泛。这种脑实质减少,通常是灰白质同时受累而重点不同,也可以先累及灰质或白质,因此,又有人根据 CT 图像累及灰白质的先后和程度不同,又将弥漫性脑萎缩分为皮质型(外围型)、髓质型(中央型)和混合型。皮质型弥漫性脑萎缩,以累及灰质为主,CT 表现以脑沟、脑池、脑裂增宽为主(图 1-3-1),而脑室扩大次之;髓质型弥漫性脑萎缩则主要累及白质,以脑室扩大为主,脑沟、脑池、脑裂扩大其次。混合型则二者兼而有之(图 1-3-2),灰白质累及程度近乎相等。

在弥漫性脑萎缩的众多原因中,近年来人们对老年脑研究较多,尤其是 MRI 更有独特之处。尽管如此,尚未统一认识。这是因为在生理性脑萎缩的同时,随着年龄的增大,机体发生疾病的机会亦明显增大,中枢神经系统尤为如此,高血压、脑动脉硬化等,均可造成脑组织的损害,也可导致脑萎缩,这种萎缩虽然也与年龄增长成正比,但却为病理性脑萎缩,一般而言,生理性脑萎缩较轻,而病理性脑萎缩相对较重,但实际上二者之间并无明确的界限,无论 CT 还是 MRI 都无法区别。

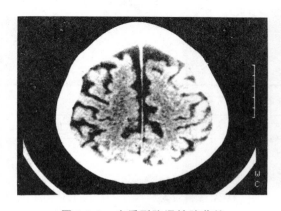

图 1-3-1　皮质型弥漫性脑萎缩

弥漫性脑萎缩,以累及灰质为主,CT 平扫显示以脑沟、脑池、脑裂增宽为主。

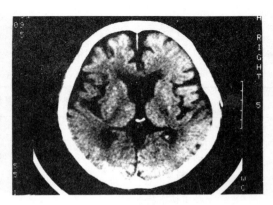

图 1-3-2　混合型弥漫性脑萎缩

CT 平扫显示既有脑室扩大,又有脑沟、脑池、脑裂增宽。

局限性脑萎缩,CT 表现以脑实质局限性容积缩小为主,局限性脑回变窄,而脑沟增宽,脑室扩大,局限性脑萎缩范围可大可小,可以是几个脑回,也可以是一个叶,有时发生于一侧半球,导致单侧侧脑室明显扩大,对侧脑室正常,形成负占位效应,中线结构向脑萎缩同侧移位。此外,局限性脑萎缩有时可见到局部脑组织 CT 密度(CT 值)下降。

病理性脑萎缩是多种疾病的结果,而并非一种独立的疾病。因此,在绝大多数情况下,单纯根据脑萎缩不能确定病因,需要结合临床病史及其他实验室检查资料,综合分析,帮助确定病因,仅有个别情况,脑萎缩的部位可有提示意义。

脑萎缩的鉴别诊断,一般而言,脑萎缩既无占位表现,亦无明显的病灶,不需要与其他疾病鉴别,但有时脑萎缩造成脑室扩大,需要与脑积水鉴别。特别脑积水合并脑萎缩,鉴别诊断往往较难。应注意以下几点:①脑萎缩一般无占位效应或呈负占位效应,将脑内有关结构拉向患侧,而脑积水有占位表现;②单纯脑萎缩脑实质内无异常低密度区,而急性脑积水在脑室周围可出现间质性水肿,可见低密度带;③在脑萎缩时,由于胼胝体等组织的同时萎缩,导致横轴面和冠状面图像上两侧侧脑室顶部夹角变大,大于 140°,而脑积水的病人这一夹角变小,小于120°;④脑萎缩时在矢状面上,第三脑室扩大不呈球状,其前后壁无明显膨隆,下部的视隐窝和漏斗隐窝仍较尖锐,而脑积水的矢状位表现,第三脑室呈球形,前后壁均匀上抬,视隐窝、漏斗隐窝变钝、变浅、消失,如果鉴别仍有困难,则应结合临床资料、腰穿测脑脊液压力等,确定诊断。

二、弥漫性脑萎缩

弥漫性脑萎缩除最常见于老年脑外,还可见于许多病理情况,分析如下。

(一)震颤性麻痹

又称为 Parkinson 病。该病可分为原发性和继发性两类:前者原因不明,后者可由脑血管病、脑炎、梅毒、肿瘤、颅脑挫裂伤和药物中毒等引起,称为 Parkinson 综合征。临床上表现为震颤,肌强直和运动障碍三征。由 James,Parkinson 首先提出,当时命名为"抖动性瘫痪"。经多年研究目前已经公认本病是一种较为常见的锥体外系病变。病理主要改变位于黑质、苍白球及纹状体,其中以黑质改变最为严重,镜下见黑质内色素细胞中黑色素消失,并有不同程度的胶质增生,化学病理已经证明,本病累及区均为含多巴胺区,因患本病使多巴胺含量下降,出现震颤性麻痹。

Parkinson 病的 CT 表现为中央型弥漫性脑萎缩,以脑室系统扩大为主,有时合并基底节钙化,常常发生在苍白球,几乎均为双侧,个别者基底区可出现低密度灶。必须指出这种钙化与正常人生理钙化毫无两样,无法区别。因此,单独见到基底钙化不一定是 Parkinson 病,必须结合临床资料,CT 所见的萎缩与临床所见的震颤麻痹的严重程度无明显线性关系。

(二)肝豆状核变性

又称 Wilson 病,是一种常染色体隐性遗传性铜代谢障碍性疾病。好发于 10～25 岁,病理上由于血浆铜蓝蛋白缺乏,引起肠道超常吸收的铜沉积于组织和器官,主要累及肝、肾和基底节区,脑内病变以豆状核的壳核最为明显,其次为苍白球,亦可见于尾状核,表现为局部色素沉着加深,胶质细胞增生,壳核萎缩,严重者,基底节可出现软化,甚至形成空洞,脑部其他组织也可广泛受累,有时还可见大脑皮质萎缩。临床表现,主要有进行性加重的肢体粗大的震颤,肌强直,构音、吞咽困难,精神改变,肝硬变,角膜色素环(K、F 环)、溶血性贫血,骨质疏松和骨折以及血尿等等。实验室异常主要为:血清总铜量减低,血清铜蓝蛋白减低等。Wilson 病的头颅 CT 检查,可以无阳性发现,尤其是首先或单纯表现为肝脏症状的腹型 Wilson 病患者,阴性率更高,可大于 40%。而绝大多数病人的首发症状以神经系统为主,其主要 CT 表现为豆状核异常低密度区,多数为双侧,也有单侧者。低密度区的范围多不大,但可多发且较广,可见于丘脑、尾状核、齿状核、红核和额叶。基底节区病变,以壳核最多见,苍白球和尾状核次之,因 Wilson 病主要累及脑深部核团。故也为中央型弥漫性脑萎缩,以脑室扩大的表现为主。也有部分病例出现局限性脑萎缩,单独以额叶脑沟加宽、额角扩大、外侧裂池增宽较为明显。还有的仅表现为第四脑室扩大和环池加宽等。国内还有关于 Wilson 病对症服药后好转而出现额叶和齿状核钙化的个案报道。值得注意的是,基底节的低密度并非是 Wilson 病特有的表现,可见于脑血管病等多种疾病,所以确定诊断时还应结合临床和化验进行鉴别诊断。

(三)Alzheimer 病

Alzheimer 病是一种以弥漫性脑萎缩为主的痴呆症,它包括以往的早老性痴呆(或老年前期痴呆)和老年性痴呆,因为多年来的研究证明二者除年龄上的差异外,病理与临床上并无本质的不同,因此,现在国内外已将两者合二为一,称为 Alzheimer 型痴呆。本病病因不清,可能与遗传,免疫因素及病毒感染有关。近年来较多的学者发现铅中毒在本病发病过程中起重要作用。与铝的过量食用也有一定关系。病理上本病表现为混合型弥漫性脑萎缩。镜下所见为神经组织细胞数量减少,体积变小,星形胶质细胞增生肥大,皮层内出现老年斑,神经纤维缠结,神经无颗粒空泡变性。临床上,发病一般在 50～60 岁,最早可以在 40 岁后即发病,症状进展较缓慢,开始表现为记忆力下降,然后出现定向障碍,继而语言不流利,最后发展为痴呆。

Alzheimer 病的 CT 近年来研究的较多,特别是 MRI 的出现和发展,加速了该病研究工作的进程。业已动摇了以往认为 Alzheimer 病仅为一般性萎缩性脑室扩大,脑沟增宽,与老年性脑萎缩相似,无特征性的说法。经多方总结发现,本病的脑萎缩并非均衡发展,以颞叶首先出现,而且最为严重,有的学者认为,尤其是在负角度扫描,即与听眦线成负 20°角时显示颞叶萎缩最为清晰,主要表现为颞叶皮质萎缩和海马回密度减低,侧脑室颞角扩大。上述颞叶改变在 Alzheimer 病的出现率达 95%,而正常人老年脑中的出现率仅为 30%。此外,本病的脑萎缩,脑灰、白质界限模糊较为明显,可能与大脑皮层细胞减少有关。

(四)Huntington 病

Huntington 病,是一种常染色体显性遗传性脑病。病因尚不明确,发病年龄为 35～40 岁,病理上 Huntington 病主要侵犯基底节和大脑皮层,以尾状核受累最为明显,也相对具有一定特征性,壳核次之,后期则额、枕叶皮质萎缩出现。也呈缓慢进行性加重。镜下可见到神经元减少和胶质细胞增生。临床则以渐进性痴呆和舞蹈动作为特征。

Huntington 病的 CT 表现以尾状核和壳核的变性为特点,两侧尾状核头、体相对缩小,这些表现在发病初期可能是唯一的 CT 征象。而在后期,则多出现大脑皮层的萎缩,脑回变窄、脑沟、裂池增宽、脑室扩大。因此,在一般情况下,如果发现尾状核明显萎缩,结合临床则可作出诊断。当然,能进一步行 MRI 检查,则更有助于确诊。

(五)皮质纹状体脊髓变性

皮质纹状体脊髓变性又称 Jakol-Creutzfeld 综合征。现在大多数学者认为,该病是由病毒感染引起的,打破了以往只有变性一家之说的局面。本病好发于中老年,临床上表现为进展迅速的精神衰退和痴呆,还有的病人出现小脑症状,共济失调和肌痉挛。一年生存率仅为 20%,病理上表现为以皮质为主的明显弥漫性脑萎缩,白质也可受累。镜下见大脑、小脑、基底节、丘脑和脊髓等处的神经细胞脱失,脑组织空泡化,伴胶质细胞增生,病灶局部形成特征性空泡化或海绵状,故又称亚急性海绵状脑病。一般找不到炎性变化。

Jakol-czeutzfeld 综合征的 CT 表现并无特征性,主要为皮质型弥漫性脑萎缩,脑沟、脑裂加宽,有时也可见到两侧脑室扩大,脑质内一般无异常改变。然而,发展迅猛,呈进行性,故短时间,复查 CT 可以发现萎缩加重,再结合临床病史,有可能作出诊断。

(六)缺氧性脑萎缩

各种原因造成的脑组织持续性缺氧,均能导致神经原的变性和坏死,脑水肿及胶质细胞增生,多数患者短期内死亡,幸存者则出现弥漫性脑萎缩。

(七)药物性脑萎缩

药物性脑萎缩,可由多种药物的管理和使用不当引起。目前比较重视,研究较多的有酒精、类固醇、强效止痛药杜冷丁、吗啡等,大部分药物性脑萎缩在停药后,一定程度上可以缓慢恢复,也有损害严重者,成为不可逆性改变。长期酗酒会导致弥漫性脑萎缩,这主要是因为①酒精本身对脑组织的毒性作用;②酒精中毒伴发营养不良;③后期酒精中毒性肝硬化所形成的肝性脑病。酒精中毒的脑 CT 表现为弥漫性脑萎缩,累及两侧大脑半球和小脑,脑萎缩的程度与下列因素有关:①饮酒史越长,脑萎缩越重;②患者年龄越大,脑萎缩越重;⑧非优势大脑半球功能损害越重,脑萎缩越重,但与智商无关,而且在戒酒后逐渐恢复,Artmann 报道一组病例,戒酒后 9~20 个月临床症状改善,脑萎缩消失。

过多服用类固醇药物,亦可引起弥漫性脑萎缩,同样可以出现脑室扩大,脑沟增宽,还可以在脑白质内观察到密度减低区。这些改变均可在停药后的一段时间里恢复正常。

(八)代谢失调性脑萎缩

代谢失调性脑萎缩是指在某些肿瘤,肝肾疾病或营养不良的情况下,造成代谢失常而引起的脑萎缩。近年来许多报道指出,肿瘤未发生脑转移的病人、艾滋病(AIDS)无颅内占位病灶的病人的病、进行血液透析的急性肾衰的病人、肝性脑病的病人、患慢性酒精中毒的病人、神经性厌食的病人和患肥胖症的病人与同年龄、同性别的正常人相比较,脑室明显扩大,脑沟增宽,呈现弥漫性脑萎缩的改变。这种改变在切除肿瘤、补充营养后,可以逐渐消失。代谢失调性脑萎缩 CT 表现为弥漫性脑萎缩,无特征性,所以作出诊断需结合病情及临床资料。

(九)精神分裂症性脑萎缩

精神分裂症病人多有脑结构异常,这已被越来越多的研究所证实。但病理基础与临床的联系不清楚,影像表现的意义尚不肯定,有待进一步探讨。精神分裂症的 CT 表现有:两侧侧裂池增宽,脑沟扩大,有时可出现侧脑室扩大,小脑萎缩,还可见两侧脑室旁核和小脑的密度增加。

(十)烟雾病性脑萎缩

烟雾病亦可导致弥漫性脑萎缩,两侧可轻重不一。

三、局限性脑萎缩

局限性脑萎缩在临床上不如弥漫性脑萎缩多见,常常作为并发症出现。其主要有:外伤、感染、Pick 病等,下面将其各自的特点分述如下。

(一)外伤性脑萎缩

外伤性脑萎缩是脑外伤的常见后遗症,主要发生在脑挫裂伤,血肿自溶吸收后和外科血肿清除术后。

CT 表现,常出现在额叶的前部,局部性脑室和(或)蛛网膜下腔扩大,有时局部脑室、蛛网膜下腔扩大变形与软化灶联接,出现类似穿通畸形的表现。如果病灶发生在脑实质内,则要视其大小,吸收是否彻底而定,若病灶较大,多数情况吸收不完全,可在脑实质内残留低密度灶,病灶也可能相对较小,血肿完全吸收可看不到脑实质内的病灶。少数情况下,脑外伤亦可造成弥漫性脑萎缩。

(二)感染性脑萎缩

感染性脑萎缩,多继发于脑脓肿,由于脑脓肿灶治疗后或外科引流术或放射科立体定向穿刺引流术后形成局限性脑萎缩。此外,颅内的一部分低毒性感染,有时也可造成弥漫性脑萎缩。这种感染后脑萎缩CT表现无特异性,往往需要综合病史和以往CT片分析。

(三)梗塞后脑萎缩

无论是缺血性和出血性脑梗塞,其后期均可发生局限性萎缩,一般发生在发病后3~6个月,多数病人有明确的脑卒中史,但亦有少数病人脑卒中不明确或仅有短暂性脑缺血发作(TIA)或高血压、动脉硬化史。梗塞后脑萎缩CT表现为与梗塞血管供血范围一致的区域性脑萎缩,萎缩区域附近脑组织内常见到陈旧性梗塞灶,脑萎缩的范围和程度与临床上的神经损害不尽一致,主要与梗塞的部位是否在重要功能区有关。

(四)小脑萎缩

单纯性小脑萎缩可由变性疾病,中毒、慢性酒精中毒、滥用药物等多种病因引起,而CT表现有其共同点。CT诊断要点为:①小脑脑沟扩大,超过1mm;②小脑桥脑池扩大,超过1.5mm,要求测量小脑上边缘与岩骨边缘的距离;③第四脑室扩大,超过4mm;④小脑上池扩大。但必须指出,诊断小脑萎缩,要具备以上四点的二点或二点以上,仅单纯性第四脑室扩大或枕大池大并不一定能说明小脑萎缩的存在。

(五)Pick 病

Pick病是一种以局限性脑萎缩为特征的痴呆病。病因不清。多于40~60岁起病,女性略多于男性。病理上,萎缩的部位神经细胞脱落,基质疏松,可见Pick细胞,萎缩部白质内呈弥漫性胶质增生,本病的神经细胞内不能发现Alzheimer病和老年脑所见之扭曲小管形蛋白的变化,临床上逐渐出现智力下降,痴呆,锥体外系症状和共济失调,且呈进行性恶化。CT表现,Pick病为两侧脑室额角和颞角扩大,脑沟和侧裂池增宽,大脑凸面皮质萎缩可不明显。一般无脑实质内病灶,与Alzheiter病的鉴别有时较难,理论上,前者局限,后者范围弥漫;前者以额叶萎缩为主,后者额叶多不明显。

(六)大脑半球萎缩

大脑半球萎缩可见于多种原因,最为常见的原因是胎儿期、出生期和新生儿期的感染,出血、缺氧、产伤等造成的脑缺血引起的大块脑梗塞。临床上较轻者,症状不明显,可以在青少年期才出现,严重者可影响智力,还可有癫痫、肢体瘫痪其他异常。CT表现可见脑萎缩几乎累及整个一侧大脑半球,脑沟扩大,脑回稀少,病侧颅骨增厚,颅腔较小,健侧脑室等结构向病侧移位。Sturge-weber综合征可见大脑半球表面钙化。同时伴同侧面部血管瘤。其脑萎缩的原因是由于脑膜血管瘤和皮质静脉的血栓形成所引起。

第四节　颅脑外伤

颅脑外伤的影像学检查对于定位、定性、定量诊断和判断预后具有重要意义。

在影像诊断飞速发展的当今时代,CT 已经被公认为诊断颅脑外伤的首选方法,对本组疾病 CT 较 MR 有如下优点:①检查时间短,对难于制动的烦躁病人,可以得到相对满意的结果,也不会因检查时间过长而延误治疗;②对急性或超急性的出血,显示较 MR 清晰;③许多检查急救设施可以接近,便于危重病人的随时观察抢救;④可对 MR 检查具有幽闭恐惧的患者,顺利施行检查;⑤检查费用仅为 MR 的 1/5～1/4;⑧还可以在 CT 引导下进行介入治疗,如血肿定位抽吸、动-静脉漏栓塞等。

急性颅脑外伤作 CT 检查,往往只需要平扫即可做出明确诊断,而且亚急性和慢性颅脑外伤患者应先行平扫,如果诊断或鉴别诊断有一定困难时再行增强扫描。

颅脑损伤分类较多,不统一,按发病的时间可分为:原发性损伤,即损伤当时即出现,包括骨折、颅缝分离和脑挫裂伤等;继发性损伤,是伤后逐渐发生,如脑水肿、脑肿胀、颅内血肿及脑疝等。还可根据病期分为急性、亚急性和慢性脑损伤;也可按受累及的范围分成单纯脑损伤、复合性脑损伤等。我们将颅脑损伤按部位分类如下。

（一）头皮损伤

1.浅筋膜血肿

2.帽状腱膜下血肿

3.骨膜下血肿

（二）颅骨损伤

1.骨折

2.缝分离

（三）颅内损伤

1.脑膜损伤

(1)硬膜外血肿

(2)硬膜下血肿

(3)硬膜下水瘤

(4)蛛网膜下腔出血

2.脑损伤

(1)脑内血肿

常见部位:脑叶周边部位血肿。

特殊部位:脑干、胼胝体及丘脑出血。

(2)脑室内出血

(3)脑挫裂伤

(4)脑水肿、脑肿胀

（5）脑疝

（四）血管神经损伤

（五）多发性复合损伤

1.混合性血肿

2.多发性血肿

3.复合性脑损伤

必须指出各种类型的外伤常同时造成颅脑的多部位、多种类损伤,我们为叙述方便将其按部位由表及里的一一述及,但实际上同一患者常存在多种、多部位损伤,仅以一种或两种为主而已。

还需说明的是:头皮和脑膜各层结构在正常人 CT 图像上不易明确区分,而在颅脑损伤后的病理情况下却很有意义。

一、头皮损伤

头皮外伤 CT 诊断意义较大的是中间三层的闭合损伤。表现为以下几个方面。

（一）浅筋膜血肿

浅筋膜 fasciasuperficialis 由脂肪和粗大而垂直的纤维束构成,纤维束把脂肪分隔成无数小格。除脂肪外还含有神经、血管、纤维束,紧密连接皮肤和帽状腱膜。因此,浅筋膜内血肿闭合损伤很局限,不易扩散。

【CT 表现】

头皮局限性丘状外突,中心部位为新鲜血液密度,CT 值 60～80HU,外缘光整,此层血运丰富,血肿相对吸收较快,一般不需外科处理。（图 1-4-1）。

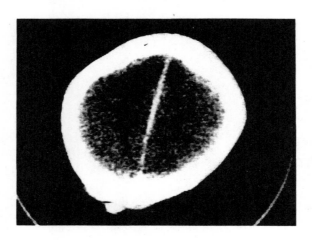

图 1-4-1　浅筋膜血肿

顶部右侧头皮见局限性密度增高影丘状前突、范围小、凸度大,为浅筋膜血肿。

（二）帽状腱膜下血肿

帽状腱膜 galeaaponeurotica 位于浅筋膜深层,前连额肌、后连枕肌,两侧变薄与颞筋膜的浅层相续,整个帽状腱膜很厚实、坚韧、帽状腱膜与浅筋膜皮肤连接紧密,而与颅骨借腱膜下薄层疏松结缔组织连接,这种连接很不紧密,因此帽状腱膜下血肿导致这一层严重的弥漫血肿,可以蔓延至整个颅部。这层内还有导血管将头皮和板障的静脉血引流至颅内的硬脑膜静脉窦,如合并感染则可继发颅骨骨髓炎或颅内感染,所以 CT 发现此层感染需报告临床妥善处理。

【CT 表现】

头皮新月形异常增厚,范围大而弥漫,可以累及整个颅外帽状腱膜下,跨越骨缝到颅顶近似环形(图 1-4-2),CT 值高于灰质(80～120HU),边缘光滑、锐利,如果是开放性损伤有帽状腱膜的断裂则可由于减压血肿范围相对小些,但可合并帽状腱膜下积气,CT 值低于皮下脂肪即可确定诊断。

(三)骨膜下血肿

颅骨外膜薄而致密与颅骨借少量结缔组织相连,故易剥落。但在骨缝处骨膜与骨缝连接很紧密,故骨膜下血肿仅限于一块颅骨的骨膜下,不向四周扩散。

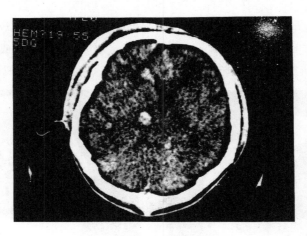

图 1-4-2　帽状腱膜下血肿

右侧额颞区为主之新月形异常增厚,范围大而弥漫且跨越中缝,为帽状腱膜下血肿。额叶与右基底节区有脑挫裂伤与小血肿。

【CT 表现】

骨膜下血肿较少见,形态与帽状腱膜下血肿相仿,也呈新月形,但范围小,近骨缝处逐渐变细、变尖,从不跨越骨缝,这是与帽状腱膜下血肿鉴别的重要依据。然而与少量的帽状腱膜下血肿有时鉴别也较困难,需要手术、病理证实。

二、颅骨损伤

颅骨损伤包括:骨折、缝分离。

骨折是颅脑外伤的重要组成部分,CT 问世以前主要靠头颅 X 线平片诊断。以往认为 CT 发现颅骨骨折的机率不及头颅平片。随着窗技术的合理应用,CT 空间分辨率及有关性能与诊断水平不断提高,这一概念在不断改观,CT 较平片有如下优点。

1.可以更加精确地测量出凹陷性骨折的深度,帮助外科确定是否手术。

2.准确发现粉碎性骨折,描述碎骨片范围、数目、大小和的位置情况。

3.发现并发颅骨内外的血肿。

4.更易发现颅底的骨折。

5.还可以发现一些平片不一定能看到骨折的间接征象。

缝分离是颅骨损伤的另一种形式,较骨折少见,常发生于儿童和青年,且多与线状骨折合并发生。

【CT 表现】

颅骨损伤分直接征象和间接征象两种。

直接征象:骨折线、缝分离。

间接征象:颅内积气、窦腔积液。

(一)直接征象

1.CT 对骨折中较深的凹陷性骨折、粉碎性骨折及穿通性骨折都能清晰显示,还可以较有把握地测量骨碎片的深度,即碎骨片的最深点至骨内板或假想骨内板连线的最小直线距离,了解碎骨片的数量、位置(图 1-4-3)及有无异物,还可以帮助外科准确定位。半数以上的线性骨折在调解良好的骨窗的情况下均可显示,但有时在骨折当时,线性骨折无分离或较轻的凹陷性骨折在CT 上不能被观察到,而往往有些凹陷性骨折出现的线性、条纹状伪影可以帮助诊断(图 1-4-4)。

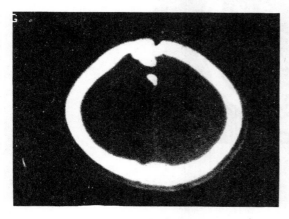

图 1-4-3　额骨骨折

双侧额骨粉碎性骨折,可按比例尺测出骨碎片的深度。

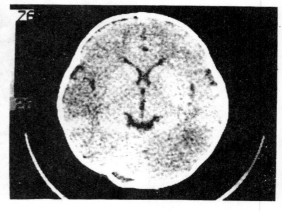

图 1-4-4　枕骨凹陷性骨折

左枕骨凹陷性骨折,邻近见低密度影为伪影可以帮助诊断,正常一般无此种伪影。

无论 CT 还是平片或断层,颅底骨折因沟裂较多,有时显示有一定困难,而比较起来 CT 还是最为优越的。诊断颅底骨折要点:①扫描时要摆正位置;②在熟悉解剖的基础上双侧对比;③在未发现骨折线的情况下要注意寻找骨折的间接征象(见本节后文)。

2.缝分离 CT 诊断往往也要注意双侧对比,一般标准为颅缝双侧相差 1mm 以上,单侧缝间距大于 1~2mm,成人颅缝单侧大于 1.5mm 即可诊断,而儿童有的颅缝较宽,但亦不应超过 2mm。

缝分离可以发生于各缝,以人字缝为多,可以单独发生,但以与线性骨折合并发生者为多,尤其是较重的缝分离者,还可有颅缝的错位和重叠。

（二）间接征象

【气窦充液】

由于颅底骨折常累及鼻旁窦或乳头气房,血液和脑脊液由骨折处进入窦腔,在窦腔内可见气液平或充满液体,常可根据积液部位来推测骨折部位。额窦、筛窦积液常见于前颅窝骨折,蝶窦积液则可能为中颅窝骨折,乳突气房积液则多考虑后颅凹骨折,CT 优于平片之处在于不但能看到积液,还可根据 CT 值判断是脑脊液还是血,当然要考虑部分容积效应的影响,必要时减薄扫描。

【颅内积气】

CT 可以较平片更早的发现颅内微量气体并准确的判定气体的量和所在部位。

鉴别诊断:线性骨折有时需要与颅缝鉴别:①颅缝位于中线或两侧对称分布,而线性骨折则在受外伤处;②骨缝自然、光整、圆钝,沿颅骨同心圆的半径分布,而骨折则斜行、锐利、不规则分布;③正常成人颅缝应小于 1.5mm,而骨折线可宽窄不一,最多可达 1cm 以上,或龛插相嵌。

诊断粉碎性凹陷性骨折时还要注意:①有时有的层面骨板缺损较小,而碎骨片较大、较多,这是由于一方面与碎骨片陷入角度有关,即与骨板缺损不在或不完全在同一层面;另一方面即由于部分容积效应和边缘效应作用,CT 显示之碎骨片较实际者稍大;②由于 CT 常规是横断面,而仅在横断面上测量的碎骨片陷入的深度有时要稍大于实际深度,这是由于陷入的直线距离不在扫描平面上,而与其成角,所以在计算深度时要考虑到这一因素。

三、硬膜外血种

硬膜外血肿是指外伤后集聚在硬膜外腔的血肿。由于颅骨内膜和硬脑膜融为一体,所以硬膜外血肿也就是颅板下骨内膜外血肿。

【病理】

硬膜外血肿是由于直接外力引起骨折或颅骨局部暂时变形,伤及血管出血聚集于硬膜外腔所致的血肿。大约 85% 的患者伴发颅骨骨折。70%～80% 的病人因颞骨外伤引起脑膜中动脉及其分支破裂出血,因此血肿多位于颞区,也见于顶枕区,血肿将颅骨与硬脑膜分开。由于颅骨内膜与硬脑膜融为一体,而因这层膜与颅骨连接紧密,故血肿范围局限,且形成双凸透镜形,少数病人是由于骨折损伤板障静脉、静脉窦和蛛网膜颗粒,个别也伴有脑实质损伤,绝大多数硬膜外血肿都是急性。

【临床表现】

硬膜外血肿多为单发,多发者较少见,司与硬膜下血肿并存,各年龄组均可发生,而成人多见,小儿很少,可能因小儿脑膜中动脉与颅骨尚未紧密靠拢,而不易撕裂之故,因其继发于各种不同的颅脑损伤,而部位又有差异,故临床表现不尽相同,一般认为较典型的表现为:昏迷一清醒一再昏迷,即常可见到中间清醒期,还可有占位表现,严重者出现脑疝。

【CT 表现】

CT 能较准确的反映硬膜外血肿的病理改变。CT 的典型表现为颅骨内板下双凸透镜状高密度区,偶尔也见半月形,CT 值为 40～100Hu,边缘光滑、锐利,密度多很均匀,血肿范围局限,还因硬脑膜与颅骨骨缝结合紧密,血肿一般不跨越颅缝,如骨折跨越颅缝,硬膜外血肿亦可超过颅缝(图 1-4-5),这种情况下,有的层面以骨缝为中心向两侧呈双凸透镜样改变。骨窗可显示骨折线。有时可见硬膜外积气,CT 值达负 1000HU。硬膜外血肿的占位效应常较轻,血肿较小者可无明显占位(图 1-4-6),稍大的血肿可以看到附近的脑沟变浅,再重的可出现侧脑室变形,患侧脑室变小、甚至消失,中线结构移位。硬膜外血肿合并脑组织损伤各家统计相差较大,吉氏报告合并脑挫裂伤的发生率为 30%,我院统计 150 例,仅占 18%,当血肿压迫邻近血管时可发现脑水肿或脑梗塞,CT 上表现为邻近血肿的脑实质局限性低密度区,跨越半球。压迫大脑镰下移的硬膜外血肿常见于静脉窦的撕裂,上矢状窦、窦汇、横窦、乙状窦的损伤引起的硬膜外血肿,还需行冠状或矢状扫描。

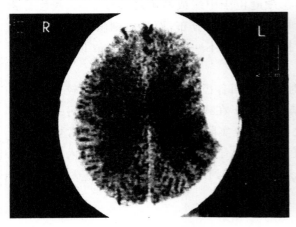

图 1-4-5　急性硬膜外血肿

左侧顶部急性硬膜外血肿,侧脑室轻微受压,同侧脑沟消失。

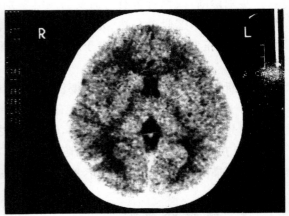

图 1-4-6　急性硬膜外血肿

头部外伤后CT扫描示:右侧颅板下双凸形高密度影为急性硬膜外血肿。血肿较小,占位表现不明显。

硬膜外血肿绝大多数都是急性过程,也有的病人因为血肿较小或部位不重要,可始终无症状或出现症状较晚,行 CT 扫描时已进入亚急性或慢性期,这多为静脉源性硬膜外血肿,血肿密度可为略高密度、等密度、混杂密度,多是血肿外周先为低密度,逐渐向中心推移,最后整个血肿全变为低密度,而等密度硬膜外血肿占位又不明显者,可行增强 CT 扫描,往往可以显示血肿内缘的包膜增强。

【诊断与鉴别诊断】

根据病史与 CT 颅骨内板下梭形高密度影的典型表现,绝大部分诊断不难,个别急性硬膜下血肿亦可呈弓形、甚至梭形,则诊断较困难。具体鉴别要点(见表 1-4-1)。

表 1-4-1　硬膜外、下血肿的鉴别

	范围	边缘	合并骨折	跨越骨缝	形态	合并挫裂伤	作用点
硬膜外	小	光	多	极少	梭、弓形	少	同侧
硬膜下	大	波浪	少	多	新月带状	多	同、对侧

四、硬膜下血肿

硬膜下血肿是发生在硬脑膜与蛛网膜之间的血肿,是最常见的颅内血肿之一。根据血肿形成的时间和临床外伤后出现症状的早晚,可分为急性、亚急性和慢性硬膜下血肿三型。

【病理】

急性硬膜下血肿,指 3d 内发生的硬膜下血肿。常可因为脑挫裂伤直接造成皮层动脉分支或静脉的断裂,是严重的脑挫裂伤并发症。出血量一般不大,但预后较差,称为复合型硬膜下血肿。血肿好发生在额极、颞极或额颞部的大脑凸面,硬膜窦破裂较少见,矢状窦破裂血肿位于大脑纵裂内。脑底静脉窦破裂时血肿位于脑底部,出血量大,常为双侧,因不伴随脑损伤或伴随脑组织损伤轻,故称为单纯型硬膜下血肿。此型出血量虽较复合型为多,但术后预后较好。急性硬膜下血肿血液居于硬膜与蛛网膜之间,由于蛛网膜无张力,与硬膜连接很薄弱,故与硬膜外血肿比较血肿范围较广,形状呈新月形或细带状。

亚急性硬膜下血肿,形成于伤后 4d 至 3 周,出血常来自皮质撕裂小血管,原发损伤常较轻,出血较缓慢,4 天以后才形成一定体积,呈新月形,也有呈半月形者,故临床症状出现较晚。

慢性硬膜下血肿,形成于受伤 3 周以后,只有轻微的外伤史,甚至无明显外伤史,中老年人常见,系因脑萎缩造成皮层桥静脉悬跨于皮层表面与静脉窦之间,很容易断裂出血。慢性硬膜下出血常不伴脑挫裂伤,现在多认为慢性硬膜下出血并非急性硬膜下出血为出血量不断增加的一种机械延续,而是出血量小而慢,早期不形成占位,而缓慢扩散,波及面常较大,可覆盖整个大脑半球,伤后 3 周血肿周围逐渐形成纤维包膜,血肿液化,血红蛋白分解为较小的分子,使囊内渗透压增高、吸收血肿外液进入囊内,以致血肿体积成为半月形或双凸透镜形,血肿包膜与硬膜粘连部分为外膜,与脑表面或蛛网膜粘连部分为内膜。

【临床表现】

急性硬膜下血肿临床病情多危重,发展迅猛,很少出现中间清醒期。颅内高压和脑疝症状出现早,而常局部定位体征不明确。亚急性硬膜下血肿临床表现与急性硬膜下血肿相似,只是症状出现较晚、较缓和。慢性硬膜下血肿常发生于脑萎缩的老年人,出血性疾病、服用激素、透析疗法的病人或脑积水的婴儿,只有轻微的外伤史或无明显的外伤,常在伤后数周出现颅内高压的临床症状,出现相应部位的定位体征,又因呈慢性过程,临床类似肿瘤的表现。

【CT 表现】

急性硬膜下血肿,表现为颅骨内板下方新月形异常密度区,有人报道 100% 为高密度,受伤后 3 天内血肿内血红蛋白浓缩、血浆吸收形成血凝块,CT 值升高,约 2～3d 时达顶峰,以后 CT 值逐渐下降,急性硬膜下血肿范围较广,可超越颅缝,有的还可占据整侧大脑半球表面的硬膜下腔。个别患者硬膜下血肿在外伤早期即为混合密度、甚至低密度,其原因是蛛网膜破裂,脑脊液由缺口注入硬膜下,从而与血液混合或稀释血红蛋白所致,一些病人的血肿内方可见水肿带,CT 表现水肿带低密度区环绕血肿,其 CT 值 15～25Hu,高于脑脊液,低于脑组织,还有 50% 以上的硬膜下血肿病人合并脑挫裂伤,CT 可以很好的显示,且多数都有明显的占位效应,中线相应的移位,脑疝亦常见。额底及颞底部的硬膜下血肿常因邻近颅底部分容积效应影响,在横轴面上显示不满意,往往难以确定,冠状扫描或冠矢状重建有助于诊断。

亚急性硬膜下血肿,是急性硬膜下血肿向慢性发展的过渡阶段,它的形态和密度均呈多样化,形态可为新月形、半月形或过渡形,即血肿内缘部分凹陷,部分平直或部分凸出,血肿密度可呈高密度、等密度、混杂密度或(个别)低密度。

亚急性前期4～7d,100%为高密度,形状绝大多数为新月形,这期间CT表现与急性硬膜下血肿完全一样,密度由最高点逐渐减低,但仍高于正常脑组织。

亚急性中期8～14d,70%为等密度,余者多为混杂密度,等密度的发病机理可能为血肿壁肉芽组织中脆弱的毛细血管反复出血与硬膜下渗液混合而形成等密度。而混杂密度多为上部低密度、下部高密度或等密度,两者常有清楚的界面,CT上表现为特征性沉积现象、形成液体——凝块界面,也可界线不清、混杂不均。有的还可以压迫邻近脑皮质造成继发性出血。

亚急性后期15～21d,与中期基本相同,仅为混杂密度的比例增加,等密度的比率下降,个别可出现低密度。亚急性中、晚期的血肿形态仍然是新月形占绝大多数,少部分为半月形或过渡形。

慢性硬膜下血肿的形态和密度也随着时间变化而改变,一般早期即慢性期第一周(外伤一个月以内)血肿仍多为过渡形,并多为混合密度、等密度,而慢性硬膜下血肿中期(1～2个月)血肿形状为双凸形,以低密度部分逐渐增多,混杂密度、等密度比例下降。病变发展到后期(2个月后)100%为低密度,形态恢复过渡形以至新月形直至吸收、消失。

应当指出:急性、亚急性、慢性硬膜下血肿是CT问世以前就已存在的一种临床分期,主要依据是外伤后临床出现症状的早晚,而CT可以用来帮助判断其分期,但不能决定分期。有人报道发病7天内的急性、亚急性硬膜下血肿100%为高密度,发病在7～21天之内的亚急性硬膜下血肿70%为等密度,发病21天以后的慢性硬膜下血肿76%为低密度,但必须说明CT上的高、等、低密度并不等于与急性、亚急性、慢性硬膜下血肿相对应,即使是急性硬膜下血肿、脑外伤患者外伤当时症状明显,在到4～21天内复查为等密度。

【诊断与鉴别诊断】

根据典型的CT表现,结合临床症状出现的时间,各期的硬膜下血肿的诊断不难,CT诊断急性硬膜下血肿极为迅速可靠,而等密度的亚急性和慢性硬膜下血肿则CT不容易显示,极易漏诊,以下征象可提示硬膜下血肿存在:①单侧脑沟、脑裂变窄,甚至消失;②脑室受压变形,中线结构移位而脑内无异常密度改变或脑内病变不能解释;③白质挤压征;④移位不明显而临床症状重的病人应想到双侧硬膜下血肿,有人认为两侧侧脑室前角内移对双侧硬膜下血肿,尤其是顶部的硬膜下血肿有特别意义;⑤对移位不明显的高度怀疑本病的患者,可行增强扫描,脑表面的小血管增强,而使等密度血肿衬托的更为清楚,必要时延迟4～6h,增强后CT扫描对等密度硬膜下血肿的包膜显示也有助于诊断。有条件作磁共振则更为明确。

鉴别诊断中主要是与硬膜外血肿区分,虽然这种鉴别很重要,但有人报道手术与病理证实二者并存者高达20%,因此在很难鉴别时应想到硬膜下血肿与硬膜外血肿合并发生的可能。

五、硬膜下水瘤

硬膜下水瘤又称硬膜下积液，是外伤后硬膜下腔出现的脑脊液积聚。

【病理】

硬膜下水瘤病理上要点有：①一定有外伤所致的蛛网膜撕裂；②这一裂口脑脊液不能双向流通或者形成活瓣，使脑脊液只能进入硬膜下腔，而不能回流，或者脑脊液进入硬膜下腔后蛛网膜破裂口被血块或水肿阻塞而形成液体滞留，水瘤内液体为脑脊液，可呈淡黄色，个别也有淡红色，可能为混入少量鲜血所致，其蛋白含量高于正常脑脊液。

硬膜下水瘤有急、慢性之分。急性少见，多于外伤后数小时内形成，急性者无包膜。而慢性者形成很晚，而且有完整的包膜。

【临床表现】

本病的发病率约占颅脑外伤的 0.5%～1%，临床上难与硬膜下血肿鉴别，其临床表现主要为高颅压及脑受压的局部定位体征，腰穿压力多有增高，脑脊液化验正常。

【CT 表现】

硬膜下水瘤 CT 可见颅骨内颅下新月形低密度区，可发生于一侧，亦可发生于两侧。有人报告 50% 发生于双侧额区，也有人认为双侧额区多见，常深入到前纵裂内，其密度近于脑脊液，CT 值平均约为 7HU。硬膜下积液有时可因并发出血而发展成为硬膜下血肿，这时原来的水样密度可增高，可达到等密度或稍高密度，形态也可由新月形变为半月形、过渡形，甚至双凸透镜形，因此只在硬膜下水瘤复查时密度有所增高，不论增加多少，也要想到合并出血所致。

【诊断与鉴别诊断】

根据颅板下典型的新月形态、水样密度，一般硬膜下水瘤诊断不难。有时需要与硬膜下血肿液化吸收后的低密度区相鉴别：①本病多位于双侧额部；硬膜下血肿则单侧，多位于外伤作用点的同侧或对冲部位；②本病数天即可形成，而硬膜下血肿变为低密度多在一个月以后，甚至更长；③本病占位表现常较轻，而硬膜下血肿常较重。有的作者将这二者归为一个病，故认为无须鉴别。

六、脑内损伤

脑内损伤按损伤的种类分为脑内血肿、脑挫裂伤、脑水肿、脑肿胀及脑疝，有些特殊部位的脑损伤我们还要个别述及。

（一）脑内血肿

脑内血肿是由脑实质内出血形成的，多由对冲性脑挫裂伤出血所致，临床上患者病情呈进行性加重，CT 对新鲜血肿的显示率可达 100%。

【病理】

脑内血肿的常见部位是额叶和颞叶，多与脑挫裂伤伴发，又常常发生在脑挫裂伤区内，又以受伤作用点的对冲部位多见，血肿以较表浅者居多，且多为数个小出血灶聚集而成，但深部血管撕裂多形成较大的血肿,血肿位于脑室附近者可破入脑室,造成脑室内出血,单纯的脑室内出血较为少见,大多为脑穿支动脉或脉络丛动脉损伤所致。在 CT 问世以前较难诊断,死亡率较高。大多数外伤患者外伤当时出血较明显,但也有 9% 病人血肿形成的较晚,可以迟至受伤后 24～72h 发生,迟发脑内血肿多见手术后,如有时可以见于硬膜外血肿清除后,亦可见于神经系统损伤后弥漫性血管内凝血。外伤性脑内血肿的病理及演变过程与高血压性脑内血肿相同。

【临床症状】

脑内血肿的临床表现并无特异性,与其他类型的颅内血肿一样,仅为脑挫裂伤的基础上加之血肿部位附近的脑受压症状。临床上表现为不同程度的意识障碍和神经系统定位体征,如果外伤后病势不可逆性进行性加重应想到脑内血肿之可能。

【CT 表现】

CT 平扫脑内血肿表现为圆形或不规则形均一高密度肿块,可一侧亦可双侧,可单发也可多发,周围常有低密度水肿带环绕而显得边缘锐利、清晰,周围亦可合并脑挫裂伤,CT 值为 40～100Hu,占位效应的轻重与血肿的大、小成正比,亦与血肿发生的部位有关。关于血肿的大小与挫裂伤的出血点的大小以何者为界,绝大多数作者都未加以明确说明。国内的 CT、MR 专业书亦无明确规定。有的作者甚至将小于 0.5cm 者仍称为血肿。我们认为这与挫裂伤的出血点无法区别,诚然出血点出血量增加或多个出血点融合可形成血肿,这是一个动态的发展过程,但是血肿还应有一定的体积和占位。因此,我们同意把 2cm 作为血肿的下界,即≥2cm 者为血肿,<2cm 者称之为出血点。血肿由高密度向等密度、低密度转变过程和时相与高血压性脑出血相仿,血肿一般为从外周向中心逐渐变小,通常在伤后 2～4 周变为等密度,四周以后为低密度,血肿吸收的速度快慢因人而异,个体差异较大,一般而言:①小血肿吸收较大血肿吸收快;②深部的血肿较周边血肿吸收为快;③同样大、小血肿小儿较成人吸收为快。

发生在大脑深部或靠近脑室的外伤性脑内血肿常可破入脑室形成脑室内积血导致脑室密度增高,这种增高多位于下坠部位形成脑脊液-血液平面,个别的侧脑室脉络丛出血或血凝块形成亦可以悬在侧脑室中部或上部。如果出血充满脑室则可见脑室铸形。

外伤性脑内血肿如靠近脑表、正中裂或外侧裂,亦可以破入蛛网膜下腔,造成脑裂、脑池、脑沟的填塞或密度增高。脑室内出血与蛛网膜下腔出血吸收速度较脑内血肿为快,一般 1～3 周可完全吸收。

有的外伤性脑内血肿可在 48h 后延迟出现,预后差。因此,倘若急性颅脑外伤 CT 检查阴性时应严密随访,一旦临床病情恶化应马上复查 CT,以便尽早诊断和发现迟发性血肿。

外伤性脑内血肿,一般病史明确、诊断清楚,不需增强。如做增强扫描急性期或晚期完全囊变以后均无明显增强,而仅在血肿包膜形成后的一段时间内可见环状增强带,以后逐渐消失。

【诊断与鉴别诊断】

根据 CT 表现,边界清楚的高密度区,结合外伤病史诊断不难,即使等密度期也可根据病史和占位表现做出诊断。必要时增强更能帮助确诊。脑内血肿与颅骨内板相贴时应注意凸度较大的硬膜外血肿,前者边缘不甚规则,边周常有水肿,并于颅骨内板相交成锐角,并且与颅骨紧贴段的长度小于血肿最宽径,而后者边缘光滑锐利,边周常无水肿带,与颅骨内板相交成钝角,并且以其最宽径与颅骨相贴。

(二)脑挫裂伤

脑挫裂伤是脑挫伤和脑裂伤的合称。因二者常同时发生,而临床与影像学又不容易将两者截然分开,故常一并诊断脑挫裂伤,也是最常见的颅脑损伤之一。

【病理】

脑挫伤是指在一钝性外力的作用下造成局部或大部脑组织的静脉瘀血、脑水肿、脑肿胀、坏死、液化及散在多发性小灶出血;脑裂伤是指在剪性或旋转性外力的作用下导致脑、软脑膜和血管的断裂,也造成小灶出血,如果是脑皮质血管或软脑膜血管撕裂则伴发不同程度的蛛网膜下腔出血。40%的病人合并其他损伤,75%伴发颅骨骨折。损伤较轻的脑挫裂伤可以逐渐恢复,严重者出血较多,超过15ml则可发展成血肿,最后液化形成囊肿。

【临床表现】

脑挫裂伤的临床表现的轻重与其发生部位、范围和程度直接相关,常表现为不同程度的伤后头痛、恶心、呕吐等高颅压症状,较重者出现意识障碍。

【CT 表现】

CT 能准确的反映脑挫裂伤的病理变化,CT 与 MR 比较,对于显示急性脑挫裂伤的出血灶的诊断优于 MR。急性期脑挫裂伤的典型 CT 表现为低密度脑水肿区中出现多发、散在的点状高密度出血灶,国外作者把其比作撒盐和胡椒面。低密度水肿区的范围可从数厘米到整个大脑半球或小脑半球,可发生在白质或灰质区,亦可白质、灰质同时累及,形态多为圆形、卵圆形或不规则形,边缘大多比较清楚,脑水肿和小灶出血可造成明显的占位效应,病变局部脑池、脑沟变小、消失,病变广泛者还可使脑室受压移位甚至变小闭塞。

轻度脑挫裂伤小出血灶和水肿区可渐渐吸收,上述 CT 表现也逐渐消失。有的小挫裂伤可以发展为广泛性的脑水肿和脑内血肿,然后坏死、吸收,液化形成囊肿,这种低密度区长期存在,边缘整齐、锐利,其内为近似脑脊液的水样密度。

CT 图像上还可以同时清楚的显示多发性或双侧性脑挫裂伤以及并发的脑内、外血肿,并发蛛网膜下腔出血,多位于挫裂伤附近的脑沟、脑池内,表现为填塞、密度增高,在儿童常为纵裂出血,呈中线纵行窄带状高密度区,CT 值因出血量不同可为 25~90HU,严重者可充满全部脑沟、脑池、脑裂,形似小脑延髓池造影。轻者可因出血量少而在 CT 上不显示。

【诊断与鉴别诊断】

脑挫裂伤根据外伤史及典型的低密度区中撒盐和胡椒面的 CT 表现一般不难诊断,但有时在影像上要与出血性脑梗塞鉴别。前者发生在外伤作用点的附近或对冲部位,而后者则按一定的血液供应区分布;前者出血点散在多发,而后者则相对集中或沿梗塞区边缘分布;前者的出血点在外伤当时出现,后者则外伤后数日至十数日出现。如结合临床则更容易确诊。

(三)脑水肿、脑肿胀与白质损伤

脑水肿病理生理上为细胞外液过多。而脑肿胀为细胞内液过多。弥漫性脑肿胀也可以是一过性脑血管阻力下降而造成脑充血。脑水肿与脑肿胀常合并发生,二者在临床和 CT 均无法区别。近来有的作者将弥漫性脑水肿、弥漫性脑肿胀加弥漫性白质损伤统称为弥漫性脑损伤,这种弥漫性白质损伤是在旋转力作用下导致的脑白质,脑灰、白质交界处和中线结构等部位的撕裂,病理上可见上述部位的神经轴突剪切伤,多数不伴出血,少数病例有小灶出血。

【临床表现】

临床上多数只表现头痛、头晕、恶心、呕吐,有的轻微脑水肿和脑肿胀,临床上可诊断为脑震荡。还有的外伤后可出现高颅压征象,而弥漫性白质损伤临床表现危重,即伤后意识丧失,多数患者立刻死亡,部分患者可昏迷数周至数月,甚至成于植物人,即使存活多数有严重的后遗症。

【CT 表现】

脑水肿与脑肿胀 CT 表现相同,均为片状低密度区,CT 值为 8~30HU,可弥漫或局限。一侧或双侧,局限性脑水肿表现为局部占位,两侧严重的弥漫性脑水肿可以见到脑室普遍受压、变小,甚至脑沟、脑池、脑裂、脑室消失。如果脑室变化不足以诊断,又因两侧弥漫性脑水肿而缺乏密度对比时,还可以根据灰、白质分界不清、甚至无法区别来判断。测量 CT 值亦可以判断脑组织密度下降的真实情况,治疗后复查可以确定诊断。应当指出的是儿童急性弥漫性脑肿胀时,可因脑血管系统自身调节机制失控,血管扩张,反而使脑内血流量增加,血管扩张,脑血管容积增加,整个大脑充血,CT 值不但不下降,反而轻度增高。

关于弥漫性脑白质损伤,因 CT 所能提供的信息较少,故以往很少提及,国外作者把其叫做白质撕裂伤,应属于挫裂伤的范畴。往往临床表现在外伤 24h 内很重,而 CT 表现甚少,即病情与 CT 图像所见不成比例,因绝大多数弥漫性白质损伤为出血性的,然而 CT 上常表现为弥漫性脑肿胀,却见不到出血,有的可见脑白质、脑灰质交界处散在、小灶出血,常发生在胼胝体、基底节区,而薄层 CT 对小的出血点发现率较高,MRI 对白质损伤更为敏感。

【诊断与鉴别诊断】

CT 诊断脑水肿与脑肿胀主要依据大片状低密度区与占位表现,对于弥漫性脑水肿和脑肿胀常因正常脑室大、小形态变异较大而造成诊断困难,测量 CT 值、短期复查有助于诊断。

如外伤后病势危重,但有脑水肿,无脑内血肿或不能用点状出血解释临床表现者提示有弥漫性白质损伤,在条件允许的情况下应行 MRI 检查。

(四)特殊部位的脑外伤

【脑干损伤】

脑干损伤多数合并大脑半球的弥漫性损伤。脑干损伤的原因很多,一般将其分为原发损伤和继发损伤。原发损伤的病理改变有:脑震荡、脑干挫裂伤、脑干出血、脑干水肿、脑干软化。继发性脑干损伤常系颅内血肿、脑水肿所致的天幕裂孔疝而压迫脑干,并造成脑干血管受到牵拉而使脑干缺血和出血,脑干损伤的临床表现应很典型,但不少患者合并大脑半球损伤,意识不清,掩盖症状,不能做出精确的定位,常可见到意识障碍、去大脑强直和肌张力增高及眼球位置异常。

CT 表现:因受伤后颅凹伪影干扰,CT 对脑干损伤显示常受到影响,尤其非出血性病变难以做出诊断。高分辨率 CT 可显示脑干小灶出血,还可见到基底池消失,穿入动脉梗塞造成脑干上部腹侧密度下降。间接征象为严重脑肿胀幕上中线移位;天幕裂孔疝表现为脑干移位,小脑幕切迹裂孔填塞,冠状位及冠状重建有可能显示海马沟回疝向幕下,还可有椎基底动脉分布区域脑梗塞。

【胼胝体损伤】

胼胝体损伤在颅脑外伤中时有所见，常与其他颅脑损伤合并发生。在 MRI 问世以前很少生前诊断，多为尸检发现。病理上常表现为弥漫性轴突剪切伤，以压部多见，少数位于体部和膝部。临床上与一般脑外伤相同，无特异表现，仅病势更危重。

CT 表现：因大部分胼胝体损伤为非出血性，因此 CT 的敏感性并不令人满意。CT 长处在于早期发现少数病例中小灶出血，而对于大多数非出血性损伤仅表现脑肿胀，病灶的体积可大可小，胼胝体损伤病灶较小者常见于压部，较大者累及体部和膝部。

【其他损伤】

其他少见部位的损伤还有鞍区损伤、颅神经损伤及丘脑下部损伤，这些部位损伤的发现临床意义较大，但 CT 敏感性较差，垂体出血性损伤 CT 可以发现，而颅神经及丘脑下部的损伤则很难显示，有时在 MRI 诊断之后再作 CT 检查，高精密 CT 可能有所发现。

七、颅脑外伤后遗症

颅脑外伤后常常残留各种各样的后遗症，统称为脑外伤后遗症。其中有一部分 CT 及其他检查找不到明显的器质性脑部病变，但却有植物神经功能紊乱及癔病样症状，称为脑外伤后综合征。还有一部分残留有器质性后遗症。如脑萎缩、脑软化、脑穿通畸形、脑积水等。临床表现为头痛、头昏、癫痫发作，偏瘫、失语及视力障碍，少数病人可有精神症状，脑积水的病人还有高颅压的症状。应该指出器质性后遗症者亦可有外伤后综合征的表现。

（一）脑萎缩

严重的脑外伤后 30% 发生脑萎缩，这是因为脑挫裂伤部位组织坏死和血凝块逐渐吸收，挫伤区大脑皮层局部萎缩，使蛛网膜下腔变宽。由于脑皮质萎缩造成脑室扩大，可单侧或双侧，单侧中线结构可偏移，因原发性脑挫裂伤以双额叶和颞极多见，故外伤性后遗症脑萎缩常以双侧额叶皮质萎缩最为明显，单纯脑髓质萎缩少见，此点可与非外伤性脑萎缩鉴别。幼儿期头外伤可使脑发育停滞，CT 显示病侧脑组织小于对侧，中线偏移。

（二）脑软化

较大的挫裂伤和出血灶也可见于外伤性脑梗塞，如吸收不良形成液化囊肿。CT 表现为脑实质内边缘较锐利的水样密度区，CT 值与脑脊液接近，脑软化灶附近的脑室扩大，脑沟加深，呈负占位效应，可与其他囊性占位病变鉴别。

（三）脑穿通畸形囊肿

系由于脑挫裂伤或脑内血肿的出血破入脑室后脑组织坏死、液化、吸收而形成。一般与侧脑室相通者为多，CT 显示为境界很清楚的低密度区，与之相连通的相应脑室常明显扩大，二者融为一体，界线不清，多无占位表现。

（四）脑积水

颅脑外伤可引起交通性或阻塞性脑积水。阻塞性脑积水多为血凝块堵塞脑室通路所致。而交通性脑积水是因为外伤后血凝块堵塞蛛网膜颗粒绒毛，使脑脊液吸收障碍而发生。CT

上表现为脑室对称性扩大,但不伴脑沟、脑回加宽、加深,阻塞性脑积水则显示阻塞部位以上的脑室扩大,以下脑室正常。

第五节　脑肿瘤

一、概述

(一)原发脑肿瘤的分类

原发脑肿瘤占所有颅内肿瘤的70%,其余30%为转移瘤。原发脑肿瘤分为:

1.神经胶质瘤(最常见)　①星形细胞瘤(最常见胶质瘤)占80%,②少突胶质细胞瘤占5%~10%,③室管膜瘤,④脉络丛肿瘤。

2.脑膜和间质肿瘤　①脑膜瘤;②血管外皮细胞瘤;③血管网状细胞瘤。

3.神经元和混杂性胶质/神经元肿瘤　①神经节胶质瘤;②神经节细胞瘤;③胚胎发育不良性神经上皮性肿瘤(DNET);④中枢神经细胞瘤。

4.生殖细胞肿瘤　①生殖细胞瘤;②畸胎瘤;③混合性肿瘤。

5.原始神经外胚层肿瘤(PNET)　①髓母细胞瘤;②视网膜母细胞瘤;③神经母细胞瘤。

6.松果体区肿瘤。

7.垂体瘤。

8.神经鞘肿瘤　①雪旺氏细胞瘤;②神经纤维瘤。

9.造血细胞性肿瘤　①淋巴瘤;②白血病。

10.肿瘤样病变　①错构瘤;②脂肪瘤;③皮样囊肿。

要点:①神经胶质细胞有很大的非正常生长的潜能。神经胶质细胞有三种,星形细(星形细胞瘤)、少突胶质细胞(少突胶质细胞瘤)和室管膜细胞(室管膜瘤)。②脉络丛细胞移行为室管膜细胞,由它发生的肿瘤也归为胶质瘤。

(二)部位及发病率

为更好地鉴别诊断,首先将颅内肿瘤分为脑内和脑外(表1-5-1)。

表 1-5-1　判断肿瘤位置

特征	脑内	脑外
与骨或脑膜相连	常不	是
骨改变	常无	有
脑脊液腔隙,脑池	消失	常扩大
皮质髓质塌陷	无	有
灰/白质界限	消失	存在
血供	颈内动脉	颈外动脉(硬膜分支)

肿瘤发生率:①成人:转移瘤＞血管网状细胞瘤＞星形细胞瘤＞淋巴瘤;②儿童:星形细胞瘤＞髓母细胞瘤＞室管膜瘤。

(三)肿瘤范围

检查方法首先用于明确有无肿瘤,根据 FDG-PET 和 MR 的血容量图能较准确地鉴别低级别肿瘤和高级别肿瘤。这将有助于识别低级别肿瘤向高级别肿瘤的转变,并识别肿瘤内的活性成分,指导主体定向穿刺活检。一旦确定了肿瘤存在,确定肿瘤范围的重要性在于:①确定立体定向穿刺的位置;②制订手术切除方案;③制订放疗方案。

对于许多肿瘤,没有哪一种成像技术可完整确定其范围。胶质瘤常侵及周围脑组织,仅显微镜下显示的瘤灶区域在所有 MR 序列上都可以完全正常,即使使用增强扫描也不例外。

(四)脑水肿

脑水肿的类型见表 1-5-2。

表 1-5-2　脑水肿类型

	血管源性	细胞毒性
病因	肿瘤、外伤、出血	缺血、感染
机制	血-脑屏障破坏	Na-K 泵障碍
酶解物	细胞外	细胞内
类固醇反应	有	无
影像	白质受累(皮质正常)	灰白质受累

(五)占位效应

占位效应的影像学表现:①脑沟消失;②脑室受压;③脑疝:镰下疝,小脑幕切迹疝(下行/下行),小脑扁桃体疝;④脑积水。

二、胶质瘤

(一)星形细胞瘤

星形细胞瘤占胶质瘤的 80%,在成人大多发生在大脑半球;在儿童,后颅窝和下丘脑/视交叉更多见。星形细胞瘤的分类靠组织学而非影像学。

纤维性星形细胞瘤:①星形细胞瘤,WHO 分级Ⅰ(AⅠ);②星形细胞瘤,WHO 分级Ⅱ(AⅡ);③间变性星形细胞瘤,WHO 分级Ⅲ(AⅢ);④多形性胶质母细胞瘤,WHO 分级Ⅳ(GBMⅣ)。

其他星形细胞瘤:①多中心性胶质瘤(多发病灶);②大脑神经胶质瘤病;③毛细胞性星形细胞瘤(好发于小脑,典型者有壁结节和囊变,位于视交叉和视神经的常为实性并分叶状);④巨细胞星形细胞瘤(见于结节性硬化);⑤黄色星形细胞瘤;⑥神经胶质肉瘤。

星形细胞瘤相关疾病:①结节性硬化;②神经纤维瘤病。

(二)低级别星形细胞瘤(AⅠ、AⅡ)

占所有星形细胞瘤的 20%,发病高峰在 20~40 岁,好发部位在大脑半球。

影像学表现:①局限性或弥漫性病变;②钙化占 20%;③出血和明显水肿罕见;④轻变强化。

(三)间变性星形细胞瘤(AAⅢ)

占所有星形细胞瘤的 30%,高发于 40~60 岁。好发于大脑半球。

影像学表现:①非均质肿块;②钙化不常见;③常见水肿;④强化(反映了血脑屏障的破坏[BBBD])。

(四)多形性胶质母细胞瘤

最常见的脑原发肿瘤(占星形细胞瘤的 55%),年龄:>50 岁。好发于大脑半球。可沿以下路径扩散:①白质纤维束;②通过半球间连合(如胼胝体)跨越中线;③脑室内的室管膜下种植;④随脑脊髓液蛛网膜下隙种植。

影像学表现:①常为非均质低密度肿块(CT);②明显强化;③出血、坏死常见;④钙化不常见;⑤明显的血管源性水肿和占位效应;⑥经胼胝体或纤维连合向对侧半球蔓延(蝶形);⑦脑脊液种植,软脑膜种植转移。

(五)大脑神经胶质瘤病

脑内弥散生长的胶质肿瘤。常无大的肿块,而是脑组织内瘤细胞的弥散浸润。年龄:30~40 岁。罕见。

影像学表现:①胶质瘤病主要累及白质,但也会累及皮质。②常无强化病灶。③病程晚期,可见小的局部强化。④软脑膜性神经胶质瘤病可类似脑膜癌或中枢神经系统(CNS)原发肿瘤的软脑膜播散,可明显强化。

(六)脑干胶质瘤

脑干胶质瘤是常见的小儿后颅窝肿瘤,平均年龄 10 岁。80% 为间变的高级别肿瘤;20% 为低级别肿瘤,且生长缓慢。部位:脑桥>中脑>脊髓。

临床表现:常累及第 6、7 对脑神经,脑积水。

影像学表现:①脑干增粗;②四脑室受压向后移位;③囊性变不常见;④脑积水 30%;⑤50% 有强化并常为斑片状和不规则状。⑥可向外突至基底池。

(七)毛细胞性星形细胞瘤

最常见于儿童(占儿童胶质瘤的 30%),为第二常见儿科脑肿瘤,无痛性缓慢生长。

部位:视交叉/下丘脑>小脑>脑干。

影像学表现:①小脑肿瘤,常为囊性的并呈明显壁结节强化;②钙化占 10%;③视交叉/下丘脑部肿瘤为实性并可强化;④大多数位于脑干的肿瘤很少强化。

(八)少枝胶质细胞瘤

不常见,为生长缓慢的胶质瘤,常表现为大的肿块。占原发脑肿瘤的 5%~10%,高发于 30~50 岁。"纯粹的"少突胶质细胞瘤罕见;常为混合性。(星形细胞瘤/少枝胶质细胞瘤)绝大多数位于大脑半球,最常见于额叶。

影像学表现:①常累及皮质;②典型的为低密度肿块;③囊变较常见;④典型的大结节,团块状钙化占 80%;⑤出血、坏死不常见;⑥组织学的不同决定强化程度不同;⑦偶见颅骨受压吸收。

(九)室管膜肿瘤

室管膜是指内衬于脑室和中央管内壁的一层纤毛细胞。有多种组织学不同的室管膜瘤。①室管膜瘤(儿童),②室管膜下瘤(年长病人),③间变的室管膜瘤,④终丝的胎膜乳头状室管膜瘤,⑤室管膜母细胞瘤(PNET)。

(十)室管膜瘤

起自室管膜内层细胞的慢性生长肿瘤,常位于脑室内或脑室内层旁实质:①第四脑室占70%,常见于儿童。②侧脑室或室周实质占30%,更常见于成人。脊髓的室管膜瘤伴发神经纤维瘤病2型,最常见于儿童,年龄1~5岁。

影像学表现:①生长方式取决于部位。幕上:肿瘤常生长脑室外(类似胶质瘤)。幕下:肿瘤生长于四脑室内并穿过侧孔进入桥小脑角(CPA)和小脑延髓池,此为典型表现(可塑性室管膜瘤),并有助于与骨水母管细胞瘤鉴别。②后颅窝肿瘤常致脑积水。③细小钙化占50%,囊变占50%。

(十一)脑络丛乳头状瘤/癌

源于脉络丛上皮的罕见肿瘤。好发于5岁以下(85%),90%为脉络丛乳头状瘤。10%为脉络丛乳头状癌。

典型发病部位:①侧脑室三角区(儿童)。②四脑室和桥小脑角(成人)。③椎管种植转移。

影像学表现:①脑室内肿块。②CSF产生过多或阻塞而致脑室积水。③明显强化。④钙化占25%。⑤幕上肿瘤由脉络膜前、后动脉供血。⑥并发症:脑积水和种植转移。⑦乳头状瘤和癌均可侵犯脑实质并可经CSF播散,影像学无法鉴别。

三、脑膜和间质性肿瘤

(一)脑膜瘤

起源于蛛网膜帽状细胞。年龄:40~60岁。女性发病率约3倍于男性。占所有脑肿瘤的20%。儿童不常见,如出现,常与2型神经纤维瘤伴发。90%位于幕上。

1.分类

①典型"良性"脑膜瘤,占93%;②不典型脑膜瘤占5%;③间变性(恶性)脑膜瘤占1%~2%。

2.部位

①大脑凸面大脑镰旁占45%;②蝶骨嵴占20%;③蝶鞍旁占10%;④嗅沟占10%;⑤后颅凹斜坡;⑥小脑幕;⑦少见部位:脑室内(儿童),视神经鞘(成年女性)。

3.影像学表现

(1)CT:①高密度(75%)或等密度(25%);②明显均质强化占90%;③在强化和非强化CT均似正常大脑镰密度;④钙化占20%;⑤囊性占15%。

(2)形态学:①圆形、无分叶、边缘锐利(最常见);②斑块状,片状沿硬膜蔓延(罕见);③脑膜尾征,肿瘤延伸至硬脑膜或邻近硬脑膜的反应。④因脑膜瘤生长缓慢,40%无水肿。

(3)骨异常占20%(图1-5-1):①无改变(常见);②颅板增厚(常见);③骨质侵蚀(罕见,出现则提示恶性脑膜瘤)。

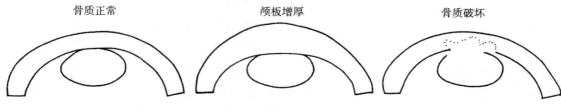

骨质正常　　　　　　颅板增厚　　　　　　骨质破坏

图 1-5-1

(4)MRI:①典型的肿瘤与灰质呈等信号;②明显强化;③为发现脑膜尾征的最佳手段;④脑膜尾征 60% 并非脑膜瘤所特有;⑤可见血管流空效应。

(5)血管造影:①辐轮状;②密度增高;③持久的肿瘤染色(早进晚出);④边缘界限清楚;⑤硬脑膜血管供血。

(6)不典型的脑膜瘤(占所有脑膜瘤的 15%):①坏死致非均质强化 15%;②出血;③周围见低密度带(CSF 潴留形成蛛网膜囊肿)。

(二)恶性脑膜瘤

目前尚无明确的影像学征象诊断恶性脑膜瘤,除非有以下表现:①生长迅速;②明显的脑或骨侵犯及转移;③相对于脑组织的 T_2 高信号(提示肿瘤内含脑膜内皮性、外皮性、血管母性成分,而良性脑膜瘤内则含钙化或纤维化成分)。

组织学上,恶性脑膜瘤主含以下细胞类型:①血管外皮细胞瘤;②恶性纤维组织细胞瘤(MFH);③乳头状脑膜瘤;④"良性"转移性脑膜瘤。

(三)血管网状细胞瘤

为起源于内皮组织的良性肿瘤。少见,但在成年患希佩尔-林道病(VHL)的病人中,为最常见的多发脑肿瘤(35%～60% 的 VHL 病人患血管网状细胞瘤;血管网状细胞瘤病人患VHL 的占 10%～20%),多发的血管网状细胞瘤对于诊断 VHL 具特征性。发病部位:小脑＞脊髓＞延髓。

小脑血管网状细胞瘤:占 80%,由壁结节及囊状结构组成。手术时需将结节(不仅囊内容物)彻底切除,否则肿瘤会复发。术前需行血管造影以显示供血血管。有以下 3 种表现:①囊样病变伴明显强化的壁结节占 75%;②实性强化肿瘤占 10%;③强化的病灶内有多个囊变区占脊髓血管网状细胞瘤占 10%,常位于脊髓后方。70% 合并脊髓空洞症或囊变。强化 MRI显示小的壁结节最佳,并可见到血管流空。

四、神经元和混杂的神经胶质/神经元肿瘤

节神经胶质瘤:含有神经胶质和神经成分的儿童/年轻人的良性肿瘤。低度恶性,生长缓慢。临床表现:癫痫发作。大多数肿瘤位于大脑半球:颞叶＞额叶＞顶叶。无特异性的囊性肿块,常有钙化,强化形式多种多样。

胚胎发育不良性神经上皮类肿瘤(DNET):新认知的肿瘤,有特异性组织学特征。像节神经胶质瘤一样,往往伴发癫痫,多见于年轻病人。

中心性神经细胞瘤:新认知的肿瘤,一般位于侧脑室,生长于侧脑室壁,常见有钙化,呈轻度至中度对比剂增强。

五、原始性神经外胚层肿瘤(PNET)

起源于具有多向分化能力的胚胎神经上皮细胞,为未分化的侵袭性肿瘤。儿童多见。可分为以下类型:髓母细胞瘤(幕下 PNET),原发性大脑神经母细胞瘤(幕上 PNET),视网膜母细胞瘤,松果体母细胞瘤,室管膜母细胞瘤。

影像学表现包括明显强化、细胞密度高、浸润性生长。

(一)髓母细胞瘤

起源于四脑室顶壁,儿童最常见,发病高峰为 2～8 岁。放疗敏感,但早期即可发生脑脊液播散。

影像学表现:①典型高密度并均匀强化(为该病之特征);②80％位于小脑中线处,20％位于一侧小脑半球;③细胞密度高(为小细胞肿瘤):CT 平扫呈高密度,T_2 加权像可表现为中等强度信号;④90％伴有脑积水;⑤生长迅速,可累及小脑半球、脑干和脊髓;⑥30％经脑脊液种植到脊髓和脑脊膜;⑦钙化率为 10％;⑧不典型者及发生于一侧小脑半球者多见于较大儿童;⑨明显强化。

(二)原发性大脑神经母细胞瘤

为一种少见的恶性肿瘤,80％发生在 10 岁以下。

影像学表现:①幕上肿瘤,肿瘤常较大;②常有坏死、出血和囊变;③增强扫描表现不一(与新生血管有关)。

六、神经鞘瘤

(一)雪旺细胞瘤

为起源于雪旺细胞的良性肿瘤,几乎所有的颅内雪旺细胞瘤都与颅神经有关。90％的雪旺细胞瘤为单发,多发的雪旺细胞瘤常常与神经纤维瘤病Ⅱ型有关。90％的颅内雪旺细胞瘤位于桥小脑角,起自第 8 对颅神经(位听神经)。

1.好发部位　①桥小脑角(第 8 对颅神经,以前庭神经上部最常见);②三叉神经(第 5 对颅神经);③颅内其他部位(少见):颞下窝(第 7 对颅神经),颈静脉孔/球(第 9、10、11 对颅神经);④脊髓雪旺细胞瘤;⑤周围神经雪旺细胞瘤;⑥大脑雪旺细胞瘤(非常少见)。

2.影像学表现

(1)肿块:①左右内听道相差超过 2mm;②内听道骨质破坏,呈喇叭口样改变;③内听道宽度超过 8mm;④可延伸至桥小脑角(内听道闭塞),位于内听道外的肿瘤部分呈圆锥状。

(2)MRI/CT 征象:①CT 表现为等密度肿块;②MRI 比 CT 更敏感;③明显强化,肿块小时均匀强化,肿块大者易囊变出血,强化可不均匀;④注射 Gd-DTPA 后增强扫描对于小的或局限于内听道的肿瘤的检出十分必要;⑤可有囊变;⑥周围可多发蛛网膜囊肿;⑦T_2加权像呈高信号。

3.要点

(1)双侧听神经瘤是神经纤维瘤病Ⅱ型的特有征象。

(2)尽管90%的桥小脑角雪旺细胞瘤起源于第8对颅神经,但临床最常见的症状是听力下降,因此,通常称为听神经瘤。

(3)桥小脑角脑膜瘤少见,且不伴内听道扩大。

(二)神经纤维瘤

丛状神经纤维瘤是神经纤维瘤病Ⅰ型独有的特征,一般不原发于颅内,但可以从神经节后部或由起自周围神经的肿瘤直接延伸至颅内。

七、松果体区肿瘤

松果体与人体生理功能调节有关。大多数松果体肿瘤发生在儿童及青年。由于肿瘤可压迫顶盖,患者可有眼球运动障碍(Parinaud综合征:不能向上凝视),压迫中脑水管可引起脑积水。肿瘤分类包括:①生殖细胞肿瘤(>50%):生殖细胞瘤(最常见),类似于睾丸的精原细胞瘤和卵巢的无性细胞瘤;畸胎瘤;胚细胞癌;绒毛膜癌。②松果体细胞肿瘤(占25%):松果体细胞瘤(良性);松果体母细胞瘤(高度恶性的原始神经外胚层肿瘤)。③神经胶质瘤。④其他肿瘤:脑膜瘤,转移瘤,表皮样囊肿/皮样囊肿,蛛网膜囊肿。

(一)生殖细胞瘤

松果体区最好发;男性明显多于女性,10~30岁高发;松果体肿大,边界清晰;CT平扫呈高密度/T_2加权像与脑实质等信号(细胞排列致密);均匀强化;肿瘤中心可有钙化(被包绕的松果体,少见);可以经脑脊液播散至脑室和蛛网膜下隙;女性患者多发生于鞍上。

(二)畸胎瘤

几乎仅见于男童;CT、MR表现为密度或信号不均匀;若显示脂肪和钙化,则对诊断很有帮助;轻微强化或无强化。

(三)松果体母细胞瘤

高度恶性的原始性神经外胚层肿瘤;肿瘤周边爆米花样钙化;明显强化;可经脑脊液播散。

(四)松果体细胞瘤

无性别差异;多见于成年,平均好发年龄为35岁;生长缓慢,多不发生脑脊液播散;影像学表现无特征。

八、肿瘤样病变

(一)表皮样囊肿/皮样囊肿

为先天性肿瘤,发生在神经管闭合之前,起源于外胚层。将其定义为起源于中胚层可能是错误的。皮样囊肿应起源于外胚层(表1-5-3)。

表 1-5-3　表皮样囊肿与皮样囊肿对照

	表皮样囊肿	皮样囊肿
内容物	鳞状上皮细胞,角蛋白,胆固醇	皮肤附属器(毛发,皮下脂肪,汗腺)
部位	中线以外,脑桥小脑角最常见,鞍旁,中颅窝,脑室内,板障(少见)	中线处,椎管内最常见,鞍旁,中颅窝
破裂	少见	常见(化学性脑膜炎)
年龄	平均好发年龄 40 岁	中青年
CT 密度	脑脊液密度	可有脂肪
钙化	不常见	常见
强化	周边偶可强化	无
MRI	类似于脑脊液信号	蛋白质样液体
其他	发病率比皮样囊肿高 5～10 倍	

(二)下丘脑(灰结节)错构瘤

错构瘤为发育成熟的紊乱错位的组织。

临床分为两类:性体征发育差,见于青春期;痴笑癫痫发作,智力低下,见于非青春期。

影像学表现:CT:等密度,增强扫描无强化(与下丘脑胶质瘤不同);MRI:T_1 加权像,与脑皮质信号相似。T_2 加权像,高信号。

(三)脂肪瘤

脂肪瘤为非肿瘤性组织,无症状(应为畸形性病变,而非真性肿瘤),50%合并其他脑发育畸形,90%位于中线处,50%位于胼胝体周围。

影像学表现:①CT 显示有脂肪密度(CT 值-50～-100Hu),钙化;常常无血管,但有时可见胼胝体血管穿行其中。②MRI 可见化学位移伪影,脂肪抑制序列对诊断有帮助,常规自旋回波序列 T_2 加权像相对于脑实质呈低信号,快速自旋回波序列脂肪表现为高信号。

九、造血系统肿瘤

造血系统肿瘤,即中枢神经系统淋巴瘤。

1.分类

(1)原发性淋巴瘤(占脑肿瘤的 1%):通常是 B 细胞非霍奇金淋巴瘤,常见于免疫功能低下患者。50%发生于基底节区,脑室周围深部脑白质,胼胝体。

(2)继发性淋巴瘤(占全身淋巴瘤患者的 15%):软脑膜播散。

2.影像学表现

(1)生长方式:①灰质深部、脑白质内单发或多发肿块,脑室周围多见;②脑膜或脑室周围室管膜弥漫性受侵;③弥漫性侵袭性生长(类似于白质病变或双侧大脑半球胶质瘤病);④沿血管周围间隙播散;⑤可累及至椎管内。

(2)信号特点:①CT 平扫呈高密度;②T_2 加权像与脑皮质等信号(细胞密集排列)或高信

号;③强化方式:以明显均匀强化最常见,环状强化(中心有坏死)多见于艾滋病患者,继发性淋巴瘤可见脑膜强化,典型者可见沿血管周围间隙完整轻度强化;④钙化、出血、坏死:艾滋病患者可出现典型的多发、大面积钙化、出血、坏死。

十、转移瘤

转移瘤占颅内肿瘤的30%,好发部位依次是:灰质白质交界区(最常见)>深部脑实质结构(常见)>脑干(少见)。转移瘤还可发生于硬脑膜、软脑膜及颅骨。

最常见的原发肿瘤包括:支气管肺癌,占50%;乳腺癌,占20%;结肠癌、直肠癌,占15%;肾癌,占10%;黑色素瘤,占10%。

影像学表现:①Gd-DTPA增强扫描MRI是最敏感的影像学检查方法。3倍剂量Gd-DTPA增强扫描或磁化传递成像可以提高对病变检出的敏感性。②80%为多发。③大多数转移瘤T_2加权像呈高信号,可强化。④有些转移瘤T_2加权像可表现为与脑实质等信号或低信号,其原因可以是出血(如肾细胞癌)、含粘蛋白(如消化道腺癌)、细胞密集排列(如生殖细胞肿瘤)。⑤常为血管源性水肿。

要点:转移瘤、淋巴瘤常为多发,胶质瘤很少多发;单发的有强化的脑肿瘤50%可能是转移瘤;边缘系统脑炎可能是与小细胞肺癌有关的类癌综合征。

十一、囊性病变

各种各样的非肿瘤性、非感染性囊肿均可发生于颅内:蛛网膜囊肿,胶样囊肿,Rathke's囊肿,神经上皮囊肿,肠源性囊肿,实质内囊肿。

(一)蛛网膜囊肿(软脑膜囊肿)

并非真性肿瘤,可能起源于蛛网膜细胞膜的复制或分裂(脑膜发育异常),75%发生于儿童。

1.好发部位　中颅窝(最常见),占40%;鞍上池、四叠体池,占10%;后颅窝,占50%;桥小脑角;枕大池。

2.影像学表现(图1-5-2)　脑外肿块,与脑脊液等密度(CT)或等信号(MRI);生长缓慢,可压迫邻近脑实质;与脑室不通;颅骨可受压变薄(表1-5-4)。

表1-5-4　蛛网膜囊肿与表皮样囊肿鉴别

	蛛网膜囊肿	表皮样囊肿
CT密度	与脑脊液等密度	高/等密度
MR信号	与脑脊液等信号	弥散加权像呈轻度高信号
MR弥散系数	与水一致	低于脑实质
钙化	无	可有
强化	无	可有
形态学	可变	匐行,可包绕血管、神经

（二）胶样囊肿（图 1-5-3）

起自孟氏孔,成年人好发,临床症状可有间歇性头痛和由于梗阻性脑积水造成的共济失调。

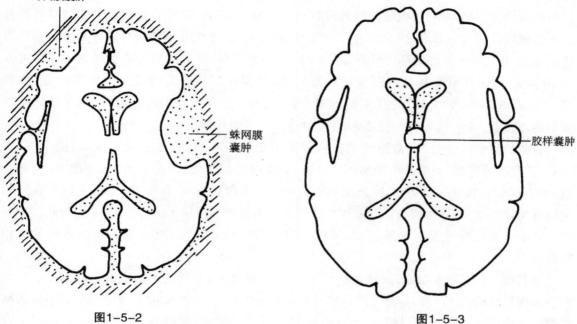

蛛网膜囊肿

蛛网膜囊肿

胶样囊肿

图1-5-2

图1-5-3

1.典型部位　三脑室前方/孟氏孔。

2.CT密度　70％为高密度,30％为低密度。

3.MRI　内容物不同,信号强度不同,最常见的表现是T_1加权像呈高信号、T_2加权像呈低信号。

（三）Rathke's 囊肿

起源于胚胎发育残留的拉特可裂(胚胎第4周嘴侧的外生囊,发育成垂体前叶及部分中间部)。

影像学表现:可同时累及鞍内及鞍上,占70％。单纯位于鞍内者占20％;CT呈高密度,边缘可强化;T_1加权像信号高于脑实质,T_2加权像信号变化不一。

（四）神经上皮囊肿

包括不同种类的一组囊肿:脑室内室管膜囊肿,脉络膜丛囊肿,脉络膜裂囊肿。

十二、脑肿瘤的磁共振波谱（MRS）

磁共振波谱(MRS)是一种利用核磁共振现象和化学位移作用,进行特定原子核及化合物分析的方法,是一种能对脑组织的代谢、生化环境及化合物进行定量分析的无创检测手段,能在MRI的基础上提供颅内占位性病变部分代谢变化的相关信息,对其病变的诊断和鉴别诊断提供了重要的参考依据。

MRS 具有无创和连续观察的优点，可以观察多种正常脑组织及肿瘤组织中在生物学上起重要代谢作用的物质浓度。NAA 仅存在于神经系统，由神经元的线粒体产生，被认为是神经元活力和密度的标志，其含量下降提示正常神经元被肿瘤侵犯及神经元功能受损。Cho 包含多种胆碱的复合物，参与体内细胞膜的磷脂代谢，Cho 峰升高，提示肿瘤细胞分裂增殖活跃及肿瘤细胞膜代谢异常增高，因此认为 Cho 波峰的峰值高低及波峰下面积可以作为肿瘤细胞增殖的指标。Cr 峰在细胞能量代谢中起重要作用，脑肿瘤时，因为肿瘤对能量代谢需求高可导致 Cr 降低。Cr 常不受各种病理变化的影响，常被用作定性研究神经化学物质的标准（如 NAA/Cr，Cho/Cr 等）。Lac 是无氧酵解的产物，正常氢质子波谱检测不到，可见于脑缺血缺氧等病理状态。Lip 代表病灶的坏死，肿瘤和炎症均可表现增高。

胶质细胞瘤发生时，正常神经组织被肿瘤组织侵犯和取代，神经元减少，功能受损，其 NAA 信号显著降低，而胶质瘤细胞明显增值，细胞膜转运增强，因此肿瘤组织内 Cho 明显升高。Fountas 等报道一组病例，提出星形细胞瘤 Ⅰ～Ⅱ级与Ⅲ级、Ⅳ级其 Cho/Cr 比值各组间比较有统计学意义，即比值越高其恶性程度越高。本组经病理证实的胶质瘤 56 例与此基本相符。其中一例毛细胞型星形细胞瘤，NAA 轻度下降，Cho 轻度升高，与肿瘤的恶性程度相符合。

脑膜瘤起源于脑膜细胞，属脑外肿瘤，由于不含神经元，故理论上应检测不到 NAA，但有时会出现较低的 NAA 峰，部分原因可能与其容积效应有关，亦可能由于肿瘤侵犯了正常的脑组织。脑膜瘤的 Cho 峰明显增高，与细胞分裂增殖活动增加，胞膜合成加速有关。一些学者认为脑膜瘤出现丙氨酸峰（Ala）视为其特征性的表现，为谷氨酰胺转氨基和部分氧化作用大于糖酵解的结果，但也有人认为 Ala 峰可以在胶质瘤或垂体瘤中出现，本组仅一例相符。当丙氨酸缺如时，谷氨酰胺/谷氨酸（Glx）对于识别脑膜瘤是有帮助的。由于脑膜瘤属良性肿瘤，其周围组织的 MRS 一般正常，故以此可与胶质瘤相鉴别。

转移瘤理论上与脑膜瘤一样，属脑外肿瘤，由于缺乏神经元，故亦应表现为 NAA 峰缺如，但有时也出现较低的 NAA 峰，可能原因如同脑膜瘤，如多数转移瘤为多发小病灶，肿瘤大小常小于体素大小（部分容积效应）；且肿瘤为恶性，其细胞浸润周围正常组织，使其确切边界难以分清。本组 MRS 提示转移瘤 4 例，病理证实 3 例，其 MRS 表现为较低的 NAA 峰和较高的 Cho 峰，不符合一例为星型胶质瘤（Ⅲ-Ⅳ级），有学者认为转移瘤与高度恶性胶质瘤肿瘤区域其主要代谢物比值无显著性差异，但转移瘤周围组织的 MRS 一般正常或轻度异常以及瘤周水肿区与正常脑实质其 Cho/Cr 的代谢比率无显著差异亦有助于鉴别诊断。

淋巴瘤的 MRS 表现为肿瘤区域 NAA 降低，Cho 升高或明显升高，并可见 Lac 峰和 Lip 峰升高，病变周围脑组织的 MRS 正常，也可伴有 Lac 峰升高为主，肿瘤内的巨大 Lip 峰可以作为淋巴瘤的特征性改变，可与无坏死的胶质瘤相鉴别。本组两例可见 Lip 峰似可佐证。有学者认为是肿瘤内的大量巨噬细胞吞噬游离脂肪酸所致。而囊性肿瘤和脑脓肿均可出现 Lac 峰，本组例数过少尚不能定论。囊性肿瘤可见 Cho 峰，囊肿没有 Cho 峰，故可据此鉴别囊性肿瘤和囊肿。有作者认为脑脓肿 MRS 显示 Lac/Cr 比值升高，并显示乙酸盐、丁二酸盐和一些氨基酸，氨基酸是脓液中中性粒细胞释放酶蛋白分解的产物，可作为脑脓肿的标志物。

综上所述,MRS对脑内肿瘤的诊断和鉴别诊断提供了较大的参考价值,但由于诸位学者所研究的侧重点、感兴趣区(ROI)的选择以及研究方法等有所不同,故其结论可能存有差异,只有联合应用MRI、DWI、PWI及其他多种检查方法,并紧密结合临床,方可进一步提高颅内占位的鉴别诊断水平。而作为一种无创检测手段,MRS对某些脑内肿瘤的特异性评判还有待更深入的研究中加以完善。

第六节　颅内感染性疾病

根据感染源分为细菌(化脓性)感染、真菌感染、寄生虫感染、病毒感染等。

根据感染位置分为:①脑膜炎,软脑膜或蛛网膜下隙和(或)硬脑膜或蛛网膜;②积脓症,硬膜外或硬膜下;③脑炎,脑实质内,脓肿形成早期;④脑室炎。

一、细菌性感染

(一)细菌性脑膜炎

1.常见病因

(1)新生儿:B组链球菌、埃希大肠杆菌、李斯特菌属等。

(2)儿童:百日咳,埃希大肠杆菌,脑膜炎球菌等。

(3)成人:肺炎链球菌,脑膜炎球菌等。

(4)脑膜炎可分为:软脑膜炎(占多数),蛛网膜及软脑膜累及;硬脑膜炎,硬脑膜及外层蛛网膜受累。

(5)诱因:鼻窦炎,慢性肺部感染,法洛四联征,大血管转位,其他发绀型心脏病等。

2.影像学表现　平扫多表现正常,一般都需要增强检查。

(1)脑膜对比增强:早期CT可表现正常,随病程的进展脑膜可见异常强化。

(2)新生儿细菌性脑膜炎经颅骨超声检查:①敏感的表现:异常脑实质回声;②脑沟回声均质40%;③脑外液体聚集;④脑室扩张;⑤70%~90%的细菌性脑膜炎发生脑室炎:正常薄的脑室壁增厚,脑室壁回声增强,脑脊液回声内可见碎屑。

(3)并发症:①硬膜下扩散:发生积脓,多见于婴儿和儿童;②脑实质内扩散:脓肿肿和脑炎;③脑室炎;④脑积水(交通性>非交通性);⑤脑萎缩。

(二)结核性脑膜炎

结核性脑膜炎通常来自于血播型肺结核,慢性肉芽肿过程中基底部脑膜受累会导致脑神经麻痹。

影像学表现如下:

1.基底部脑膜炎　基底部脑膜明显强化(CT,MRI),大脑半球凸面的脑膜部分亦可见异常强化;垂体和蝶鞍旁受累;垂体或下丘脑轴受累;脑膜 T_2 信号减低;晚期常引起交通性脑积水和脑萎缩。

2.脓肿(结核性)　常单发,亦可多发,常见于免疫力低下的患者,常见于基底节区和大脑半球,呈粟粒状多发小病灶。

(三)积脓

积脓是指感染的液体聚集在硬膜下(常见)或硬膜外(不常见)。积脓属神经外科急症。病因:鼻窦炎(最常见),耳炎,外伤,颅骨切开术后等。

影像学表现:硬膜下或硬膜外低密度液体聚集伴邻近脑组织强化;静脉性梗塞≥水肿≥占位效应≥中线移位;积脓厚壁弧形强化;相应鼻窦炎、耳炎表现。

(四)脑脓肿

1.常见病因

(1)儿童:葡萄球菌(尤其外伤后),链球菌,肺炎球菌等。

(2)成人:需氧菌及厌氧菌混合感染。

(3)免疫抑制:弓形体,隐球菌,念珠菌,曲霉菌,那卡氏菌病,毛霉菌(糖尿病),结核,不典型分枝杆菌等。

2.机制

(1)血行播散(最常见):滥用静脉内给药,脓血症。

(2)直接蔓延:鼻窦炎,耳炎,乳突炎,开放性损伤(穿透伤,手术)。

(3)先天性。

3.影像学表现

(1)位置:①血行播散:灰质(GM)和白质(WM)交界区多发病灶。②穿透伤或鼻窦炎:病变位于入口周围。

(2)形态学改变:①占位效应(脓腔,水肿);②环形或壁强化,90%;③7～14天内形成包裹;白质区壁要薄于灰质区,因为白质区灌注低于灰质区。由于壁薄,中间区域可发现子病变(脑室断裂),T_2加权像壁呈低信号,内壁通常光滑,如果用激素治疗,囊壁形成可能较晚;④继发于脑室内传播的脑室炎:脑脊液密度增加(蛋白含量增高),室管膜强化,可引起脑室内分隔和脑积水。

二、真菌感染

1.病因

(1)免疫活性病人:球孢子菌病,组织胞质菌病,牙生菌病等。

(2)免疫抑制病人(艾滋病,化疗,激素,移植后病人)。

(3)诺卡菌病,曲霉菌病,念珠菌病,隐球菌病,毛霉菌病。

2.影像学表现

(1)基底部脑膜炎:基底部脑膜强化(类似结核)。

(2)脓肿:早期,肉芽肿;晚期,脓肿伴环形强化,中心坏死。

(3)诊断参考:①真菌感染:血管侵犯所致出血性梗死,常合并鼻旁窦疾患,且由后者蔓延侵及 CNS,T_2 呈等或低信号肿块样病变;②毛霉菌病:不易与真菌感染区分;③球孢子菌病:不易与结核区分;④隐球菌病:基底节区的囊样病变(继发于蔓延至 Virchow-Robin 间隙的假囊肿)。

三、寄生虫感染

脑囊虫病:由猪绦虫所致。食入污染的水或猪肉,食入的虫卵进入小肠,随血行播散进入肌肉、脑和眼组织,囊内幼虫最终死亡,导致炎症(可强化)和钙化。75%的病人累及中枢神经系统。最常表现为癫痫发作。

治疗:吡喹酮类、丙硫咪唑类;梗阻性脑积水者行脑室腹膜引流术。

1.病变发展转归

(1)无强化囊肿(活的幼虫)。

(2)环状强化病变:死亡幼虫所致炎症反应。

(3)钙化:陈旧病变。

2.影像学表现

(1)典型囊肿表现:多发囊性水样密度病变,幼虫(头节)在 T_2WI 像可呈不同信号强度,环状强化(幼虫死亡时所致炎性反应)。

(2)好发部位:脑实质内(最常见),脑室内(会致梗阻),蛛网膜下隙。

(3)其他:脑积水,慢性脑膜炎,骨骼肌钙化。

四、病毒感染

(一)单纯疱疹病毒脑炎(HSV)

1.按疱疹病毒分为 2 型

(1)HSV-2 型,生殖器疱疹:新生儿 TORCH 感染;分娩时感染;生后数周出现;表现为弥漫性脑炎(非灶性)。

(2)HSV-1 型,口腔疱疹:儿童和成人;通常由潜伏在三叉神经节的病毒再次感染;精神状态改变;突然起病;侵犯边缘系统;通常双侧发病,但不对称。

2.影像学表现

(1)早期 CT、MRI 无异常。

(2)首选 MRI,最早可于起病 2～3 天发现病变。

(3)分布:边缘系统、颞叶高于扣带回、额叶下部。

(4)急性期表现脑回水肿(T_1 低信号/T_2 高信号)。

(5)亚急性期:水肿较前明显;双侧不对称受累;脑回样强化,常见出血。

(二)先天性感染

先天 CNS 感染可致脑发育畸形,组织破坏和(或)营养不良性钙化。CNS 征象可以由特异性病原直接造成,或影响胎儿发育所致。

1.病原学

(1)TORCH:弓形体(第二常见);风疹病毒;巨细胞病毒(最常见)(CMV);单纯疱疹病毒。

(2)其他:HIV;梅毒;水痘病毒。

2.影像学表现(图 1-6-1)

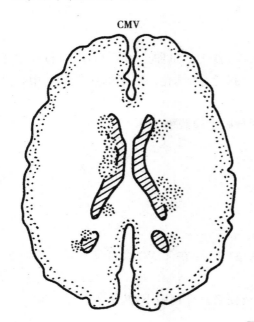
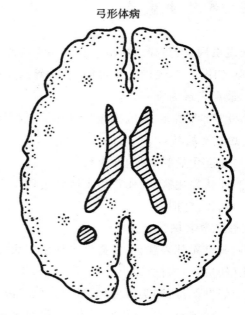

CMV　　　　　　　　　　　　弓形体病

图 1-6-1

(1)巨细胞病毒:脑室周围钙化;神经元移行异常尤其多见,表现为多小脑回。

(2)先天性弓形虫:基底节和脑室周围钙化(弥漫);脑积水;脉络膜视网膜炎。

(3)风疹病毒:小头畸形;基底节和脑实质钙化。

(4)HSV-2:多灶性灰白质受累;出血性梗死。

(5)先天性 HIV 感染(原发性 HIV 脑炎):弥漫性萎缩;1 年后基底节可见钙化。

(三)艾滋病(AIDS)

HIV 是一亲神经病毒,直接侵犯 CNS,为 TORCH 最常见 CNS 病原。

HIV 相关感染包括:HIV 脑病(最常见);弓形虫感染:造成最常见的 CNS 机会感染;隐球菌病;进行性多灶性脑白质病;结核;梅毒;水痘;巨细胞病毒。

(四)HIV 脑病

继发于 HIV 病毒感染的进行性、皮层下痴呆。最终可见于 60% 的 AIDS 病人。

影像学表现(图 1-6-1):脑萎缩最常见;额叶、枕叶和脑室周围白质 T_2WI 高信号病灶(神经胶质增生,脱髓鞘);白质病灶无强化。

(五)弓形虫感染

弓形体病为最常见的 AIDS 病人 CNS 感染,由弓形虫所致(宿主为猫)。

1.分类

(1)先天性:脑膜炎,脑积水,钙化,脑软化,萎缩;脉络膜视网膜炎。

(2)免疫力正常的成人:系统感染合并淋巴结肿大、发热;CNS 不受累及(与 AIDS 相反)。

（3）免疫力低下的病人：暴发 CNS 感染，易发于基底节和皮髓质交界。

2.影像学表现

（1）单发或多发环状强化病灶并周围明显水肿。

（2）常见靶样病灶。

（3）治疗后病灶可钙化或出血。

（4）主要与 CNS 淋巴瘤鉴别：位于脑室周围并向室管膜下蔓延的病灶倾向于淋巴瘤；经验性抗病原治疗病灶的变化有助于二者鉴别。

（5）SPECT 显像：淋巴瘤表现为热灶，而弓形体病表现为冷灶。

（六）隐球菌病

表现为脑膜炎（较常见）和实质内病灶。最常见脑实质内病灶表现为基底节、中脑多发强化程度不同的 T_2WI 高信号灶（隐球菌脑炎）。

（七）进行性多灶性脑白质病（PML）

为 Takob-Creutzfeldt 乳头多瘤空病毒感染所致脱髓鞘疾病。再生的病毒感染并破坏少突胶质细胞。

影像学表现：半卵圆中心后部为其最好发部位；双侧发病，不对称；始于皮质下脑白质，蔓及深部白质；T_2WI 高信号（顶枕叶）；无强化（与感染和肿瘤的主要鉴别点）；可跨越胼胝体；无占位效应。

巨细胞病毒性脑炎，影像学表现不易与 HIV 鉴别。

第二章　呼吸系统影像

第一节　慢性阻塞性肺疾病

慢性阻塞性肺疾病(COPD)是一组临床常见具有气流受限特征的肺部疾病,气流受限不完全可逆,呈进行性发展,但是可以预防和治疗。

一、病理与临床

COPD确切病因不明,与香烟烟雾等有害气体或有害颗粒所致炎症反应有关,这些反应存在个体遗传易感因素以及环境因素的互相作用。COPD特征性的病理改变主要为慢性支气管炎及肺气肿,表现为气腔狭窄,小叶中央型肺气肿,并随着病情发展,可弥漫分布于全肺,并有肺毛细血管床的破坏;肺血管壁增厚;晚期继发肺心病。

临床起病缓慢,病程较长。主要症状:慢性咳嗽、咳痰、气短或呼吸困难、喘息和胸闷及其他如体重下降、食欲减退、外周肌肉萎缩和功能障碍、精神抑郁和(或)焦虑等。肺功能检查是判断气流受限的客观指标,其重复性好,对COPD的诊断、严重程度评价、疾病进展、预后及治疗反应等均有重要意义。

二、影像表现

1.X线表现　①早期X线胸片无明显变化。以后出现肺纹理增多、紊乱等非特征性改变。②X线的主要特征是肺气肿表现,桶状胸,肋骨走向变平,肺野透亮度增高,横膈位置低平。③心脏悬垂狭长,肺门血管纹理呈残根状,肺野外周血管纹理纤细稀少等。④并发肺动脉高压和肺源性心脏病时,除右心增大的X线征外,还可有肺动脉圆锥膨隆,肺门血管影扩大及右下肺动脉增宽等。

2.CT表现

(1)刀鞘状气管:气管横断面图像呈现矢状径明显增大而冠状径变小,冠状径与矢状径之比在0.5以下。此症并无特意性,亦可见于其他慢性阻塞性肺疾患,是由于长期肺气肿胸腔内压力增高、气管两侧壁受挤压所致。故见于胸段气管。

(2)支气管壁改变：①支气管壁增厚：支气管壁增厚，管腔不同程度的狭窄或扩张，多见于两肺下部的中、小支气管，以 HRCT 显示较好。炎性增厚的支气管壁表现为支气管走行部位相互平行的线状影，即轨道征，横轴面呈环状。②支气管壁溃疡和憩室：急性期患者支气管壁可出现溃疡和憩室，CT 表现为支气管壁不光整或局限性内陷。③"马赛克灌注"现象：支气管病变引起支气管狭窄、阻塞造成局部空气潴留、通气不良及反射性低灌注；在这种情况下血液再分配到通气正常的区域内。HRCT 上出现不规则的补丁状或地图状的通气正常、灌注较多肺密度增高区和通气不良、空气潴留和灌注较少减低区，后者可见异常支气管及肺动脉不变小，呈现为"马赛克灌注"现象。④肺气肿：主要是小叶中心型肺气肿，表现为无壁的异常低密度区。HRCT 上轻至中度小叶中心型肺气肿的特征性表现是直径几毫米的小圆形低密：度区，无可见壁，聚集在小叶中心附近；重度肺气肿时破坏区融合，病灶在小叶中心分布，由于周围缺乏正常肺作为密度对比，不能从 HRCT 上辨认。此时，血管纹理稀疏成了小叶中心型肺气肿的另一种 CT 征象。

COPD 的 X 线胸片和 CT 表现都不是特异性的，它们可见于各种阻塞性小气道病变当中。COPD 的诊断更多依赖于临床及肺功能检查。

三、鉴别诊断

COPD 应与支气管哮喘、支气管扩张症、充血性心力衰竭等鉴别，与支气管哮喘的鉴别有时存在一定困难。哮喘多在儿童或青少年期起病，症状起伏大，常伴过敏体质、过敏性鼻炎和（或）湿疹等，部分患者有哮喘家族史，鉴别时应根据临床及实验室所见全面分析，必要时做支气管舒张试验和（或）PEF 昼夜变异率来进行鉴别。在少部分患者中这两种疾病可以重叠存在。

第二节　支气管扩张症

一、病理与临床

支气管扩张症是支气管腔的异常增宽。先天性支气管扩张是由于支气管管壁弹力纤维不足或软骨发育不全所致。后天性原因为感染、阻塞和牵引，多继发于肺化脓性炎症、肺不张、肺纤维化。根据扩张形态，可分柱状型、囊状型和曲张型。临床上患者常出现咳嗽、咯痰和咯血等症状。

二、影像表现

常规 X 线平片可无异常表现或征象不典型。主要表现：①肺纹理增多、增粗、紊乱，呈网状或卷发状（图 2-2-1）。②囊状或蜂窝状透亮影为特征性表现，常见于肺野内中带下部。③继发感染时出现肺内炎性片状渗出病灶。④局限性肺不张、支气管扩张和肺不张可互为因果，同时存在。

　　支气管造影能直接显示扩张支气管影(图 2-2-2),但目前已被 CT 替代。柱状型支气管扩张 CT 表现为支气管内腔增宽,为环状或管状影像,呈现"轨道征"(图 2-2-3a、b),可有管壁增厚,可与伴行的肺动脉共同形成"印戒征"(图 2-2-3c)。囊状型支气管扩张表现为支气管远端囊状膨大,成簇的囊状扩张形成葡萄串状阴影(图 2-2-3d),合并感染时囊内可出现液平。

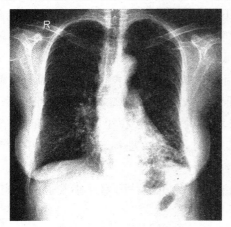

图 2-2-1　左下肺支气管扩张

正位 X 线胸片,显示左下肺肺纹理紊乱,呈卷发样改变

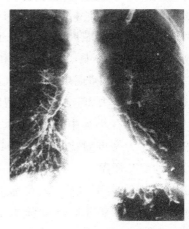

图 2-2-2　左下叶支气管柱状和囊状扩张

两侧支气管造影,正位摄片,显示左下叶支气管呈柱状和囊状扩张

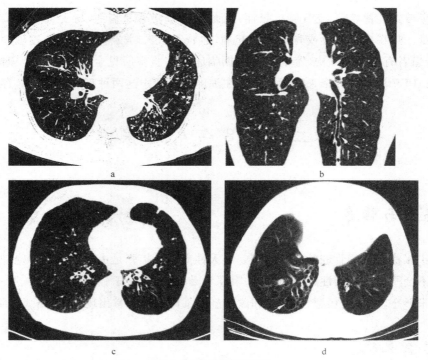

图 2-2-3　支气管扩张

　　胸部 CT 平扫,肺窗横断面(a)和冠状面(b),左肺下叶支气管柱状扩张,呈"轨道征"(箭)。横断面(c)两肺下叶支气管扩张,与伴行的肺动脉共同形成"印戒征"(箭),横断面(d)显示右下肺囊状扩张支气管影,内含气体(箭)

三、鉴别诊断

支气管扩张症主要需与支气管囊肿、肺大疱鉴别。支气管囊肿多为单发囊性病灶,多位于肺门部,一般不与支气管相通。肺大疱是末梢细支气管和肺泡的病理性扩大,因此多见于慢性肺间质病变患者,位于肺边缘,壁菲薄,很少见到液平,和支气管常不相通。

第三节　慢性肺部疾病

一、原发疾病

(一)特发性肺纤维化(IPF)

逐步进展的炎症,纤维组织生成和不明原因的肺损坏(毁损肺)。亦称为普通型间质性肺炎(UIP,病理称谓)、隐匿性纤维化肺泡炎(CFA,英国称谓)。

哈曼-李查综合征是一种急性、快速致命性的原发性肺纤维变性中的一种(IPF)又称为慢性哈曼-李查综合征。

1.预后　平均生存期 4 年(范围在 0.4～20 年),肺组织活检有助于确诊。

2.治疗　50%的患者类固醇治疗有效,细胞毒性药物。

3.临床表现　杵状指,60%;无咳嗽,50%;呼吸困难;消瘦,40%。

4.病理学　病理学改变无特异性,可发生各种各样的继发性组织改变。例如,血管胶原性疾病、药物反应、尘肺症。

Liebow's 分类

(1)UIP:炎性细胞肺泡纤维化。

(2)DIP(脱屑性间质性肺炎):肺泡内充满巨噬细胞。

(3)GIP(大细胞性间质性肺炎):暴露于钴和钨放射性元素,麻疹。

(4)BIP(细支气管闭塞性间质性肺炎)。

(5)LIP(淋巴性间质性肺炎):进展为淋巴瘤<20%、AIDS、病毒性肺炎、索格伦病、类风湿性关节炎、系统性红斑狼疮。一种原发性 LIP,被称为假淋巴瘤,因为从组织学上聚集形成淋巴瘤,很少进一步发展。

5.影像学表现

(1)分布:首发于下肺叶,累及下部周围胸膜。

(2)HRCT 表现(图 2-3-1):①早期毛玻璃样改变。②晚期:下肺叶网格样改变明显。③末期:网状改变。④牵拉支气管扩张,表明有纤维化。

(3)其他:①肺容量减少(纤维化);②肺心病(纤维化)30%;③少见表现:胸膜肥厚,5%;气胸,5%;积液,5%。

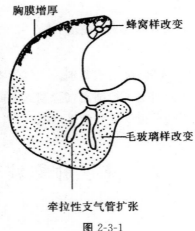

图 2-3-1

（二）结节病

病因不明的全身性肉芽肿性疾病（肺 90％＞皮肤 25％＞眼 20％＞肝脾肿大 15％＞CNS 5％＞唾液腺＞关节＞心脏）。

1.临床表现　黑人发病率是白人的 10～20 倍,30％无症状。

2.治疗　类固醇。

3.预后　单纯淋巴结肿大大部分是良性,75％在 3 年内恢复到正常;10％进一步扩大,15％进展到 2～3 期。

肺实质病变:20％进展为肺纤维化。

4.诊断组织活检　①支气管和经支气管活检(敏感度 90％);②肺活检(敏感度 100％);③淋巴结、腮腺或鼻黏膜活检(敏感度 95％);④纵隔镜检查(敏感度 95％)。

克怀梅实验(敏感度 70％～90％)存在的问题:不能得到有效组织悬液(取自感染患者脾组织),疾病末期缺乏活性,恢复活力前推 4～6 周。

5.影像学表现(图 2-3-2)

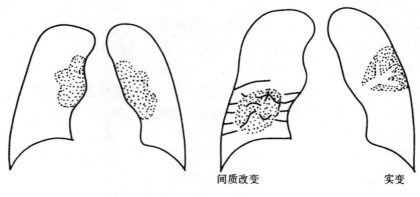

间质改变　　　　实变

图 2-3-2

(1)分期(Silzbaeh 分类):

0 期:初期正常平片,10％。

1 期:淋巴结肿大,50％。对称性淋巴结肿大、钙化,5％。

2 期:淋巴结肿大伴有肺透光度下降,30%。

网状内皮结节样改变;腺泡融合引起肺实变;大结节＞1cm(2%)。

3 期:不伴有淋巴结肿大的肺实变,10%。

4 期:肺纤维化,上叶伴有肺大泡。

(2)其他少见的平片表现:①胸膜渗出,10%。②单侧淋巴结肿大,1%～3%。③淋巴结卵圆形钙化灶。④3 期的并发症:气胸(囊肿、肺大泡)。⑤赘生物伴有细菌,呈分叶状,或部分塌陷造成支气管狭窄。

(3)CT 表现:①肺实质:结节(90%)沿着淋巴引流分布;线型,50%;毛玻璃样变,25%;下胸膜肥厚,25%;肺大泡,15%。②淋巴结:淋巴结肿大,80%。③支气管:管壁异常,65%;管腔异常,25%;支气管扩张,10%。④末期:上肺叶纤维化,肺大泡,支气管扩张。

二、淋巴组织异常增生症

以肺间质和纵隔或肺门淋巴结内的淋巴细胞和浆细胞增生为特征,与抗原刺激支气管相关淋巴组织有关。

(一)异常结节

卡索氏病(见纵隔内团块),传染性单核细胞增多症,血管性免疫母细胞性淋巴结肿大:药物过敏。

(二)肺实质的异常

浆细胞性肉芽肿(炎性假瘤、组织细胞瘤),假性淋巴瘤,淋巴性间质性肺炎,淋巴性肉芽肿。

(三)常见病

1.浆细胞性肉芽肿　梭形细胞,浆细胞,淋巴细胞和组织细胞局限性增生,类似肺部肿瘤,好发年龄小于治疗:切除。影像学表现:单发肺肿块 1～12cm,不生长或生长非常缓慢,空洞和钙化不常见。

2.淋巴管平滑肌瘤病(LAM)(图 2-3-3)

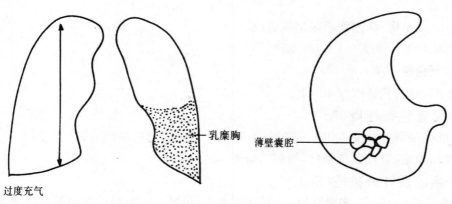

过度充气　　　乳糜胸　　　薄壁囊腔

图 2-3-3

肺、胸廓和腹部淋巴管的平滑肌细胞的增生,病因不明,非常罕见。

临床表现:自发气胸、乳糜胸,咳血,慢性进行性呼吸困难的年轻女性。10年生存率为75%,类似损害也可以在结节性硬化中出现(怀疑LAM是结节性硬化的一种形式)。肺外LAM少见。

(1)平片或HRCT(高分辨CT):①多发的小囊肿90%,通常为5～10mm,囊壁薄,被正常肺组织包绕;②复发气胸70%;③乳糜胸25%;④平片:过度膨胀不规则的浑浊的小囊。

(2)淋巴管X线造影表现:①多个平面淋巴流动梗阻;②淋巴管扩张;③淋巴管数量增多。

3.结节性硬化　特征性损害如淋巴管平滑肌瘤病(LAM)。

三、血管胶原性疾病

血管胶原性疾病在肺内发病机理:免疫反应-炎症(间质肉芽肿)-血管炎-梗阻(呼吸困难急促、肺动脉高压等)。

要点:通常发生在肺下叶(血流丰富),大动脉炎(例如动脉周围结节)导致肺动脉高压。最重要的并发症是感染(继发于药物免疫抑制)。

(一)类风湿性关节炎(RA)

1.与类风湿性关节炎有关的胸膜与肺部疾病

(1)类风湿肺结节20%(坏死):①通常多发;②结节大小变化非常快或彻底消失;③皮肤结节和肺结节相关连。

(2)胸膜渗出和胸膜炎:①临床表现:胸膜炎是类风湿最特征的肺表现;②大多数患者有双侧胸膜渗出;③男性比较常见。

(3)Caplan's综合征:类风湿肺结节病与尘肺病有关。

(4)肺泡纤维化。

(5)细支气管狭窄。

(6)淋巴组织增生。

(7)肺动脉高压。

2.影像学表现

(1)Bibasilar病:肺泡浑浊是早期表现。

(2)网格状不透光区(结节)常见。

(3)累及胸膜20%。

(4)末期:蜂窝状肺改变PAH。

(二)强直性脊柱炎(AS)

肺纤维性及囊性改变占1%～10%;上肺叶纤维化、瘢痕、浸润、气道囊变;并发症:结核和霉菌病;伴随表现:脊柱韧带骨化,骶髂关节炎,心肌病。

(三)系统性红斑狼疮(SLE)

1.胸膜异常(25%)　胸膜肥厚;反复胸膜渗出;胸膜炎的发病机理类似多浆膜炎影响关节的发病机理;渗出液中葡萄糖的水平是正常的(类风湿性关节炎渗出液葡萄糖升高)。

2.肺部疾病 累及范围大,但是一般的表现是急性狼疮性肺炎。

肺泡浑浊,可进展到急性呼吸窘迫综合征(ARDS);肺泡纤维化,罕见;膈肌上抬,导致肺基底部膨胀不全(可能由膈肌功能障碍引起)。

(四)其他血管胶原性疾病伴随的肺表现

进行性全身性硬化(PSS),两种形式:

1.伴有硬皮病。

2.伴有 CREST(钙化,雷诺病,食道僵硬,硬皮病,毛细血管扩张症)。

四、血管炎和肉芽肿病

Wegener 肉芽肿:全身性肉芽肿进展,会破坏肺、上呼吸道、肾(肾小球坏死性肾炎)内的血管。Ⅳ型变态反应所致。

影像学表现:多个带有空洞的结节(常见);肺基底部间质内网状不透光区(最早期表现);弥漫性不透光区,是由于肺膨胀不全:支气管狭窄,融合的结节和肿块,肺出血,重复感染。

其他表现:胸膜渗出,25%;淋巴结肿大(罕见)。

五、其他慢性病

(一)嗜酸性细胞肉芽肿(郎罕细胞增多症)

郎罕细胞增多症由 3 种症候群组成:

勒-雪氏症:急性播散形式。

韩-薛-柯氏症:慢性播散形式。

嗜酸性细胞肉芽肿:单发骨破坏,肺窦质内小囊,3～10mm 肺结节,肺尖部网状改变,气胸30%。

(二)特发性肺出血(IPH)

反复肺出血可导致肺间质纤维化,发病年龄通常<10 岁。

影像学表现:弥漫性肺纹理增多(类似 Good-Pasture 综合征);Hiler 淋巴肿。

(三)淀粉样变

IgM 轻链的蛋白细胞外沉积。

1.分类

(1)原发淀粉样变:心、肺(70%),皮肤、舌、神经。

(2)淀粉样变与多发骨髓瘤有关(腕管综合征常见)。

(3)继发性淀粉样变(肝、脾、肾):慢性感染、炎症、赘生物。

(4)家族遗传性淀粉样变(地中海热,其他综合征)。

(5)单发器官淀粉样变性。

(6)老年性。

2.影像学表现 淋巴结肿大和钙化常见;平片表现无特异性,多发结节或弥漫线样分隔;

弥漫或局部性的肺改变;确诊需活检。

(四)神经纤维瘤病

20%的患者累及肺:进行性肺纤维化,上肺叶和胸壁细胞外纤维化,胸壁和纵隔神经纤维瘤,胸内脊膜膨出,肋骨变形。

(五)肺泡微石症

肺泡内的细小碎石,原因不明,罕见。

影像学表现:沙样细小钙化,双侧对称性发病,骨扫描时肺显像活跃。

(六)肺泡蛋白质沉着症

肺泡内的Ⅱ型肺细胞表面聚集着丰富的蛋白酶、脂类物质。发病机理不明(可能与淋巴瘤或急性硅尘尘肺有关)。

临床表现:多痰。

诊断:活检,电子显微镜下在痰内找到肺泡磷脂。

预后:35%完全治愈,35%无进展,35%致命。相关:诺卡菌病、隐球菌病、淋巴瘤。治疗:蛋白酶雾化吸入,支气管镜下灌洗盐液10~20L(可选疗法)。影像学表现:双侧对称性气腔病变(蝴蝶斑);腺泡可融合(肺实变);CT:多发局灶性,全小叶,毛玻璃,气道间隙匍匐样增厚;其他:反复机会感染。

(七)药物引起肺部疾病

大量治疗性药物可引起肺部毒性损伤,表现无特异性。

最常见的异常是:

1.肺间质弥散性不透光区　细胞毒性药物:氯基甲基叶酸,卡氮芥,环磷酰胺;金盐。

2.肺结节(不常见)　环孢霉素,脂溶阿司匹林。

3.局灶性(气道气腔病变)　巨噬细胞溶酶体内聚集、高碘致受累肺CT值升高。

4.弥漫性气道气腔病变(肺水肿、出血)

(1)细胞毒性药物:阿拉伯胶糖嘧啶,白介素-2,OKT3。

(2)三环抗抑郁药。

(3)水杨酸盐。

(4)青霉胺。

(5)抑凝血药物。

5.淋巴结肿大

(1)苯妥英钠(内酰脲酸二苯钠)。

(2)细胞毒性药物:环孢霉素,氨基甲基叶酸。

6.胸膜渗出

(1)药物引起的系统性红斑狼疮。

(2)溴克利特丁。

(3)酒石麦角胺。

第四节 吸入性肺部疾病

一、尘肺病

尘肺病是由于吸入的无机颗粒物沉积在肺部并使肺呼吸道失去正常的生理功能的疾病。

良性尘肺病:没有症状或轻微症状(未纤维化)时,X线能够显示异常。锡-锡尘肺,钡-钡尘肺,铁-铁尘肺。

能导致肺纤维化的尘肺(有症状表现):硅→硅肺病,石棉→石棉肺,煤矿工尘肺病。

(一)国际劳工组织(ILO)分类(图 2-4-1)

所有肺尘病从产生少量小结节到后期肺病都具有类似 X 线表现特征。

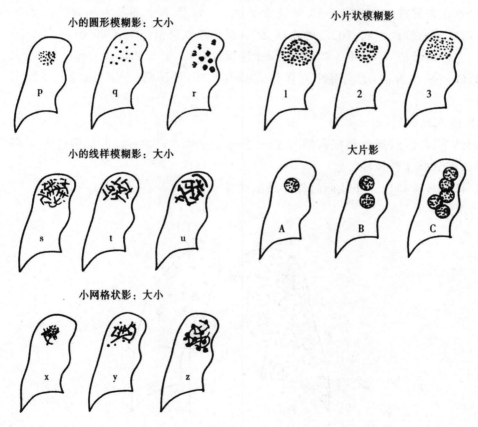

图 2-4-1

较小斑块:大小,结节:p=<1.5mm,q=<3mm,r=>3~10mm;网状:s=细小,t=中等,u=粗糙;网状结节:x=细小,y=中等,z=粗糙(非 KO 分类)。

位置(肺叶):肺中上部或稍下部。

级数(聚集程度):1级=少量结节,2级=肺纹理仍可见,3级=肺纹理模糊。

大面积斑块:大小,A=<5cm,B=半肺或上部肺叶受累,C=大于半肺或上部肺叶受累。

其他特征:胸膜增厚,片状;胸膜钙化,弥散。

(二)硅肺病

致病源是来自石英、方石英、鳞石英中的二氧化硅(SiO_2)。硅肺病严重程度与吸入物总量有关,因较大颗粒能被上呼吸道清除,所以吸入物颗粒直径小于 $5\mu m$。治疗:隔绝含硅尘空气。硅肺病不同于煤矿工尘肺,停止接触硅尘后仍然可以发展。异烟肼预防。多为如下职业接触史(只有超过 20 年接触史中 5% 的患者能发展为复杂尘肺病):采矿(金、锡、铜、云母),采石(石英),喷沙。

1.病理　硅被肺吞噬细胞所吞噬,细胞毒素反应导致肉芽肿形成,肉芽肿发展为硅结节(直径为 2~3mm),肺组织纤维化与结节连接。

2.临床表现

(1)慢性硅肺病:①20~40 年接触史;②主要影响上部肺叶;③罕见发展成大面积纤维化。

(2)加速发展硅肺病:①5~15 年较重接触史。②影响中部及下部肺叶。③并发症:肺结核,25%;胶原血管性疾病,10%;硬皮病,RA;系统性红斑狼疮病;Caplan 综合征。

(3)急性硅肺病:①少于 3 年接触史;②爆发性过程;③肺结核,25%。

(4)Caplan 综合征:①风湿性关节炎;②肺部疾病:硅肺病(少见)或煤矿工肺病(多见),风湿结节。

3.X 线表现特征(图 2-4-2)

(1)结节样改变(通常特征):结节 1~10mm;钙化结节,20%;上部肺叶>下部肺叶;合并结节导致部分肺实质模糊。

(2)网格样变可以先于或同时伴随结节样变。

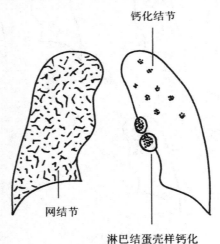

图 2-4-2

(3)肺门增大:普通;蛋壳样钙化,5%。

(4)进一步发展为大面积纤维化(PMF):结节合并增厚(>1cm),后期肺上叶出现块状影,通常双侧出现,肺门缩小。并发症:肿瘤,肺结核,感染。

(三)煤矿工人尘肺病(CWP)

尘肺病的发生与吸入的煤炭颗粒种类有关:无烟煤(尘肺病发生几率占 50%)>含沥青煤尘>褐煤(10%)。病理:煤炭颗粒聚集在细支气管内。X 线表现:①X 线表现与硅肺病表现无区别;②单纯(出现网状结节)尘肺病:多发于中上肺叶,结节大小 1~5mm,结节周围有中心性气肿;③复杂尘肺病伴有渐发展的大面积纤维化:通常由简单煤尘肺病发展而来,病灶直径>1cm。

(四)石棉肺(图 2-4-3)

吸入石棉粉尘导致的一系列胸部疾病表现。胸膜:①胸膜斑块(胶原质透明样变);②弥散性增厚,③轻度胸腔积液;④胸膜钙化。肺:①纤维空洞(石棉沉滞症);②肺膨胀不全;③纤维聚集。恶变:①恶性间皮瘤;②支气管癌变;③咽喉癌变,④胃肠道恶变。纤维致病程度:青石棉(南非)>贵橄榄石(加拿大)。

风险职业:①建筑、拆迁工人;②绝缘材料生产工人;③管道安装工、造船工人;④石棉矿工。

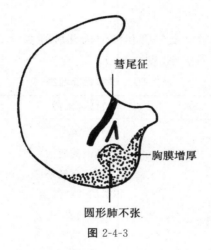

图 2-4-3

1.与石棉相关的胸膜疾病

(1)局部胸膜斑:胸膜壁层胶原质透明样变。

部分胸膜增厚:①胸膜斑不具有正常胸膜功能;②石棉接触者多具有共同表现特征;③好发部位:侧方胸后外侧中、稍下部;④只有 15% 的胸膜斑胸部平片可见。

弥漫性胸膜增厚:①较局部胸膜斑发生几率少;②与局部胸膜斑不同的是,弥漫性胸膜增厚可以引起呼吸症状;③叶间裂增厚;④可能导致肺膨胀不全。

(2)胸膜钙化:①胸膜钙化;②胸膜斑中心可形成钙化;③包含未被包裹的石棉纤维但未形成石棉小体;④通常是超过 20 年发病史。

(3)良性胸腔积液:与石棉相关疾病的早期症状,是无菌渗出液,诊断应区别其他以下胸膜积液:①恶性间皮瘤;②支气管癌;③肺结核。

(4)圆形肺不张:圆形肺膨胀不全伴有胸膜增厚。但是圆形肺膨胀不全不是石棉肺特有的,凡胸膜增厚和石棉肺患者都具有此征象。大多位于肺后下部。

X线表现：①肺外围圆形团块；②胸膜增厚(与石棉有关的疾病)；③团块周边高密度；④团块不会完全被肺组织包绕；⑤肺膨胀不全部分与胸膜成锐角；⑥彗尾征：支气管和血管向团块聚拢；⑦部分肺组织消失：被裂隙取代。

2.石棉肺

(1)特指由石棉引起的肺部纤维空洞。

(2)X线表现类似于IPF：①网状、线状；②首先发于胸膜下；③从底部向顶端发展；④后期出现蜂窝样变；⑤无肺门淋巴结肿大。

3.与石棉有关疾病的恶变　7000倍增加为间皮瘤(一生中患病风险10%,潜伏期>30年),7倍为支气管癌,3倍为消化道瘤。

二、免疫反应引起的肺部疾病

肺部过敏反应能导致四类疾病：肉芽肿性炎,过敏性肺炎,慢性铍肺病；肺嗜酸性细胞增多(PIE)；哮喘；肺出血肾炎综合征。

(一)局部过敏性肺炎

吸入的有机颗粒可引起过敏性支气管和肺泡肉芽肿性炎症。Ⅲ型和Ⅳ型变态反应所致。常见抗原有真菌孢子和鸟类相关抗原(表2-4-1)。

表 2-4-1　过敏性肺泡炎

疾病	致敏物来源	抗原
农民肺	霉烂干草	小多孢菌属
鸟类饲养者肺(鸽子、鹦鹉)	鸟类粪便	鸟类血清蛋白
加湿器者肺	受污染的空气环境	嗜热性放线菌
甘蔗渣尘肺	霉烂的甘蔗渣尘	高温放线菌属
麦场工人肺	霉烂的麦芽	曲霉菌糖
枫树剥皮工人肺	霉烂的枫树皮	结晶体外层
采蘑菇工人肺	蘑菇孢子	嗜热性放线菌

X线表现：急性,可逆性改变：①弥散的毛玻璃样变；②网状结节裂隙样变；③混合斑片状。慢性,不可逆改变：①逐渐发展为空洞纤维化(多发于上部肺叶)；②肺动脉高压。

(二)慢性铍病

T-淋巴细胞依赖性肉芽肿,是由吸入带有铍的灰尘颗粒而引起的。现罕见此类疾病。

X线表现如下。

与结节病有许多相同之处：①网状结节,纤维化；②双侧肺门淋巴结肿大。

铍肺病与结节病的区别：①铍接触史；②阳性铍转换实验；③肺和淋巴结的持续性铍聚集增多；④Kveim试验呈阳性。

(三)肺嗜酸性细胞增多浸润

以游走性肺内斑块和嗜酸细胞增多为特征的疾病群。

1.吕弗勒综合征(特发性)　良性游走性肺内斑块；体征少,自限性；少见。

2.慢性嗜酸性细胞性肺炎(特发性)　重症、慢性肺炎,主要为外周性斑块。

3.病因明确的肺炎

(1)变态反应性支气管肺炎(1型+2型过敏性肺炎):曲霉菌引起的变态反应性支气管肺炎是最常见的类型。少见类型:念珠菌属。

(2)蠕虫感染(结节性斑块、极高的嗜酸性细胞含量、高 IgE):蛔虫,血吸虫病(50%有肺部浸润),弓蛔虫,微丝蚴。

(3)药物:青霉素、四环素、磺胺,水杨酸盐。氯磺丙脲、丙咪嗪、硝基呋喃妥英(引起慢性嗜酸性细胞性肺炎进展到肺纤维化)。

(四)肺出血肾炎综合征

症状:咳血,肾衰。

诊断:抗基底膜抗体,荧光免疫法抗体检测,肾活检。

X 线表现:①肺出血:有支气管气像的肺实变;②1～2 周后肺瘀血清除;③反复出血导致铁沉积和肺纤维化,最终导致网状空洞样变;④肾脏改变。

三、毒素介导的间质性肺炎/纤维化

(一)肺毒性药物

化疗药:博来霉素(争光霉素),卡氮芥,环磷酰胺,甲氨蝶呤(氨甲蝶呤、氨甲叶酸),甲基苄肼(甲苄肼)。

其他药物:乙胺碘呋酮(胺碘酮),呋喃妥英(呋喃咀啶),金制剂,氨甲酰氮革(酰胺咪嗪、卡巴咪嗪、痛痉宁、痛可宁、立痛定)。

(二)"地窖堆积物"病

由地窖堆积物产生 NO_2 引起。NO_2 在肺中生成硝酸引起肺水肿,并进一步导致支气管、肺实变;此病只发生在 9 月和 10 月,因为那时地窖开始贮藏东西;地窖内 NO_2 气体浓度应该 $< 5 \times 10^{-6}$。

第五节　肺损伤

一、外伤

四种损伤:①直接撞击;②突然减速(交通事故):固定器官组织(如脊柱旁组织)与可移动组织器官(如肺)急剧扭转;③肺泡破裂:在液气界面发生的大幅度冲击导致局部肺泡及其支撑组织破裂;④挫伤:冲击波后的低压导致肺泡过度膨胀。

其他胸部外伤包括:①外伤后吸入物;②吸入物伤害;③毛细血管渗透作用增强:脂肪栓子、失血性休克、神经源性肺水肿。

要点:①肺部外伤后的2~3h内在影像学和临床上往往表现不出症状;②胸外损伤和潜在的肺损伤之间并没有确切的相关性;③影像学上的肺外伤的显示常常小于实际受伤程度。

二、气胸

1.常见病因

(1)手术引起:①穿刺活检,20%;②气压性创伤,20%。

(2)外伤:①肺破裂;②气管支气管破裂。

(3)囊性肺疾病:①肺大泡,好发于正常男性,30%反复发作;②肺气肿、哮喘;③卡氏肺囊虫肺炎(PCP);④蜂窝肺:末期蜂窝状空洞肺病;⑤淋巴管平滑肌瘤病(75%伴气胸);⑥嗜酸性细胞肉芽肿(20%伴气胸)。

(4)实质坏死:①肺脓肿,坏死性肺炎,脓毒血症性栓子,真菌病,肺结核;②空洞型肿瘤,成骨性肉瘤;③放射性坏死。

(5)其他:月经周期性:在经期反复自发性胸闷,与子宫内膜异位有关。

2.影像学表现

立位:①胸膜腔内气体透亮影,②胸膜白线可清晰显示,③肺活量减少。

仰卧位:深沟征(因气体的对比),前肋膈角锐利。

检测:①侧卧位(可疑患侧朝上,尽管常规下考虑到体液向下流动应采取患侧朝下的位置)能查到5ml气体;②立位呼气相平片;③CT较敏感。

气胸的体积可以估算出来,但是很少在实际中应用:

①平均长度(AD,cm)=(A+B+C)/3

②气胸体积百分比(占胸部体积?)=AD×10,例:

AD为1cm时,占胸部体积为10%

AD为4cm时,占胸部体积为40%

3.张力性气胸

在呼气和吸气时的"活瓣"作用导致胸膜腔的空气逐渐增多。一侧压力升高导致纵隔向对侧移位,最终影响到纵隔内大血管。

治疗方法:紧急胸腔插管。

X线表现:①肺过度膨胀,②膈肌下降,③纵隔、心脏向对侧移位。

4.胸腔内闭式引流治疗气胸

(1)海姆利克氏瓣膜管法(适于因活检穿刺造成的气胸):①入路:锁骨中线与2~4肋间相交处;②用注射器抽取空气50ml;③应用小型排气工具如海姆利克氏阀(一个气道)。在呼气时,促使气体排出。

(2)胸管置入术(适于所有气胸):①入路:在气胸面积最大处、其后方或侧方;②局部麻醉;③使用套管针置放12Fr导管;④将导管接到抽气泵;⑤若关闭导管后24h无气胸出现,可撤除导管。

三、挫伤

内皮损伤导致的出血进入肺间质和肺泡内。主要发生于肺相邻的实体组织器官(如肋骨、椎骨、心脏、肝脏等)。多出现在伤后 6～24 小时。

临床症状:50％发生咯血。

死亡率:15％～40％。

X 线表现:①出血和水肿造成肺透亮度减低;②CT 可显示支气管通气征,但支气管堵塞不能显示;③血肿通常在损伤 6～24h 后显示,7～10 天后吸收;④7～10 天后肺部透明度无改善,可由于以下原因:撕裂伤后血肿,吸入所致,医源性肺炎,肺膨胀不全,成人呼吸窘迫综合征(ARDS)。

四、肺撕裂伤

主要由锐利物体刺伤(肋骨骨折)、急剧减速、撕裂伤或内破裂伤所致。发病机理:线样裂口,随时间演变而渐变为圆形或卵圆形(肺实质膨出)。通常伴有咳血、胸膜和肺实质出血。支气管胸膜瘘是常见并发症。

五、脂肪栓塞

来源于骨髓的脂肪进入肺和体循环。当并发 ARDS 时脂肪栓塞死亡率很高。中枢神经往往受累。

影像学表现:①早期肺野清晰,突发性呼吸困难和多发骨折;②间质和肺泡内出血性水肿,影像表现多样;③脂肪栓塞导致影像表现为毛玻璃样变,发病 48h 后更为明显(延迟现象);④毛玻璃样影持续 3～7 天才能消失。

六、气管与支气管撕裂

死亡率高(30％)。要求尽早采用支气管镜检查以早期发现,以避免支气管狭窄。

2 种表现:①伤及右侧主支气管和左侧末梢支气管:胸腔引流不能减轻气胸;②伤及气管及左主支气管:纵隔和皮下气肿。

七、膈肌撕裂伤

90％发生在左侧。影像学表现:①液气平面或膈上见游离气体;②左侧膈肌抬高,有(或无)胃底或结肠疝;③纵隔向对侧移位;④鼻胃管移位;⑤冠状位 MRI 可显示疝。

八、其他胸部损伤

①主动脉损伤;②胸腔积血(血胸);③乳糜胸;④食道撕裂伤(胸入口、食管胃结合处);⑤心脏损伤;⑥骨折:肋骨、脊柱。

九、胸部术后

纵隔镜检查:并发症发生率,<2%。纵隔出血,气胸,声带麻痹(可逆性神经损伤)。

支气管镜检查:①伤及牙齿、呼吸道;②一过性肺浑浊,5%;③发烧,15%;④经支气管活检:气胸,15%;出血(>50ml),1%。

楔形切除术:①气瘘(常见),②挫伤,③肿瘤复发。

胸骨正中切开术并发症:并发症几率1%~5%。

纵隔出血,纵隔炎症(局灶性液体积聚),胸骨裂开,假性动脉瘤,膈神经麻痹,胸骨骨髓炎。

胸导管放置术:①Homner's综合征(压迫交感神经节);②假性主动脉弓动脉瘤。

(一)肺切除术

1.影像学表现

(1)4~7天内一侧胸腔2/3充满液体;连续拍片证明逐渐填充,且空气泡不再逐渐增大的征象是非常重要的;若气泡变大,则是支气管胸膜瘘的表现。

(2)纵隔逐渐移位,心脏朝向肺切除一侧移位。

(3)对侧肺常在肺尖部疝入肺叶切除侧。

2.肺叶切除术

(1)剩余肺叶膨胀填充;牵拉血管。

(2)纵隔轻微移位,单侧膈肌上抬。

3.部分切除术

(1)肺实质的重新排列罕见或没有。

(2)术后肺透亮度减低(出血、挫伤、水肿常见)。

4.肺切除后综合征　一种罕见的综合征,是指肺切除后由于纵隔过度牵拉和肺门结构的扭转导致的气道堵塞。主要发生在右肺切除后,或左肺切除术后右位主动脉弓存在。

影像学表现:

一是气道堵塞:①空气滞留:肺过度膨胀;②肺炎反复发作,支气管炎。

二是气管或支气管狭窄,支气管软化。

三是外科手术后改变:①对侧肺过度膨胀,②纵隔明显移位。

5.支气管胸膜瘘(BPF)　肺切除后发病率为2%~4%,瘘发生在支气管和胸膜间隙之间。随瘘的扩大,聚集在肺切除后的空间中的液体会流向对侧正常肺。

导致BPF的因素:①活动性炎症(如TB),坏死性感染;②支气管边缘的肿瘤;③支气管的血供较少;④术前放射性照射;⑤胸膜腔感染。

影像学表现：

平片：①持久或进展性气胸,②纵隔突发向健侧移位。

核医学：氙气渗漏。

胸腔 X 线造影术：①检查方法限于表现胸膜空洞的大小和与支气管的联系；②此外,薄层 CT 扫描可显示瘘的部位。

6.扭转　肺叶扭转：肺叶扭转是完全撕裂的表现。易发因素：肿块、胸膜液渗出,气胸,肺炎,外科手术切除下。肺韧带：罕见。①大部分发生于右肺中叶(RML)支气管蒂发生扭转；②导致静脉回流障碍,局部缺血坏死；③平片：不透光区随体位而变化。

7.心脏疝　罕见。死亡率50％～100％。大部分发生于右肺切除时而切开心包手术后。

影像学表现：①心脏转到右边；②通过心包囊的心脏疝,造成心包积气(气体主要来源于肺切除后的空间)；③切迹的存在；④心内导管扭曲；⑤心脏边缘出现"积雪征"。

(二)肺移植

因为左肺支气管比较长,所以从技术上讲,左肺移植较容易。

影像学表现如下：

1.再植入反应

(1)在 4～5 天内发生弥漫性的非心源性的肺泡内肺水肿,由肺移植后立即发生的毛细血管瘘引起。

(2)这种肺泡水肿持续一到几周时间。

2.排斥反应

(1)当影像学表现无异常时,急性排斥反应主要通过组织活检发现。

当影像上有表现时,主要有：弥漫性的支气管周围分布区的组织间炎症,胸膜增厚,胸腔积液,肺泡水肿。

(2)慢性排斥反应：细支气管阻塞性炎症,支气管扩张症。

3.感染(50％的病人发生)

(1)感染通常发生在供体肺,而不是受体肺,因为缺乏黏液纤毛的清除作用和(或)淋巴阻断所致。

(2)病原：假单胞菌和葡萄球菌多发于其他菌属,病毒、霉菌感染。

4.气道

(1)支气管吻合口漏是最常见的表现,通常表现为术后发生纵隔内出现气体或气胸产生,或二者同时发生。

(2)手术修补漏：网膜包绕吻合口,内镜下吻合。

(3)支气管结构需支架。

第三章　循环系统影像

第一节　冠心病

冠心病系冠状动脉粥样硬化性心脏病的简称,是指由于冠状动脉粥样硬化,使血管腔阻塞导致心肌缺血缺氧而引起的心脏病,它和冠状动脉功能性改变一起,统称为冠状动脉性心脏病,亦称缺血性心脏病。冠心病临床类型包括隐匿型冠心病、心绞痛型冠心病、心肌梗死型冠心病、心力衰竭和心律失常型冠心病及猝死型冠心病5种类型。5种类型的冠心病既能单独发生,也可合并出现,其中以心绞痛和心肌梗死型冠心病最为常见。

M型超声心动图及二维超声心动图对心脏和大血管的结构、形态、运动状态的异常具有较高的诊断价值;彩色多普勒超声心动图、经食管超声显像、血管内超声显像、心肌血流灌注等超声技术能进一步了解心脏和大血管的结构、形态变化、局部和整体功能,对冠心病的诊断及指导治疗有着重要的临床意义。

心肌缺血的原因主要是由于冠状动脉的粥样硬化限制了对心肌的血液供应;其次是由于冠状动脉的其他病变,如梅毒、炎症、栓塞、结缔组织病、创伤、先天性畸形等导致冠状动脉的阻塞而引起;少数患者也可因冠状动脉的痉挛而产生。

近年来,据临床病理研究证实,发生粥样硬化病变的血管管壁增厚,弹性减退,管腔狭窄或闭塞,相应区域的心肌血供减少或中断;心肌出现肿胀、变性,以致纤维和瘢痕形成,使室壁顺应性下降,严重者出现心室壁僵硬变形,运动减低,局部或整体收缩功能异常,远端缺血区的心肌可出现代偿性的运动增强。

病变可侵犯冠状动脉的1～3支,以左前降支多见,其次是右冠状动脉。病变部位好发于血管起始处,程度最严重。远端较少受累,程度亦较轻。

一、冠状动脉及其分支

(一)左冠状动脉

起自主动脉左冠状窦,经肺动脉与左心耳之间走行向前外,随即分为前降支和旋支。左冠状动脉由起始到分叉之间的一段称左主冠状动脉,长度约0.5～4.0mm。前降支又称为"猝死"动脉,沿前室间沟下行至心尖,向后反转围绕心尖,向上后至后室间沟与右冠状动脉的后降支吻合,其主要分支有对角支、前(室)间隔支、左圆锥支等。前降支主要分布于左心室前壁、室间隔大部及心尖等处。当前降支闭塞时出现左心室前壁心肌梗死,并涉及室间隔前部。左旋支沿冠状沟左行终止于心脏隔面,长短不一,其主要分支有钝缘支、左心房回旋支、后降支与房室结支。左旋支分布于左心室侧壁、后壁(下壁)和左心房,闭塞后可引起侧壁此后壁(下壁)心肌梗死。

(二)右冠状动脉

右冠状动脉自主动脉右冠状窦发出,经肺动脉干与右心耳之间进入冠状沟,向右下行,绕过心右缘至心脏隔面,沿后室间沟行向心尖,其主要分支有窦房结动脉、右圆锥动脉、右心室前支、右缘支、右心房中支、房室结动脉及后降支。右冠状动脉主要分布于右心房、右心室、室间隔后部及部分左心室后壁。当右冠状动脉阻塞时,可发生左心室后壁(下壁)及右心室心肌梗死,如果动脉的梗死部位在窦房结动脉发出之前,病变累及窦房结动脉,则引起窦房结动脉供血不足,可以产生窦性心动过缓、窦性停搏、窦房传导阻滞及各种心律失常。

二、冠状动脉的超声显像

(一)经胸超声检查

正常左冠状动脉起自主动脉根部短轴切面 3～4 点钟位置,内径 3～6mm,管壁厚 1.4～2.0mm,并可见主干分支为前降支和左旋支。将探查切面改变为左心室两腔切面并略作倾斜即可探及沿前室间沟下行的前降支中下段。

右冠状动脉开口在主动脉根部短轴切面 10～11 点位置,内径 2～4mm。将左心室两腔切面稍作旋转,即可显示左心室下壁与膈肌之间沿后室间沟下行的后降支中下段。

1.冠状动脉血流显像　由于冠状动脉走行多变,迂回曲折,真正成直线的节段很短,能与超声切面平行而被长距离探及者较少,因此,超声探查冠状动脉血流大多呈现或长或短的线段显示。在舒张期冠状动脉内血流显示最为清晰,频谱多普勒检测呈现双期灌注,以舒张期为主,也可见收缩期血流信号。若和收缩期冠状动脉内血流相比较,舒张期冠状动脉内血流持续时间长,峰值血流速度快,流速为 30～80cm/s,收缩期血流速度为 12～20m/s。收缩期冠状动脉内灌注的血流量约占心动周期搏出量的 1/3,舒张期占 2/3,血流方向由心底流向心尖。血管狭窄时彩色血流显示为偏心性不规则细流束,高速、明亮、彩色镶嵌,若动脉管腔完全闭塞,则彩色血流于阻塞部位及远端中断。当冠状动脉发生粥样硬化病变,病变段血管内超声显示受累动脉管壁增厚,回声增强、毛糙、僵硬、内膜不光滑或连续性消失。当管壁局部增厚大于 1.3～2.0mm 时,应视为早期粥样斑块形成。

2.探查要点

(1)必须看到两条平行光带开口于主动脉左冠状窦。

(2)必须追踪此平行光带出现为左、右分支,呈横置"Y"字型。据此两点,确认为左冠状动脉才比较可靠,因其周围也常见多条与之平行的带状回声,容易混淆。成人左冠状动脉显示率为 58％～99％,找到冠状动脉开口的成功率在成年人为 90％～99％,小儿达 100％。

3.左冠状动脉硬化的超声表现

(1)管状回声不规则,壁回声强而不均,若见钙化则更具诊断价值。

(2)管腔小于或等于3mm,管腔中断或无回声,间隙消失,或走行扭曲变形。

4.左冠状动脉分支 一般只能显示左前降支和左回旋支近端,而且显示成功率远低于主干,技术难度也较大,除小儿川崎病外,诊断价值也随之降低,

5.右冠状动脉 显示的切面与左主干相似,显示成功率高。一般在10～11点位置可找到右冠状动脉开口于右冠状窦,其显示长度可达3～4cm,左冠状动脉主干内径4～5mm。

(二)经食管超声检查

经食管超声检查不受肺气体影响,所用探头的频率较高,一般为5MHz,图像质量比经胸探查好,对冠状动脉的显示比彩色多普勒超声血流显示有明显的优点。

(三)血管内超声探查

血管内超声探查不但可观察管腔内的变化,而且可对管壁结构显示良好(此为X线血管造影所不能),并可通过多普勒对血流状况进行检测。但设备昂贵,检查费用也高,属有创性检查,也不能像血管造影那样使血管呈连续状态,处于探索阶段。

三、冠状动脉节段划分

为了判断心肌缺血的部位和范围,目前采用较多的是将心脏划分为16个节段,包括6个基底段、6个中间段和4个心尖段。这16个节段可用3个短轴切面和3个长轴切面来记录。3个短轴切面为二尖瓣水平短轴切面、乳头肌水平短轴切面和心尖水平短轴切面;3个长轴切面为胸骨旁左心室长轴切面、心尖四腔心切面和心尖两腔心切面。这些切面又互为补充,可对某个节段进行多方位的观察,4个心尖段要用二腔和四腔切面观察分析。这种局部节段的划分与冠状动脉血供之间也存在着密切的关系。

四、室壁节段性运动异常

检测心肌缺血的原则之一是发现心肌缺血段的异常运动。动物试验和临床研究均表明,冠状动脉阻塞导致心肌缺血时,几乎是即刻表现为心肌运动的异常,易被超声显像所证实。这种可逆性的室壁运动异常是心肌缺血敏感而特异性的表现,可作为心肌急性暂时性缺血的早期标志。临床上判断收缩期室壁节段性运动异常多以目测与幅度测量相结合,进行定性与定量诊断。

节段性室壁运动异常或室壁节段运动异常,表现为该节段与邻近正常心肌相比,收缩期心内膜运动幅度及心肌收缩增厚率均降低。

(一)室壁运动的定性分析

用目测定性法观察室壁运动,将室壁运动分为:

1.运动正常 收缩期心内膜向心腔运动幅度及收缩期增厚率均正常。

2.运动减弱 该节段较正常运动幅度减小,收缩期增厚率下降。

3.运动消失　心内膜无运动及收缩期增厚率消失。

4.矛盾运动　该节段运动与正常段相反,收缩期室壁运动背离心腔,甚至形成室壁瘤,收缩期室壁变薄,舒张期向心腔运动。

5.运动增强　运动幅度增强,收缩期增厚率增加。

(二)室壁节段性运动异常的半定量分析

通常采用目测室壁运动记分法。在16节段划分法的基础上采用室壁运动记分法对室壁运动的情况进行定量分析,分析每个节段运动是否正常,再根据评分法来判断:室壁运动正常记1分,运动减弱为2分,运动消失为3分,矛盾运动为4分,出现室壁瘤为5分,运动增强为0分。

将各个节段室壁运动记分之和除以参与计分的室壁节段数即为"室壁节段运动记分指数",用该指数半定量评价室壁运动异常的程度。

室壁节段运动记分指数依据室壁节段性运动异常的范围反映和估计心肌梗死的范围。室壁节段运动记分指数等于1为正常,若大于1提示左心室收缩功能异常,大于2则提示左心室大片心肌收缩功能异常,若大于2.0,急性心肌梗死患者易发生泵功能衰竭。指数越大,表示室壁运动异常的部位越多,程度越重。在节段评分时也有学者将运动消失伴有瘢痕记为6分,矛盾运动伴有瘢痕记7分,6分和7分只不过是提醒人们注意这些节段不仅出现了运动丧失或矛盾运动,还伴有瘢痕出现,这是因为瘢痕的出现对临床具有一定的意义。

尽管临床实践已证实了室壁运动记分法的准确性与敏感性,若单纯用这种方法作为判断心肌缺血的唯一标准,仍有其一定的局限性。任何一段心室肌的运动都会受相邻心肌的影响,例如当一缺血心肌出现节段性运动障碍时,其相邻心肌受其影响也会出现运动减弱,反之亦然。若正常有力收缩的心肌与缺血心肌相毗邻,则运动增强的节段可使缺血心肌凸向心腔,从而掩盖心肌的异常灌注。总之,仅观察心肌异常运动,所估计到的心肌缺血的范围常常会过大。

(三)收缩期室壁增厚率改变

收缩期室壁增厚异常也被认为是缺血心肌的另一种形式的重要表现。正常心肌收缩时,室壁厚度增加,当心肌发生急性缺血或心肌梗死时,心室壁收缩期增厚率减低。临床实践证明,收缩期室壁增厚率的变化是反映心肌缺血比较特异的指标。正常心肌在收缩期明显增厚,其增厚率均大于30%,缺血性心肌节段收缩增厚率明显下降。

(四)室壁运动不协调

正常心脏收缩、舒张时,各节段协调一致,而缺血心肌节段出现运动异常,甚至无运动,被邻近正常心肌牵拉或挤压,呈运动不协调的状态,常显示出顺时针或逆时针方向的摆动或扭动。

(五)室壁运动速度改变

M型超声心动图可观察到正常节段心肌运动,其收缩期加速度慢于舒张期减速度,即上升斜率小于下降斜率。同时可以看到收缩高峰时间晚于正常心肌收缩高峰时间。

(六)室壁节段性运动异常的范围

心肌梗死的结果是室壁节段运动异常持续存在,根据室壁节段性运动异常的范围能反映和估计心肌梗死范围,而且与组织学梗死大小间有较好相关。

(七)室壁节段性运动的定量分析

定量分析室壁节段性运动异常主要对室壁节段运动和室壁心肌收缩增厚进行定量测定,从而定量评价室壁节段性运动异常的程度与范围,估计梗死面积。

鉴于观察、分析、判断室壁节段性运动异常受二维图像质量的影响,所以观察者的经验依据多带有一定的盲目性和主观性。反映室壁运动的彩色室壁动态显示技术的原理是在超声背向散射的基础上建立的声学定量技术,它分析感兴趣区内各像素的散射回声是组织抑或是血液密度,进而在整个心动周期中确定并追踪组织和血液的分界面。像素内组织变为血流密度提示内膜向外运动,反之,像素内血液变为组织密度提示心内膜向内运动。逐帧彩色编码向内的室壁运动,收缩早期至末期分布为橘黄色、黄色、绿色、淡蓝色。在收缩末期最后一帧图像上各色带从外向内依次排列,其总的宽度代表整个收缩期内膜移位的幅度,所有外向运动编码为红色。这样,一个心动周期中室壁运动变化就能在一幅图像上显示出来,依彩色室壁动态图像色带宽度即心内膜位移幅度来评价室壁运动状态。半定量记分法以内膜位移大于 5mm 提示运动正常,得 1 分;位移 2～5mm 提示运动减弱,得 2 分;小于 2mm 提示运动度减低或无运动,得 3 分;反向运动得 4 分。这样,室壁运动的半定量分析变得更为直观、简单、易行。

(八)测定心室壁运动异常的意义

1.与心电图的关系　与心电图反映的缺血区相近,但比心电图更形象。

2.心肌受损程度与心功能关系　计分高者临床症状明显,心功能较差,但有分流、反流时可影响计分。

3.室壁节段性运动异常与存活率　用截头圆锥体公式计算,以占整个心内膜面积之百分比为标准,若≤30%,则患者全部存活;若>35%,60%左右死亡,即预示有高度危险性。

另可计算急性心肌梗死后受损面积有无扩展,若 3 天后发生扩展,预后欠佳。

4.室壁节段性运动异常与病理性梗死的关系　持续的室壁运动异常95%以上有病理性心肌梗死,运动异常范围与病理性梗死面积存在相关关系。

(九)室壁节段性运动异常的超声表现

1.节段性运动异常

(1)节段性运动减弱:一般左心室壁运动幅度小于 5mm,室间壁运动幅度小于或等于 5mm,即可认为是运动幅度减弱。

(2)室壁运动不协调:正常室壁运动协调一致,当发生局部节段性缺血时,该节段搏动幅度下降,与邻近心肌运动不一致,造成心脏搏动时类似扭动的状态。

(3)收缩、舒张速度改变:正常心肌收缩时,其加速度(M 型超声显示)低于舒张期速度,心肌缺血后,收缩时加速度加快,等于或大于舒张期减速度,同时缺血心肌收缩较正常略有延迟,收缩高峰落后于正常心肌的收缩高峰时间。

2.局部心功能改变

(1)缺血节段局部室壁功能异常:如收缩期室壁增厚率下降,心内膜面积变化率、心内膜弧长变化率减低。

(2)左心室舒张功能异常:可有 2 种改变,在左心室舒张末期压力无升高时,可表现为二尖瓣口血流频谱 E 峰降低，A 峰升高，减速时间延长，E/A<1；若继而出现左心室舒张末期压力升高时，则可出现所谓"假性正常"频谱，此时二尖瓣口血流频谱出现 E 峰增高，上升速度快，下降时间短（即减速时间缩小于 110ms），A 峰降低，E/A>2。肺静脉血流频谱异常有助于识别"假性正常"

（3）其他改变：①反复发生缺血，可引起缺血部位心肌回声不均匀，心内膜回声增强。②左心房扩大。③左心室构形改变，形态失常，心尖变圆钝等。

五、超声心动图负荷试验

心脏的氧耗主要取决于室壁张力、心肌收缩性和心率。负荷试验就是通过以上 3 个环节来增加心肌耗氧量。当存在冠状动脉狭窄时，负荷试验可诱发心肌缺血缺氧，导致狭窄冠状动脉所供血的心肌区域收缩性降低。这种收缩性的改变表现为运动减弱、无运动和反常运动，用超声心动图能实时观察到这种变化。负荷试验诱发的节段性室壁运动异常早于缺血性心电图的改变，而且持续时间也长于心电图的改变。因此，负荷试验诱发的节段性室壁运动异常是心肌缺血的敏感指标。此外，用超声心动图还能评价负荷条件下的整体心脏功能，为冠心病的早期诊断提供了一种全新的方法。该技术安全、可靠、准确、实时，且价格相对低廉，明显优于其他无创性冠心病诊断技术。

正常心脏能适应各种应激状态下急剧增加的供血要求（可从 300mL 激增至 2000mL）。冠状动脉狭窄较轻时，冠状动脉血流量可无明显变化，但在应激状态下却不能满足激增要求，出现心肌缺血。超声心动图负荷试验是用体力运动或药物方法增加心肌耗氧量，使冠状动脉狭窄的供血部位心肌出现缺血，产生室壁节段性运动异常，从而提高对冠心病的诊断检出率。

目前临床应用超声心动图负荷试验包括运动负荷（即体力性）、药物负荷及静态负荷（冷加压试验、握力试验和心房调搏心率）。

（一）运动负荷试验

负荷方法有踏车（包括卧位自行车运动）及平板运动。卧位自行车运动可在运动中追随观察，而平板运动只能在运动前后检查。

1.方法　运动试验前患者卧位做常规超声心动图检查，记录二维切面、左心室长轴切面、心尖左心室长轴切面、心尖四腔切面、心尖二腔切面及左心室短轴切面。在卧位自行车负荷时可连续观察以心尖切面为主的各断面，而踏车只能在运动终止后重复上述各切面。负荷量可参考心电图负荷试验。

2.运动试验适应证

（1）疑有冠心病，但静息时超声心动图正常。

（2）负荷心电图阴性，可疑或疑有假阳性者。

（3）为了明确冠心病缺血区及范围者。

（4）评价手术、介入性治疗的效果或为了解心肌梗死的恢复状况。

3.分析

（1）分析运动试验的结果，包括运动量、运动中出现的症状与心电图的变化。

(2)分析左心室整体与局部对运动负荷的反应。左心室对运动的正常反应是心肌收缩性增强。因此,当运动负荷适当时,运动期间室壁运动不呈现增强,则表明收缩性减弱。若发生节段性室壁运动异常,或尽管有适量的运动量,但没有发生室壁运动增强,表明存在心肌缺血。如果静息时已存在室壁运动异常且在运动后更为严重,则表明这一区域又发生新的缺血或者为冬眠心肌(严重的慢性缺血状态)。运动后的室壁运动异常与静息时相同,通常与陈旧性心肌梗死有关,但也可能为冬眠心肌。正常人运动后射血分数增加,左心室收缩末期容积降低。

4.运动负荷试验目的

(1)检测冠心病:当静息状态和运动后存在节段性室壁运动异常则为阳性,提示有冠心病的存在。目前多以大于70%的冠状动脉狭窄作为诊断冠心病的标准,在此标准下运动超声心动图诊断冠心病的平均敏感性为84%,平均特异性为87%。有研究显示单支血管病变无心肌梗死、左心室功能正常者,敏感性较低,假阴性多为单支血管病变所致。此外,结合病史、体征、运动心电图还可判断多支血管病变。陈旧性心肌梗死患者运动中心电图 ST 段降低至少2mm,运动后室壁运动异常更严重,应考虑多支血管病变。

(2)判断疗效:运动超声心动图可用来判断经皮冠状动脉成形术和冠状动脉搭桥术的疗效,成功的经皮冠状动脉腔内血管成形术和冠状动脉搭桥术后,运动超声心动图可显示节段性室壁运动异常消失。此外尚可估测经皮冠状动脉搭桥术后再狭窄和移植血管的狭窄。

(3)估计预后:有研究表明随访运动后无室壁运动异常的患者 2 年,心脏事件发生率较低,运动试验阳性者预后差。由于判断冠心病的预后需用较长时间,目前尚未见大样本研究的报道,因此,运动超声心动图估价冠心病预后的价值需要时间来检验。

5.负荷运动超声心动图的优点与不足　近年资料表明,其敏感性范围74%～100%,平均84%;特异性 64%～100%,平均 86%,表明其敏感性明显高于心电图。负荷运动超声心动图存在的问题是运动使肺呼吸快,通气增加,从而使图像质量下降,也很难保持同一切面位置,不利于前后对比。主要局限性是对操作者的依赖性,正确的结果需要有丰富经验的超声心动图医师操作和对图像做出正确的评价。此外,对于肥胖、慢性阻塞性肺部疾病和胸廓畸形患者难以获取满意图像。

(二)药物负荷试验

药物负荷试验已广泛运用于临床,它避免了运动负荷试验图像质量下降的缺点,可以连续监测室壁运动情况,在超声心动图负荷试验中有取代运动负荷试验的趋势。

药物负荷试验使用的药物包括血管扩张剂类及增加心肌收缩性的药物,如多巴酚丁胺、双嘧达莫、腺苷、麦角新碱等,其中多巴酚丁胺最为常用。

1.多巴酚丁胺试验

(1)多巴酚丁胺作用:主要作用于 β_1 受体,对周围血管很少引起节律不齐,对无冠心病者引起血流(冠状动脉)增加,有冠心病冠状运动狭窄者引起异常反应,可早期发现心肌功能失常,用于评价心肌灌注状态。

(2)剂量与用法:静脉分段给药,逐步增加剂量,从 $5\mu g/(kg \cdot min)$ 增至 $30\mu g/(kg \cdot min)$。

(3)结果判断:①达到年龄预测最大心率值的 85%,如果受试者近期有心肌梗死则为年龄预测最大心率值的 70%;②发生新的明显节段性室壁运动异常;③药物达最大剂量;④出现室性心动过速或持续性室上性心动过缓;⑤严重的高血压,收缩压大于 29.3kPa(220mmHg)或舒张压大于 13.3kPa(100mmHg);⑥收缩压明显降低;⑦受试者难以耐受。

(4)试验目的:①检测冠心病。②检测心肌梗死后危险因素分层。③检测存活心肌。④检测冠心病人非心脏手术期间危险因素分层。

(5)注意事项:在用药期间每 2～3min 测一次血压,心电图连续监护,注意病人有无不适症状和心律失常,若有严重反应,立即停药,并注射 β_1 受体阻滞剂,即多巴酚丁胺拮抗剂。

2.双嘧达莫试验

(1)药理作用:双嘧达莫是一种常用的血管扩张剂,能增加冠状动脉血流量,在有一支以上冠状动脉狭窄时,若狭窄明显,用该药后会发生冠状动脉系统血流再分布,狭窄部位因被窃血而产生缺血、心肌缺氧而发生室壁节段运动异常。

(2)剂量与用法:静脉注射 0.56mg/kg,4min 注射完毕,后观察 4min,如发生室壁运动异常,则在 2～3min 内静脉注射安茶碱 125～250mg 以拮抗之,并结束试验。

(3)临床意义:双嘧达莫试验诊断冠心病的敏感性 50%～90%,特异性 100%。

(4)注意事项:同多巴酚丁胺。

(三)心房调搏(经食管或静脉)实验

心房调搏加快心率,心房收缩提前,心房收缩时使房室瓣尚处于相对关闭状态,阻止了静脉回流;调搏停止后,静脉及肺动脉压突然明显升高,使心室壁张力加大及心肌收缩加强,心肌耗氧量增加,诱发缺血。

1.调搏程序

(1)负荷试验前 3 天停用对心脏有明显作用的药物。

(2)按常规左心房起搏,自较低起搏率 10～20 次/min 开始,逐步调高至 90 次/min、120 次/min、160 次/min 3 个级次,每级次各负荷 3min。

(3)调搏前、中、后作超声心动图相同切面(同部位)检测。

(4)发生心绞痛时立即停止,发生房室传导阻滞文氏现象立即注射阿托品。

2.适应证 同药物。

3.临床意义 其敏感性接近药物。

(四)超声心动图负荷试验注意事项

1.严格掌握适应证 有不稳定性心绞痛、严重心律失常、严重房室传导阻滞、心肌炎、心包炎、心内膜炎、血压高于 26.7kPa(200mmHg),均不宜做负荷试验。

2.观察指标 根据需要而定,即观察室壁节段运动异常的切面(长轴切面、短轴切面)。据情况重点选定。

3.负荷试验终点

(1)出现新的室壁节段运动异常或原来部位有异常而在负荷后加重。

(2)出现新的预计的最大量。

(3)发生心绞痛。

(4)心电图已有明显 ST 段改变。

(5)血压达 26.7kPa(200mmHg)。

（6）出现室性心律失常。

第二节　心肌梗死

心肌梗死是指心肌缺血性坏死，是在冠状动脉病变的基础上，冠状动脉血供急剧减少或中断，使相应的心肌严重而持久的急性缺血所致。临床表现为持久的胸骨后剧烈疼痛、发热、白细胞计数和血清心肌酶增高以及心电图进行性改变，可发生心律失常、休克或心力衰竭。

一、急性心肌梗死

（一）病理概述

急性心肌梗死是由冠状动脉粥样硬化、阻塞等使冠状动脉管腔严重狭窄和心肌供血不足，侧支循环未充分建立，致血流中断使心肌严重而持久地急性缺血达 1 小时以上，引起其供血部位心肌缺血、坏死所致。

急性心肌梗死主要出现左心室舒张和收缩功能障碍的一些血流动力学变化，表现为心脏收缩功能减弱，顺应性降低，心肌收缩不协调，左心室压力曲线最大上升速度减低，左心室舒张末期压增高，舒张和收缩末期容量增多，射血分数减低，心搏量和心排血量下降，心率增快或有心律失常，血压降低，静脉血含氧量降低。心室重构出现心壁增厚改变，心脏扩大和心力衰竭，可发生心源性休克。右心室梗死则表现为右心衰竭的血流动力学变化，右心房压力增高，高于左心室舒张末压，心排血量减低，血压下降。

（二）超声心动图

室壁节段性运动异常，梗死区域室壁运动明显减弱或消失，周边运动减低，与梗死区域相对应室壁运动往往增强。

心肌梗死早期坏死节段心肌回声正常或呈较低回声，室壁厚度亦可无明显改变，但收缩期增厚率明显下降。

梗死区域局部心脏收缩功能下降，整体收缩功能视梗死范围而定，梗死范围较局限，心脏收缩功能正常。梗死范围较广，则常出现收缩功能不全。

左心室舒张功能常异常，当心室顺应性明显下降或左心房室舒张功能明显失常时，可呈现限制型左心室舒张功能异常，此时常合并收缩功能不全。

合并右心梗死时，出现右心室相应节段运动异常及右心扩大、右心负荷过重表现。

左心房、左心室常扩大，梗死面积较大时左心室构形可明显改变，可伴二尖瓣轻度至中度反流。

（三）临床意义

超声心动图对急性心肌梗死的定性、定量诊断具有较高的敏感性、特异性和准确性，因其无创、重复性好，观察治疗的效果对预后评价有很大价值。

二、陈旧性心肌梗死

心肌梗死后,坏死心肌由于纤维及瘢痕形成、残存心肌肥大等组织学改变引起相应声学改变。

(一)超声心动图

梗死区域结构层次不清,回声增强而不均匀,据梗死范围可出现点状、条索状、块状强回声,心内膜回声常明显增强。

梗死区域心肌变薄,常小于 7mm,局部运动减弱或消失;收缩期增厚率明显下降,甚至为零;室壁正常三层结构消失,室壁变薄,此点可认为是较特异性改变。

周边组织回声可正常,室壁厚度正常或略增厚。

(二)临床意义

若梗死区很小,瘢痕形成范围小,超声心动图常不易发现;若范围较广,超声心动图可很好识别,并给予评价;若反复发生梗死或多支冠状动脉反复发生缺血,可形成缺血性心肌病。

三、心肌梗死的合并症

1.室壁瘤

(1)真性室壁瘤:发生率占急性心肌死的 15% 左右,梗死区心肌扩张、变薄、心肌坏死、纤维化,85%～95% 心尖部受累。超声心动图表现:①心腔在收缩期和舒张期均有局限性膨出,伴或不伴心外壁的膨出。②瘤壁心肌变薄,与正常心肌相延续(即逐步转为正常心肌)。③室壁运动异常,多呈矛盾运动或运动消失(即收缩性消失)而与正常室壁交界点清楚。④瘤颈宽,其长径不小于瘤腔最大径,瘤体最大径与左心室径之比大于 0.5。⑤彩色多普勒超声可见血流信号自由相通,无加速现象。

超声心动图诊断真性室壁瘤的敏感性为 93%～100%,特异性为 94%～100%,是首选的诊断方法。

(2)假性室壁瘤:是急性心肌梗死后形成血肿,外围由心壁层纤维组织形成(即部分瘤壁没有心肌纤维),有小破口与心腔相通。假性室壁瘤还可见于心脏外伤、心肌脓肿破裂等。超声心动图特点:①心室腔外有较大的无回声腔,多见于心尖侧壁。②瘤体与心脏相通的颈部较窄,小于瘤腔最大径的 40%。③心肌可见突然的连续性中断,该处为瘤壁与心肌间转折点。④彩色多普勒可见血流信号自左心室腔通过中断处进入瘤体,通过瘤颈处出现加速现象。多普勒频谱可见该局部血流速度明显高于左心室腔,进入瘤体后呈湍流频谱。

超声心动图诊断假性室壁瘤准确性高,尤其彩色多普勒在区别真性、假性室壁瘤中起决定性作用。

2.室间隔破裂 在急性心肌梗死中占 0.5%～1%,75% 破裂在左冠状动脉闭塞所致大面积前壁梗死所涉及心尖间隔部位,多数为 1 个,也可能多个。超声心动图表现:

(1)室间隔瘤的局部变薄,呈矛盾运动或无运动。

(2)室间隔处回声中断,断端不规则(若小于 5mm,常不易发现),断端的形态随心动周期有改变。

(3)彩色多普勒可见血流信号自左心室通过回声中断处分流至右心室,频谱多普勒可见高速过隔血流,在室间隔右室侧呈湍流频谱。

此为获得性室间隔缺损,彩色多普勒为确诊的主要技术,也是极为敏感的技术。

3.乳头肌断裂

(1)断裂的乳头肌呈光团样物连接于二尖瓣的腱索上,随心动周期呈连枷样往返于心室与心房之间。

(2)二尖瓣叶关闭时也随之脱向左心房。

(3)左心房、左心室增大。

(4)彩色多普勒可见中度以上二尖瓣反流。

乳头肌断可引起严重血流动力学改变,左心容量负荷增加,左心衰竭难于纠正,超声心动图可及早做出正确诊断,对临床正确处理十分有利。

4.乳头肌功能不全 因乳头肌急性缺血或梗死后引起纤维化。超声心动图表现:

(1)乳头肌回声异常,增粗或回声不均,内见不规则光点、光带回声。

(2)乳头肌运动异常,收缩减弱或无收缩,致使对腱索牵拉力量改变。

(3)二尖瓣或瓣尖下移,致使前后叶关闭对合不到正常位(向心尖方向移位)。

(4)彩色多普勒可见二尖瓣反流信号,急性心肌梗死引起的乳头肌功能不全可随病情改变使二尖瓣反流程度随之变化,亦为重要特征。

超声对乳头肌功能不全诊断有很大的价值,但要确定乳头肌运动程度比较困难。必须指出,在急性心肌梗死稳定后,尤其慢性期,引起二尖瓣关闭不全原因很多,乳头肌功能不全常常不一定是主要原因,必须确有乳头肌病变诊断才较可靠。

5.附壁血栓形成 左心室血栓 2%～6% 的心肌梗死患者可发生附壁血栓,在梗死发生 27～72h 即可形成附壁血栓。超声心动图表现:

(1)在心肌梗死的部位,可见附着于室壁瘤形成区的异常回声团块,其基底部较宽(个别也可有蒂),附着部位无活动。

(2)团块回声较低,而且早期比较均匀,不易被发现。病程时间稍长,出现回声不均匀(有凝血块、纤维化等),边界清楚。

(3)多在心尖部、前壁或后壁或室壁瘤瘤体部位。

(4)一般在梗死后 6～10d 即可显示,血栓形成后短期变化较少,经治疗可变小或消失。

超声心动图是发现附壁血栓首选方法,诊断准确,还可作为治疗效果观察、随访追踪的指标。

6.其他合并症 如心包积液、积血、心律失常、心功能不全等。

第三节　高血压性心脏病

　　高血压是以体循环动脉压增高为主要表现的临床综合征,是最常见的心血管疾病,可分为原发性和继发性。原发性高血压又称为高血压病,除了可引起高血压本身有关的症状以外,长期高血压还可成为多种心血管疾病的重要危险因素,并影响重要脏器如心、脑、肾的功能,最终可导致这些器官的功能衰竭。

　　高血压性心脏病是指由高血压所引起的心脏功能性与器质性的损害。高血压性心脏病血流动力学改变是由于全身动脉持续性收缩,外周血管阻力增高,左心收缩期负荷加重,心肌缺氧、胶原细胞增生、心肌肥厚及心肌重量增加,导致左心室舒张功能减退。长期左心负荷过重,进入失代偿期时心肌收缩力减弱,心排血量下降,心室扩大,出现左心衰竭,晚期可发生全身衰竭。

一、超声心动图表现

　　1.左心室壁增厚　超声检出室壁肥厚早于心电图,敏感性大于心电图。左心室壁增厚以室间隔与左心室后壁对称性肥厚多见。M 型超声心动图测量室间隔与左心室后壁厚度大于11mm;扩张性肥厚应与扩张型心肌病鉴别,后者舒张压不超过 14.7kPa(110mmHg),出现于急性心力衰竭时室壁运动减弱更明显;亦有少数呈非对称性肥厚,表现为室间隔或左心室后壁增厚,室间隔厚度大于 16mm,室间隔厚度与左心室后壁厚度之比大于或等于 1.3,与肥厚型心肌病类似,但无流出道梗阻。

　　2.左心室内径正常或略减小或扩大　病程晚期失代偿时显示左心室扩大,舒张末期容积增大。左心房扩大较常见,可出现于疾病早期,多系轻度扩大,后期当舒张功能受损严重时,亦可明显扩大。

　　3.室壁运动　高血压病早期由于左心室压力负荷增加,心肌收缩力增强,室壁运动幅度增高。随病程进展至失代偿时,左心收缩力减低,室壁运动普遍减低,收缩期增厚率减低。合并冠心病及/或心肌梗死时,左心室壁可节段性运动异常。

　　4.心肌重量增加　对心肌重量的测量是评价心肌肥厚的重要指标。采用美国下列公式计算心肌重量和心肌重量指数:

$$LVM(g) = 1.05[(IVST_d + LVD_d + LVPWT_d)^3 - LVD_d^3]$$

　　式中 LVM 为左心室心肌重量,$IVST_d$ 为室间隔舒张期厚度,LVD_d 为舒张期左心室内径,$LVPWT_d$ 为舒张期左壁后壁厚度。

$$左心室心肌重量指数 = \frac{左心室心肌重量}{体表面积}$$

　　5.左心功能测定　应用超声心动图测定高血压性心脏病左心功能,对本病的诊断和观察病情的进展有重要价值。

（1）左心舒张功能异常：高血压病引起的左心肥厚，首先影响左心舒张功能，心肌弹性度利顺应性降低，左心舒张功能异常往往发生在左心室肥厚前期。早期舒张功能异常主要表现为二尖瓣口舒张期血流峰值速度 E 峰降低，A 峰增高，E/A<1，E 峰减速度时间延长。至病程晚期失代偿期，左心室顺应性减低，表现为二尖瓣口舒张期血流频谱 E 峰增高或正常，A 峰减低，E/A>2.2，E 峰减速度时间、充盈时间均缩短；左心室等容舒张时间缩短；左心室壁增厚，左心室扩大，左心房增大，室壁运动减低。

亦可出现右心室功能异常，其可能机制是：①左右心室具有共同的室间隔，一侧心室的压力和容量的变化可以直接影响对侧心室的顺应性和几何状态，从而影响其功能。②完整心包可增强上述作用。③高血压患者血液中儿茶酚胺和血管紧张素增加，这些体液因素可以引起肺血管收缩，肺动脉高压，导致右心室功能减低。多普勒测定二尖瓣血流频谱，舒张早期 E 峰流速减低，舒张晚期 A 峰流速增加，A/E 比值明显异常。

（2）左心室收缩功能异常：早期心肌收缩增强，左心室射血分数正常或增高，左心室短轴缩短率正常或增大；收缩期主动脉血流频谱峰值速度增高。失代偿期左心室舒张末期容积增大，射血分数减低，短轴缩短率降低；收缩期主动脉瓣口血流频谱峰值速度减低，左心室扩大，室壁运动减低，收缩期增厚率下降。二尖瓣活动幅度小，二尖瓣前叶开放顶点至室间隔距离增大，肺动脉收缩压可增高。

二、鉴别诊断

主要与肥厚性心肌病和主动脉瓣狭窄鉴别。肥厚型心肌病以非对称性肥厚为多见，肥厚的室间隔回声不均匀，可致左心室流出道梗阻。高血压性心脏病多为对称性肥厚，室壁回声呈较均匀的低回声。主动脉瓣狭窄可见瓣膜本身的病理改变，瓣膜增粗、增强或畸形，开放受限，彩色多普勒检测主动脉瓣上可见高速的呈五彩镶嵌的血流信号及湍流频谱。

三、临床意义

超声心动图对高血压性心脏病的诊断有一定价值，可以评价左心室肥厚程度和心肌重量，评价心功能状态，还可以动态观察心肌改变的过程和发展状况。

第四节　主动脉瓣疾病

一、主动脉瓣狭窄

【病因和病理】

主动脉瓣狭窄是指左心室收缩期射向主动脉的血流因局部瓣膜阻塞而受阻。当主动脉瓣面积减至正常 1/4 时,产生明显血流动力学改变左心室射血阻力增加,左心室代偿肥厚。

正常主动脉瓣口面积超过 3.0cm²。当瓣口面积减小为 1.5cm² 时为轻度狭窄;1.0cm² 时为中度狭窄;＜1.0cm² 时为重度狭窄。

(一)主动脉瓣膜狭窄

1.风心病　主动脉瓣狭窄约占风湿性瓣膜病的 1/4,男性多见。几乎无单纯的风湿性主动脉瓣狭窄(AS),大多伴有关闭不全和二尖瓣损害。

2.先天性畸形　先天性瓣叶畸形。

3.退行性老年钙化性主动脉瓣狭窄　多见于 65 岁以上老年人发病率 21％～29％,常伴有二尖瓣环钙化。

(二)瓣上型主动脉瓣狭窄

病变为位于主动脉瓣窦上方的膜样、局限性或弥漫性狭窄。其临床表现与瓣膜型狭窄相仿,但心脏听诊无主动脉收缩早期喷射音;狭窄后的血液喷射定向于无名动脉,导致右上肢脉搏较强而有力,血压较左上肢高。

(三)瓣下型主动脉瓣狭窄

病变为位于左心室流出道处的主动脉根部的异常隔膜引起的狭窄,多累及二尖瓣前叶。常伴有动脉导管未闭。临床表现与瓣膜型者相仿,但杂音位置较低,以心前区下部为最响,且无主动脉收缩早期喷射音。X 线胸部检查无升主动脉狭窄后扩张,无瓣膜钙化,而左心室造影示主动脉瓣下有恒定的充盈缺损等,可与瓣膜型狭窄鉴别。

【病理生理】

风湿性主动脉瓣狭窄为瓣叶增厚,交界处有粘连,有瓣叶缩短时常伴有关闭不全。正常成人主动脉瓣口≥3.0cm²。当瓣口面积减少一半时,收缩期仍无明显跨瓣压差。瓣口≤1.0cm²时,左心室排血受阻,左心室-主动脉间压力阶差增大,收缩压明显升高,跨瓣压差显著。左心室压力负荷增高出现左心室壁向心性肥厚,为维持正常心室壁应力和左心室心排血量,左心室室壁应力增加,出现心肌缺血和纤维化,左心室顺应性减低,心排血量减少,导致左心室功能衰竭。当心功能不全出现后,有左心室扩张,左心室舒张末压增高和肺淤血。由于心排血量减少及左心室肥厚,心肌耗氧量增加,活动后,可有心肌缺血、心绞痛及各种心律失常。

【超声心动图检查】

(一)超声心动图检查的适应证

1.主动脉瓣听诊区闻及Ⅱ级以上收缩期杂音,需行超声心动图检查。

2.超声心动图检查并评估主动脉瓣的狭窄程度。

3.用于评估左心室功能、心腔大小和血流动力学改变。

4.随诊评价症状和体征改变的主动脉瓣狭窄患者或无症状的重度主动脉瓣狭窄者。

5.通过 TTE 评估主动脉瓣狭窄程度不明或可疑时,建议经食管超声心动图(TEE)检查。

(二)M 型和二维超声心动图

1.最佳成像切面

TTE:胸骨旁长轴和短轴切面及心尖三腔和五腔切面。

TEE:心底短轴切面(35°～55°)和长轴切面(35°～55°)。

2.诊断要点

(1)风湿性主动脉瓣狭窄

①M型超声可见主动脉瓣变厚,活动幅度减小,开放幅度<8mm,瓣叶回声增强提示瓣膜钙化。主动脉根部扩张,左心室后壁和室间隔对称性肥厚。

②二维超声心动图上可见主动脉瓣瓣尖增厚,局部瓣缘增厚,瓣叶交界处受累,瓣膜开放受限,开瓣径减小(图3-4-1),左心室壁增厚。

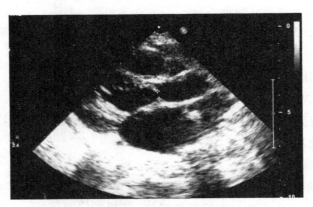

图 3-4-1　主动脉瓣狭窄

瓣膜开放受限,开瓣径减小

(2)主动脉瓣退行性变

①主动脉瓣硬化时一个或多个瓣叶增厚(>2mm),回声增强。瓣叶运动可正常或轻度减低。主动脉瓣硬化常影响瓣缘和基底部。

②病变进一步发展可出现主动脉瓣狭窄。瓣叶增厚、钙化,运动减弱,瓣口面积减小。有纤维硬化结节沉积,钙化在瓣叶的基底部最严重,逐渐向瓣叶边缘延伸(图3-4-2)。

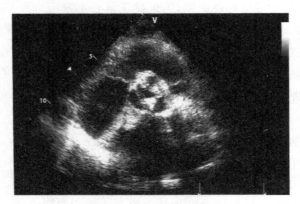

图 3-4-2　主动脉瓣钙化

瓣叶增厚、钙化,运动减弱,瓣口面积减小

(3)先天性主动脉瓣叶畸形

①主动脉瓣为二叶瓣,关闭时呈"一"字形。分为横裂式和纵裂式。瓣叶多为强回声(图3-4-3)。长轴切面显示瓣叶关闭线多呈偏心性。

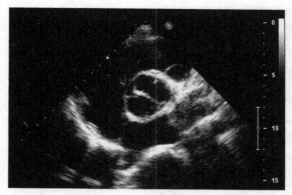

图 3-4-3 主动脉瓣二叶畸形

为二叶瓣,关闭时呈"一"字形,为横裂式

②早期狭窄征象为收缩期瓣叶呈圆顶征,瓣叶边缘向主动脉中心卷曲。

③瓣叶为四叶瓣时,闭合线呈"十"字形(图 3-4-4)。

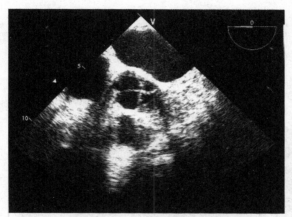

图 3-4-4 主动脉瓣四叶畸形

TEE 检查,瓣叶为四叶瓣,关闭时呈"十"字形

(三)彩色多普勒显像

1.最佳成像切面

TTE:胸骨旁长轴和短轴切面及心尖三腔和五腔切面。

TEE:经胃底和基底段长轴切面。

2.诊断要点

(1)左心室流出道及主动脉瓣瓣口的紊乱五彩射流血流提示狭窄(图 3-4-5)。

(2)显示射流血流的部位和方向,指导连续多普勒检测。

(3)鉴别主动脉瓣上及瓣下狭窄。

(4)显示是否伴发有主动脉瓣关闭不全和二尖瓣关闭不全。

(四)脉冲及连续多普勒显像

1.最佳成像切面 TTE:心尖三腔和五腔切面。

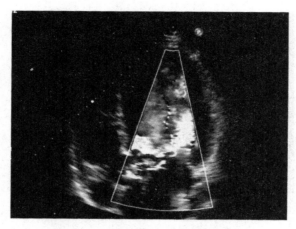

图 3-4-5　主动脉瓣狭窄彩色血流

主动脉瓣瓣口的紊乱五彩射流血流

2.诊断要点

(1)主动脉瓣跨瓣压差测量

①多普勒超声显示血流通过主动脉瓣口的峰值流速,并可计算收缩期左心室与主动脉的最大跨瓣压力阶差,与主动脉瓣狭窄程度直接相关。

简化 bernoulli 方程:$\triangle P = 4V^2$

分别用最大流速(V_{max})和平均流速(V_{mean})得到最大和平均压差(图 3-4-6)。

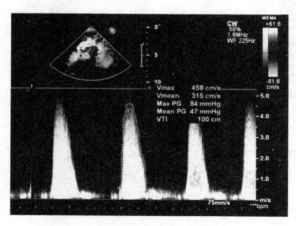

图 3-4-6　连续多普勒

主动脉瓣瓣口的高速血流频谱,测得最大流速、平均流速,得到最大和平均压差

②最大瞬时压差:最大瞬时压差是指收缩期主动脉瓣瓣口两侧压力阶差的最大值。其局限性是只能反映收缩期某点的压差,不能反映整个心动周期内主动脉瓣瓣口两端的压差变化。最大瞬时压差与瓣口面积之间并无固定的关系,故不能准确反映狭窄的程度。

③平均压差:是指主动脉瓣瓣口两侧所有瞬时压差的平均值,为准确反映瓣口两端压力变化的敏感指标。测量时只需用电子游标勾画出主动脉瓣瓣口血流频谱的轮廓,仪器显示屏上即自动报出最大瞬时速度、平均速度、最大瞬时压差、平均压差等指标。

(2)主动脉瓣瓣口面积测量:瓣口面积是判断主动脉瓣病变程度的重要依据。计算方法如下：

①连续方程式原理：即在无分流及反流的情况下，通过主动脉瓣瓣口的血流量应与通过其他瓣口的血流量相等。设 A_{AV} 为主动脉瓣瓣口面积，A_{MV} 为二尖瓣瓣口面积，A_{LVOT} 为左心室流出道面积，VTl_{MV} 为舒张期通过二尖瓣瓣口的血流速度积分，VTI_{AV} 为通过主动脉瓣瓣口的收缩期血流速度积分，VTI_{LVOT} 为左心室流出道的血流速度积分。

依据连续方程的原理可推导出如下计算公式：

$$A_{AV} \times VTI_{AV} = A_{MV} \times VTI_{MV} = A_{LVOT} \times VTI_{LVOT}$$

由此可以推导：

$$A_{AV} = A_{MV} \times VTI_{MV}/VTI_{AV} = A_{LVOT} \times VTIL_{VOT}/VTI_{AV}$$

左心室流出道面积（ALVOT）（cm^2）＝兀 r^2 ＝3.14（LVOT 直径/2）^{2}

于胸骨旁左心室长轴切面心电图 T 波起始处测量 LVOT 直径。

②格林（Gorlin）公式格林公式原用于心导管检查术中计算主动脉瓣瓣口面积，用于频谱多普勒技术时，其公式演化为：

$$A_{VA} = SV/0.88 \times V_p \times ET$$

式中 SV 为每搏输出量，可由多普勒法测出，V_p 为狭窄主动脉瓣口射流的最大血流速度，ET 为左心室射血时间（亦为频谱持续时间）。

（3）左心室流出道（LVOT）与主动脉瓣峰值流速之比

比值＜0.25 提示主动脉瓣严重狭窄。

（五）超声心动图诊断主动脉瓣狭窄的准确性与局限性

1.准确性

（1）二维超声心动图能清晰显示硬化或狭窄的主动脉瓣的形态特征。

（2）多普勒超声能准确地诊断主动脉瓣狭窄，可判断病变严重程度。与心导管测量结果比较相关性好（r＝0.91）。

2.局限性

（1）低估 LVOT 内径是导致主动脉瓣口面积（AAV）低估的最常见原因。

（2）左心衰竭时的低排血量或重度二尖瓣反流均可使主动脉瓣开放幅度减小，有假性主动脉瓣狭窄的改变。

（3）多普勒测量最大跨瓣压差发生在主动脉峰值压力之前，因此多普勒常高估峰值压差及主动脉瓣狭窄程度。

二、主动脉瓣关闭不全

【病因和病理】

指心脏舒张期主动脉内的血液经病变的主动脉瓣反流入左心室，左心室前负荷增加，导致左心室扩大和肥厚。主动脉瓣关闭不全是一种常见的心脏瓣膜病，是由于主动脉瓣及（或）主动脉根部疾病所致。

急性主动脉瓣关闭不全的病因主要有：感染性心内膜炎所致主动脉瓣膜穿孔或瓣周脓肿、

创伤、主动脉夹层、人工瓣撕裂。慢性主动脉瓣关闭不全的病因主要为以下几点。

1.主动脉瓣疾病　约 2/3 的主动脉瓣关闭不全为风心病所致；其他可为感染性心内膜炎所致瓣叶破损或穿孔等；先天性畸形(二叶主动脉瓣、室间隔缺损时由于无冠瓣失去支持可引起主动脉瓣关闭不全)；主动脉瓣黏液样变性致瓣叶脱垂。

2.主动脉根部扩张　梅毒性主动脉炎；马方综合征(Marfan 综合征)；强直性脊柱炎；特发性升主动脉扩张；严重高血压和(或)动脉粥样硬化致升主动脉瘤。

【病理生理】

急性主动脉瓣关闭不全时，当主动脉瓣反流量大，左心室的急性代偿性扩张以适应容量过度负荷的能力有限，左心室舒张压急剧升高，导致左心房压增高和肺淤血，甚至出现肺水肿。

慢性病变使左心室扩张，不至于因容量负荷过度而明显增加左心室舒张末压；左心室重量大大增加使左心室壁厚度与心腔半径的比例不变，室壁应力维持正常；另一有利代偿机制为运动时外周血管扩张，使外周阻力下降和心率增快伴舒张期缩短，使反流减轻。

以上诸因素使左心室功能长期代偿，失代偿期心室收缩功能降低，甚至发生左心衰竭。

严重的主动脉瓣关闭不全使主动脉舒张压下降，冠脉血流减少，引起心肌缺血，促进左心室功能进一步恶化。

【超声心动图】

(一)超声心动图检查的适应证

1.判断主动脉瓣关闭不全的病因。

2.半定量评估主动脉瓣关闭不全的程度。

3.评估左心室的容积、肥厚程度及评价心功能。

4.对无症状的主动脉瓣关闭不全进行随诊。

5.行经食管超声心动图(TEE)检查以诊断由于主动脉夹层、主动脉瘤或感染性心内膜炎所导致的主动脉瓣关闭不全；并判断是否需手术治疗。

(二)M 型和二维超声心动图

1.主动脉瓣及根部形态

(1)最佳成像切面

①M 型超声心动图：TTE 胸骨旁长轴、短轴切面；TEE 心底短轴、长轴切面。

②二维超声心动图：TTE 胸骨旁长轴、短轴，心尖五腔及三心腔切面；TEE 心底短轴、长轴切面。

(2)诊断要点

①M 型超声心动图：二尖瓣前叶舒张期震颤；二尖瓣提前关闭，在 QRS 波开始时，提示重度主动脉瓣关闭不全。

②主动脉瓣叶增厚，回声增强，活动僵硬，舒张期瓣叶关闭时对合不良，可见关闭裂隙，多在 2～3mm 或以上(图 3-4-7)。

③主动脉短轴切面可清楚显示 3 个瓣的结构及运动情况，关闭时可显示关闭不全的具体位置及裂隙的形状和大小。

④二维超声直接测量主动脉瓣反流口面积：舒张末期，在二维 TEE 短轴切面勾画瓣叶边

缘测量反流口面积。反流口面积<0.2cm² 为轻度关闭不全,0.2～0.4cm² 表示中度关闭不全,>0.4cm² 为重度关闭不全。

⑤风湿性心脏瓣膜病:二维超声心动图心底短轴切面显示瓣叶增厚,以瓣尖明显,瓣叶回缩,瓣膜交界处粘连。

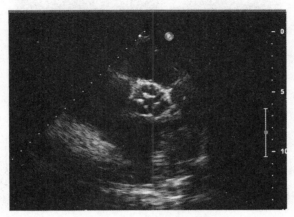

图 3-4-7 心底短轴切面

显示主动脉瓣叶增厚,回声增强,舒张期瓣叶关闭时对合不良,可见裂隙

⑥主动脉瓣退行性病变:一个或多个瓣叶的瓣缘和基底部硬化,瓣叶活动度减低。

⑦感染性心内膜炎:有赘生物、瓣膜穿孔或瓣叶脱垂,瓣叶、瓣环或主动脉根部脓肿。主动脉根部动脉瘤或假性动脉瘤形成(图 3-4-8,图 3-4-9)。

⑧主动脉根部硬化:主动脉前壁或后壁增厚,回声增强,厚度>2.2mm,出现厚度>4mm 为重度硬化。

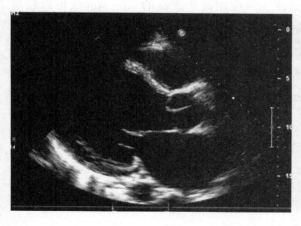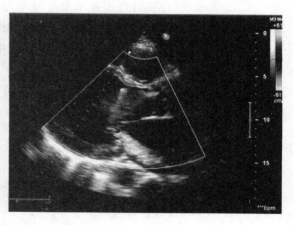

图 3-4-8 主动脉瓣瓣叶脱垂

左图示左心室长轴切面显示主动脉瓣右叶舒张期瓣叶脱入左心室流出道;右图示主动脉瓣脱垂导致中度反流,左心扩大,导致二尖瓣反流

⑨主动脉根部扩张:轻度 3.5～4.5cm,中度 4.6～5.0cm,重度>5.0cm。

⑩主动脉瓣二叶畸形:呈二叶瓣,瓣叶多不对称,瓣叶的闭合线为单个线形结合缘,为"一"字形。收缩期瓣叶呈圆顶样,舒张期呈偏心性闭合。根据瓣叶闭合线方向不同分为横裂式和

纵裂式。

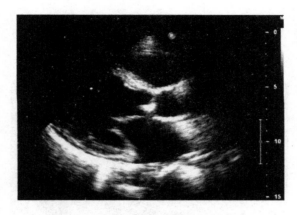

图 3-4-9 主动脉瓣赘生物导致关闭不全

主动脉瓣瓣口显示强回声团块,随瓣膜活动

2.间接征象 主动脉瓣反流对心腔大小及形态影响。

(1)最佳成像切面:

TTE 胸骨旁长轴、短轴,心尖切面。

TEE 心底短轴、长轴切面和四心腔、两心腔切面。

(2)诊断方法及要点

①M 型超声心动图:测量左心室收缩期及舒张末期的内径和室壁厚度,判断心腔的大小及心态的改变;根据测量直接得到左心室射血分数及左心室短轴缩短分数,评价左心室收缩功能的改变。为主动脉瓣关闭不全的程度及预后提供有价值的信息。

②二维超声心动图:直接显示左心室形态的改变。应用简化改良的 simpson 法可以较精确地测量左心室舒张末期容积、收缩末期容积,得出每搏排血量及射血分数。

③轻度关闭不全时,左心室的形态、大小及容积可以正常。

④重度关闭不全时出现左心房、左心室扩大,室间隔、左心室后壁振幅增加,主动脉根部增宽。到一定程度出现心功能不全时,出现室壁运动幅度减低,室壁收缩期增厚率减低,射血分数减低。

(三)彩色多普勒显像

1.最佳成像切面

TTE 胸骨旁长轴、短轴,心尖五腔及三心腔切面。

TEE 心底短轴、长轴切面。

2.诊断方法

(1)在 TTE 胸骨旁长轴切面和心尖切面显示左心室流出道内的舒张期多彩镶嵌的反流血流束(图 3-4-10)。

(2)可观察反流束的起源和起始部宽度,在瓣口测量反流血流束的最窄径,并可根据反流束的面积进行半定量。

(3)反流分数:在 TTE 胸骨旁长轴切面测量反流束宽度(在 LVOT 和主动脉瓣环结合

部),得出与 LVOT 宽度的比值;在 TTE 胸骨旁短轴切面和 TEE 短轴切面上测量反流血流的面积,得出与 LVOT 面积的比值(图 3-4-11)。

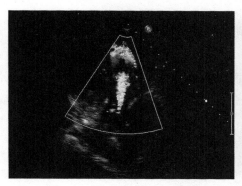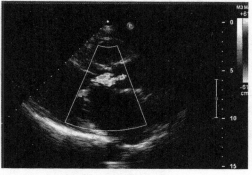

图 3-4-10　左心室流出道内的舒张期多彩镶嵌的反流血流束

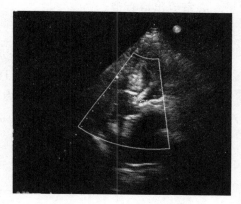

图 3-4-11　反流分数

测量反流束宽度(在 LVOT 和主动脉瓣环结合部),得出与 LVOT 宽度的比值<30%

(4)主动脉瓣反流的定量诊断:多根据多普勒信号在左心室腔内分布范围的大小或反流分数(RF)来估测主动脉瓣反流的严重程度。根据反流分数可分为:轻度 RF<20%;中度 RF 20%~40%;中重度 RF 40%~60%;重度 RF>60%(图 3-4-12)。

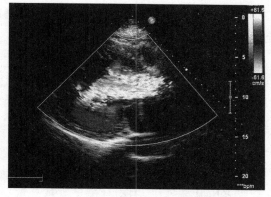

图 3-4-12　主动脉瓣反流的定量诊断

左心室长轴切面显示左心室流出道内的舒张期多彩镶嵌的反流血流束在左心室腔内分布范围>60%,为重度主动脉瓣反流

(5)近端等速表面积(PISA)或反流口近端加速区计算反流率和有效反流口面积。

反流率$(cm^3/S)=2\pi r^2 Vr$

r:舒张早期的 PISA 半径。

Vr:彩色多普勒混叠速度或 Nyquist 速度极限(cm/s)。

反流口面积$(cm^2)=$反流率/AR 最高流速

(6)彩色 M 型超声心动图:在心尖五心腔切面,将 M 型取样线置于与主动脉瓣反流血流束平行,得出反流血流束在左心室流出道的血流传播速度。以传播速度>40cm/s,为确定关闭不全,>80cm/s 为重度关闭不全。

(四)多普勒血流成像

1.最佳成像切面

TTE:心尖五腔及三心腔切面。

TEE:心底长轴切面测量左心室流出道直径。

2.频谱多普勒

(1)连续方程式原理:即在无分流及其他瓣膜反流的情况下,前向搏出血流量为通过主动脉瓣瓣口的血流量应与通过右心室流出道(RVOT)和二尖瓣瓣口的血流量相等。加上反流量为左心室流出道总搏出量。设 A_{RVOT} 为右心室流出道面积,A_{MV} 为二尖瓣瓣口面积,A_{LVOT} 为左心室流出道面积,VTI_{MV} 为舒张期通过二尖瓣瓣口的血流速度积分,VTI_{RVOT} 为通过右心室流出道的血流速度积分,VTI_{LVOT} 为左心室流出道的血流速度积分。

依据连续方程的原理可推导出如下计算公式:

总搏出量$=A_{LVOT}\times VTI_{LVOT}=A_{MV}\times VTI_{MV}+$反流量$=A_{RVOT}\times VTI_{RVOT}+$反流量 $A=\pi D^2/4$,于胸骨旁左心室长轴切面心电图 T 波起始处测量 LVOT 直径(D)。于胸骨旁短轴切面心电图 T 波起始处测量 RVOT 直径(D)。

反流量=总搏出量-前向搏出量

反流分数=反流量/总搏出量

反流口面积=反流量/反流血流速度积分

(2)中等以上程度的主动脉瓣关闭不全,导致左心室舒张末压增高,二尖瓣口多普勒表现为假性正常化或限制性充盈的频谱。

3.连续多普勒

(1)于主动脉瓣下取样,可测及舒张期湍流频谱。

(2)频谱信号的强度与主动脉瓣关闭不全的严重程度相关。

(3)左心室舒张末压=动脉舒张压$-4($舒张末期反流速度$)^2$

舒张末压越高表明主动脉瓣反流越严重。

(4)压力半降时间(PHT)(ms)=主动脉和左心室间的初始过瓣压力阶差下降一半所用的时间。PHT 越短,左心室舒张末压升高越快,主动脉瓣反流越严重。

(5)减速斜率(m/s^2)为主动脉舒张压或反流血流速度下降的斜率。斜率越高说明左心室舒张末压越高,反流程度越重。

(五)诊断的准确性和局限性

1.准确性

(1)二维 TEE 测量的反流口面积$<0.2cm^2$,$0.2\sim0.4cm^2$,$>0.4cm^2$ 为判断主动脉瓣关闭不全的轻度、中度和重度的指标,与血管造影结果相符,敏感性、特异性和预测值为$81\%\sim97\%$。

(2)脉冲多普勒测定的反流分数与左心室造影得到的结果高度相符(r=0.91)。

(3)连续多普勒 PHT$<400ms$,来区分中重度与轻中度主动脉瓣关闭不全的特异性为92%。

(4)反流血流的连续多普勒减速斜率与血管造影对主动脉瓣关闭不全程度的评估相符合(r=0.93)。

(5)反流束宽度与 LVOT 宽度比值和反流束面积与 LVOT 面积比值判断主动脉瓣反流程度的准确性分别为79%和96%。

(6)TEE 检测反流束宽$>6mm$ 或反流束面积$>7.5mm^2$ 提示术中估测反流量$>40ml$,准确性分别为67%和94%。

(7)彩色 M 型超声心动图得到的反流血流束在左心室流出道的血流传播速度。以传播速度 40cm/s 为区分中重度和轻度关闭不全的敏感性和特异性为100%,$>80cm/s$ 为判断重度关闭不全的敏感性和特异性为$85\%\sim96\%$。

2.局限性

(1)不能用二维测量的左心房、左心室大小及容积来判断主动脉瓣反流的程度。

(2)频谱多普勒估测每搏量或反流量以及反流分数的误差主要与测量左心室流出道、右心室流出道直径和二尖瓣环径准确性相关。

(3)反流束宽与 LVOT 宽度比值在偏心性反流时常低估主动脉瓣关闭不全的严重程度。

(4)如果反流流速不清晰或血流与声束夹角$>20°$时,峰值流速、PHT、减速斜率会低估,主动脉瓣反流程度被低估。

(5)彩色多普勒参数依赖于跨瓣压差,高或低的舒张压可导致高估或低估主动脉瓣关闭不全的严重程度。

第五节　感染性心内膜炎

【概述】

感染性心内膜炎(IE)是指细菌、真菌和其他微生物(如病毒、立克次体、衣原体、螺旋体)等病原微生物感染,经血液循环直接侵犯心室内膜、大血管内膜或心瓣膜及腱索所引起的感染性炎症。

此时,细菌就会在瓣膜或内膜表面生长,形成菌团、血小板和纤维素团块,内含大量微生物和少量炎症细胞的赘生物,瓣膜为最常受累部位,破坏瓣膜结构,引起瓣膜的关闭不全。二尖瓣与主动脉瓣损害是 IE 最多见的瓣膜损害。但感染也可发生在间隔缺损部位或腱索与心壁内膜。动静脉瘘、动脉瘘(如动脉导管未闭)或主动脉缩窄的感染虽属动脉内膜炎,但临床与病理均类似于心内膜炎。感染性心内膜炎时,由于细菌侵入内膜,细菌沉淀于低压腔室的近端、血液异常流出处受损的心内膜上,易在受损处黏着并繁殖形成赘生物。

根据病程分为急性和亚急性,并可分为自体瓣膜、人工瓣膜和先天性疾病的心内膜炎。

链球菌和葡萄球菌分别占自体瓣膜心内膜炎病原微生物的 65％和 25％。急性者,主要由金黄色葡萄球菌引起,少数由肺炎球菌、淋球菌、A 族球菌和流感杆菌等所致。亚急性者,草绿色链球菌最常见,其次为 D 族链球菌(牛链球菌和肠球菌),表皮葡萄球菌和其他细菌较少见。真菌、立克次体和衣原体为自体瓣膜心内膜炎的少见致病微生物。

感染性心内膜炎的易感人群:人工瓣膜置换术后、以前曾经患有感染性心内膜炎、复杂的发绀性心脏病患者、心脏有外科分流或重建管道为高危患者。中危人群包括先天性心脏病,特别是主动脉瓣二叶畸形、后天性瓣膜病、二尖瓣脱垂伴反流。另外,经外科修复的 ASD、VSD、CABG 术后、没有瓣叶增厚和反流的二尖瓣脱垂、起搏器置入术后,为低危或没有危险性的人群。

【超声心动图检查】

迄今超声心动图仍然是检出感染性心内膜炎最好的无创性方法,有很好的敏感性。赘生物是感染性心内膜炎的特异性表现,超声对其检出具有很高的特异性。经胸部超声检查可诊断出 50％～75％的赘生物,经食管超声可检出＜5mm 赘生物,敏感性高达 95％以上。赘生物≥10mm 时,易发生动脉栓塞。未发生赘生物,不能排除感染性心内膜炎。感染治愈后,赘生物可持续存在。除非发现原有赘生物增大或新赘生物出现,难以诊断复发或再感染。

超声心动图对心脏大小、瓣膜及腱索的形态、受累瓣叶功能障碍以及赘生物的部位、大小、数目也能进行全面系统评价。由于感染性心内膜炎多发生在有心血管病的基础上,所以在检查出赘生物时应注意患者有无心血管基础病变表现。因感染性心内膜炎种类、受累部位及程度不同,超声心动图表现有所差异。

超声检查可见的其他异常有瓣叶结节样增厚、瓣叶穿孔、粘连、室间隔或瓣环脓肿、主动脉细菌性动脉瘤和心包积液。

1.赘生物(VEG)　是 IE 特征性的病理变化,由微生物、血小板、红细胞、纤维蛋白及坏死组织组成,松散易碎,脱落后的赘生物成为栓子,引起远端的动脉栓塞和迁徙性病灶。赘生物在超声心动图上表现为不规则的中等强度回声团块,可呈条索状、绒毛状、粟粒状等,大小不等,常附着于瓣叶上,并随瓣叶一起运动(图 3-5-1,图 3-5-2)。也可见于腱索、乳头肌、血管壁、缺损边缘、心腔壁上,多为异常血流(反流、分流或狭窄射流束)流经或冲击面上。机化的赘生物回声可增强,活动度可减低。

TEE 对于赘生物的检出更加敏感,尤其是对于＜5mm 的赘生物,TEE 有助于早期诊断。赘生物的位置、大小及活动度与预后密切相关。二尖瓣 VEG 较主动脉瓣 VEG 更易引起动脉栓塞。VEG＞10mm,或治疗后 VEG 不变或增大者,动脉栓塞的风险明显升高。VEG＞15mm 者,死亡率明显升高。因此对合并大的赘生物的患者更倾向于手术治疗。

2.脓肿　心脏脓肿对药物疗效差,需要手术治疗。脓肿破溃可以加重结构损毁和血流动力学障碍,诱发心力衰竭,增加手术的难度和治疗风险。TEE 可大大提高脓肿的诊断率,有利于及时手术及改善预后。脓肿在超声心动图上表现为大小形态各异的回声失落区或回声异常的腔隙,壁厚、粗糙。多位于瓣叶体部、瓣周或相邻的心肌内,可伴有瓣膜增厚或赘生物。一旦破裂,可以导致瓣膜穿孔,或心腔间异常瘘管。超声心动图上提示脓肿的间接征象包括:Valsalva窦瘤形成,主动脉根部前壁增厚≥10mm,间隔旁瓣周厚度≥14mm,人工瓣松脱摇动。

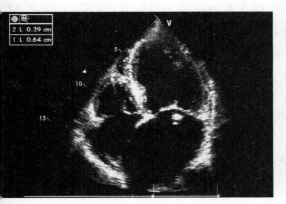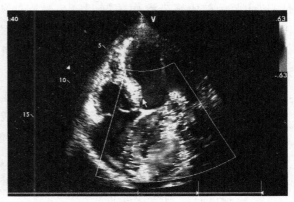

图 3-5-1　心尖四腔切面

二尖瓣后叶赘生物(左),致二尖瓣关闭不全(右)

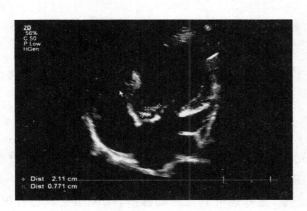

图 3-5-2　心尖五腔切面

主动脉瓣瓣叶上赘生物

3.膨出瘤及穿孔　包括二尖瓣膨出瘤、纤维膨出瘤。

(1)二尖瓣膨出瘤:多位于二尖瓣前叶,常为主动脉瓣反流冲击二尖瓣前叶产生继发感染所致。表现为二尖瓣前叶向左心房侧膨出呈风袋样、瘤样或隧道样结构,收缩期及舒张期均存在,破裂后继发大量二尖瓣反流。

(2)纤维膨出瘤:位于二尖瓣与主动脉瓣之间的纤维三角,感染后薄弱部位突向左心房或心包,破裂后形成异常通道或心脏压塞。表现为风袋样无回声区在主动脉根部后方突向左心房。

4.瓣叶结构损毁　包括瓣膜脓肿、瓣膜膨出瘤形成、瓣叶穿孔、腱索/乳头肌断裂、瓣叶连枷等,常合并大量反流。瓣叶的穿孔以及腱索/乳头肌的断裂可导致急性反流,或原有反流突然加重,甚至出现急性左心衰竭和肺水肿。

5.特殊类型的 IE

(1)人工瓣的 IE(PVE):PVE 占 IE 的 10%～20%。瓣膜置换术后 IE 的发生率为 1%～4%。其中最大的危险是术后 6 个月,尤其是最初 5～6 周。根据发生感染与手术的间隔时间又分为早发 PVE 和晚发 PVE。前者指瓣膜置换后 1 年内发生的 PVE,多与手术有关,为医源性,致病菌为院内感染致病菌群,其中,凝固酶阴性的葡萄球菌是主要病因,预后差。迟发型 PVE 指换瓣 1 年后发生的感染,多为社区获得性,致病菌与非吸毒者的社区获得性自身瓣膜感染无明显差别。研究表明,术后最初几个月机械瓣较生物瓣更具有感染危险,但 1 年后,生物瓣感染的风险超过机械瓣。

PVE 在超声心动图的表现有以下几个方面。

①瓣膜功能异常,如病理性反流、瓣周漏,或因赘生物过大导致瓣膜活动受限,血流受阻,或是由于周围炎症和纤维化导致瓣膜活动度降低等。

②瓣膜赘生物,呈不规则团块状,边缘粗糙,随心动周期而运动。

③瓣周脓肿,以及邻近心内膜或瓣叶上有赘生物。

④瓣膜松脱摇摆,稳定性差。

⑤生物瓣的瓣叶可以产生类似于自然瓣膜感染的损害,如瓣膜的增厚、穿孔等。

受金属瓣膜或支架声影的影响,TTE 对赘生物、瓣周脓肿等结构异常的敏感性较差,TEE 可以更好地诊断 PVE,评价人工瓣功能和血流动力学异常,评价预后,所有怀疑 PVE 的患者均应接受 TEE 检查。

与天然瓣膜的 IE(NVE)比较,PVE 容易扩散到周边组织,预后较差,更容易出现脓肿、心力衰竭等并发症,死亡率高,内科治疗疗效较差,大多数患者需尽早手术。

(2)右心 IE

①右心 IE 占 IE 的 10%,多发生于先天性心脏病、右心起搏器置入、中心静脉置管、静脉营养以及脑脊液-静脉分流术后患者,但大多数还是见于静脉吸毒者。在静脉吸毒伴发热的患者中,13% 的人有右心 IE 的超声心动图表现,受感染之前,三尖瓣的结构往往是正常的。右心 IE 中,绝大多数三尖瓣受累,此外还可累及肺动脉瓣,欧氏瓣受累也有报道但非常罕见,14% 患者可同时累及左心(图 3-5-3,图 3-5-4)。主要的致病菌是金黄色葡萄球菌,占到 70% 左右,其次主要为链球菌。假单胞菌感染倾向于多瓣膜受累。

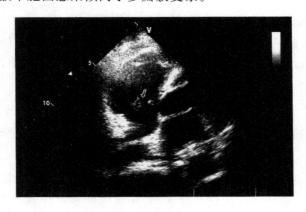

图 3-5-3　三尖瓣瓣叶上赘生物

②右心内出现任何 IE 的超声心动图主要诊断标准,如心内飘动的团块回声附着于瓣叶或其支持结构,或位于反流束的路径中、或瓣周脓肿、新出现的人工瓣膜脱位,同时伴有血培养典型病原体阳性,则基本能诊断为右心 IE。而静脉吸毒本身就是一条次要 duke 诊断标准。肺细菌性栓塞也是一项 duke 次要诊断标准,但这条依据在诊断右心 IE 中的重要性可能被低估了。

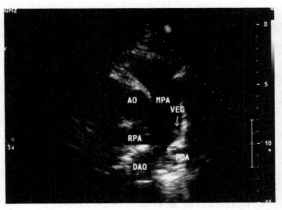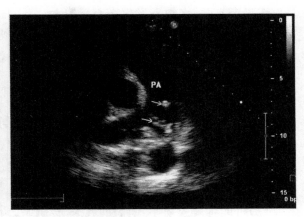

图 3-5-4　大动脉短轴切面,肺动脉内赘生物形成

③右心和左心心内膜炎的临床表现不同。大多数右心 IE 的患者会有收缩期杂音,但没有特异性。通常的表现是持续性发热、菌血症和多发性肺栓塞,缺乏外周血管栓塞是其特异表现。一旦出现外周血管栓塞或神经系统栓塞表现,就需要考虑到合并左心 IE 或矛盾性栓塞可能。当菌血症、发热、胸片上多发性渗出影同时存在时,需要仔细检查右心 IE。

(3)右心 IE 的超声心动图表现为三尖瓣或肺动脉瓣(较少见)上的赘生物。赘生物往往位于瓣膜心房面,处于反流径路中。三尖瓣的赘生物较大,可以超过 2cm,某些情况下甚至需要和心内肿瘤鉴别。右心赘生物需要和心脏内正常解剖结构,如 chiari 网或大的欧式瓣,右心房血栓鉴别。

赘生物的存在并不表示有活动性的感染。超声心动图的发现必须结合临床。陈旧性的或已经治愈的赘生物往往回声增强,甚至钙化。严重的瓣膜损伤导致瓣膜功能障碍和重度三尖瓣反流是三尖瓣心内膜炎的常见后果。而 TEE 往往用于 TTE 透声条件差,或 TTE 阴性但临床高度怀疑心内膜炎(特别是葡萄球菌菌血症)的患者。当怀疑瓣周脓肿、特殊部位右心 IE,如肺动脉瓣受累或欧氏瓣受累时以及怀疑起搏导管和右心人工瓣膜合并感染时,一般要行 TEE。经胃切面是显示三尖瓣最好的切面,而 60°经食管中段切面是显示肺动脉瓣最好的切面。

右心 IE 并发细菌性肺栓塞可导致肺梗死、肺脓肿、双侧气胸、胸腔积液和积脓。多发性肺栓塞会导致右心增大、右心衰竭和三尖瓣反流加重。心脏表现主要是由严重的三尖瓣反流和右心容量负荷过重、心腔增大和右心衰竭所导致。瓣周脓肿比较少见。当右心 IE 使右心房增大右心房压力增高到一定程度时,会出现经卵圆窝的右向左分流。

6.鉴别诊断

(1)风心病鉴别:瓣膜增厚钙化,明显的瓣膜狭窄,瓣膜关闭不全较轻,一般无瓣膜脱垂;瓣膜赘生物常伴有明显的瓣膜脱垂,有明显的关闭不全,瓣膜开放尚好。

(2)黏液瘤鉴别:三尖瓣较大的赘生物,常含有蒂,与瓣膜的运动一致,极易与黏液瘤混淆。黏液瘤常多附于房间隔上。赘生物附着在瓣膜上,且在治疗过程中动态观察,赘生物的大小常有变化,甚至消失。

(3)血栓形成相鉴别:心内血栓多由风心病二尖瓣狭窄、扩张性心肌病和心肌梗死引起,多与血流淤滞有关,多数不发生在心瓣膜上。

(4)二尖瓣连枷瓣叶或腱索断裂:连枷瓣叶或断裂的腱索于收缩期移向左心房,而在舒张期无明显异常运动,瓣叶的心房面无异常的占位性肿块。二尖瓣赘生物是在瓣叶的心房面,且有急性感染史。

7.超声心动图的局限性

(1)非特异性诊断,确诊仍要结合临床及解剖学以及病原学。

(2)不能鉴别感染性赘生物与瓣膜无菌性损害。

(3)不能鉴别赘生物与人工瓣血栓或血管翳。

(4)不能区别活动性或已治愈的赘生物。

(5)可能将瓣膜增厚、断裂的乳头肌/腱索、瓣膜钙化或结节误诊为赘生物。

第四章　消化系统影像

第一节　急腹症

急腹症是一类以急性腹痛为突出表现的腹部疾病的总称,涉及消化、泌尿、生殖及循环等系统的多种疾病。此外,其他系统或某些全身性疾病也可出现类似急腹症的影像学表现。因此,急腹症不仅是日常临床工作中的常见病,也是在诊断上较为繁杂疑难、内容较广泛的一组疾病。

一、检查技术

急腹症常用的影像检查技术包括 X 线检查、CT 检查、超声检查,而 MRI 检查的应用相对较少。了解急腹症的各种影像检查方法、应用范围、限度,有助于合理选用。

急腹症影像检查的目的在于明确疾病的有无、病变的部位、范围、性质及并发症等,以便为疾病诊断、治疗计划制定和疗效评估提供依据。

(一)X 线检查

X 线检查前一般不做胃肠道的清理准备,最好在胃肠减压、放置肛管、灌肠及给吗啡类药物治疗前进行,以保持腹部原有的病理生理状态。

1.透视及 X 线平片　为较常用的方法。

透视:可观察膈肌运动和胃肠蠕动,通过压迫了解胃肠活动度,还可除外胸部疾病。常用于胃肠穿孔和肠梗阻诊断的筛选。

X 线平片:常用摄影体位有仰卧前后位,仰卧水平侧位,侧卧水平正位,站立正、侧位和倒立正、侧位等。

仰卧前后位,不能显示腹腔内的气液平面,对腹腔内游离气体显示较差,但对腹部的其他病理情况均可显示,包括肠内积气、积气肠管在腹腔内的分布位置、实质脏器形态变化、软组织块影、腹水及腹壁改变等,因而是基本摄影体位。其他体位,由于重力关系,器官及腹内液体均下坠,致使近地侧的投影有一定重叠,而腹内游离气体及含气较多的肠袢则上浮,因而显示在照片的上方。

上腹部病变,如膈下脓肿、肝脓肿等,多采用仰卧前后位和仰卧水平侧位或站立正、侧位,以便对脓腔进行三维空间定位。胃肠道穿孔、梗阻、外伤、腹腔和腹内脏器感染,则用仰卧前后位和侧卧水平正位,以便了解腹内气体及液体的游动情况。先天性直肠肛门闭锁,则多用倒立侧位检查。

2.造影检查　钡剂或空气灌肠检查主要用于回盲肠部肠套叠、乙状结肠扭转、结肠癌所致梗阻及先天性肠旋转不良等。对肠套叠和乙状结肠扭转,部分病例还可行灌肠整复。钡餐主要用于检查先天性幽门肥厚、十二指肠梗阻等。口服碘剂可用于胃肠道穿孔及肠梗阻等检查。对急性消化道大出血,需行选择性或超选择性血管造影,在明确出血部位后,可滴注加压素或栓塞止血。

(二)CT 检查

1.平扫　目前在急腹症影像检查中,CT 扫描已成为腹部 X 线平片的重要补充手段,尤其是部分疾病如急性阑尾炎,腹部 X 线平片价值不大,而应首选 CT 扫描。而对于常见的肠梗阻、胃肠穿孔所致全腹膜炎等疾病,由于 CT 检查能提供更多的诊断信息,亦可做为首选检查方法。

CT 扫描范围一般应上自横膈,下达盆腔,也可重点检查病变可能累及的解剖范围。为显示腹内游离气体所使用的窗技术,能将气体与脂肪区分开。

2.增强扫描　主要用于腹内脏器损伤、炎症及腹腔脓肿,也可用于了解肠梗阻血供障碍。除需静脉团注对比剂外,其扫描技术基本同于平扫,仅窗技术略有不同。个别情况按需要可行动态扫描,以观察不同时相病变的密度变化(对于不明原因的急腹症,推荐扫描门静脉期及延迟期,一般不选择动脉期),例如判断急性胰腺炎有无胰腺坏死。

(三)超声检查

取仰卧位,将探头置于腹部,作纵、横向扫查。由于急症就诊,事先未能饮食控制,肠道气体干扰有时非常严重,影响了对胆囊疾病、特别是胰腺疾病的清晰显示。因此在病情允许的情况下,患者应空腹并适当饮水后再行检查。对于急腹症患者的扫查不应局限于疼痛部位,应注意检查其他常见的容易发生急腹症的部位(如阑尾、盆腔)以及一般不进行常规检查的部位(如肠道等)。

(四)MRI 检查

目前处于初步应用,不作介绍。

二、正常影像表现

(一)X 线检查

1.X 线平片　正常情况下,由于腹壁与腹内器官缺乏自然对比,因而腹部平片所显示的软组织层次较少,主要有

(1)腹壁与盆壁:腹膜外(主要指腹膜后)间隙及器官周围的脂肪组织,于平片上显示为灰黑影。腹部前后位片上,在两侧胁腹壁内,可见腹膜外脂肪影,上起第 10 肋骨下端,向下延伸到髂凹而逐渐消失,称胁腹线。肾周脂肪线是肾周间隙的脂肪组织投影。

腰大肌、腰方肌位于腹后壁,闭孔内肌、提肛肌等处于盆腹膜外,由于肌鞘内脂肪的对比,

摄影条件好的腹部前后位平片也可将它们的边缘显示出来。

正常腹部平片,还可显示腹部及盆腔的骨性支持结构及胸腹壁软组织。

(2)实质脏器:肝、脾、肾等呈中等密度,借助于器官周围或邻近脂肪组织和相邻充气胃肠的对比,在腹部平片上,可显示器官的轮廓、大小、形状及位置。正位像上部分患者可显示肝下缘,微向上突或较平直,肝下缘与肝外缘相交形成肝角,一般呈锐角。脾上极与左膈影融合而不显示,下极较圆钝。两肾沿腰大肌上部两侧排列。胰腺于平片上不易显示。子宫仅偶尔显影,位于膀胱上缘上方,呈扁圆形软组织密度影。

(3)空腔脏器:胃肠道、胆囊、膀胱等脏器为中等密度,依腔内的内容物不同而有不同的 X 线表现。胃、十二指肠球部及结肠内可含气体,于腹部平片可显示部分内腔。小肠除婴幼儿可有积气外,一般充满食糜及消化液,与肠壁同属中等密度,因缺乏对比而不能显示。若胃内有较多固态食物,结肠或直肠内有较多粪便,由于它们周围有气体衬托,故可显示软组织密度斑片或团块影。结肠分布于腹部四周。膀胱和胆囊周围有少量脂肪,偶尔也可显示部分边缘。

2.造影检查 造影检查的正常表现。

(二)CT 和超声检查

CT 平扫可以观察肝脏、脾、肾脏、胰腺、盆腔和腹膜后间隙等解剖结构的密度和形态。对胃肠道可以观察其位置、大小、形态和密度。正常腹腔内无积气、积液表现。增强 CT 显示胃肠道系膜血管和胃肠道管壁发生强化。

三、基本病变表现

(一)X 线检查

1.X 线平片 急腹症时,腹部的各主要解剖结构可因病理改变而发生密度或形态的变化,从而形成不同的异常表现,现分述如下。

(1)腹腔积气:某种病因导致腹膜腔内积气且随体位改变而游动,该气体则称游离气腹。立位投照,气体可上浮到横膈与肝或胃之间,显示为透亮的新月形气体影。侧卧水平位投照,气体则浮游到靠上方侧腹壁与腹内脏器外壁之间。仰卧前后位时,气体浮聚于腹腔前方,可使居前方的肝镰状韧带和脏器外壁得以显示。若腹腔内气体局限于某处,且不随体位改变而移动,则称之为局限性气腹。

腹腔内游离气体常见于胃肠穿孔、腹腔术后或合并感染。

此外,某些病理情况,在实质脏器内(如肝内脓肿)、血管内(如肠缺血性坏死的门静脉内积气)、胆管内(如胆肠瘘或吻合术后)以及胃肠壁内(如新生儿坏死性小肠结肠炎),均可有积气征象。

(2)腹腔积液:各种不同的病因如感染、外伤、肝硬化、肿瘤、低蛋白血症等均可导致腹腔积液,简称腹液。腹液在腹腔内坠积于低处。仰卧位时,以盆腔和上腹腔内的肝肾隐窝最低,其次为两侧结肠旁沟。大量腹液时,胀气的肠曲漂浮于腹中部。肠曲间也可有腹液,仰卧位片上,表现为肠间隙加宽,但改变为侧卧水平位投照时,因肠曲之间的腹液流向近地侧,其肠间隙将相对变窄,且近地侧腹部密度显著增高。不同体位投照所显示的肠间隙宽度的变化,可帮助判断有无腹液存在并大致估计其量的多少。

(3)实质脏器增大:如肝、脾、肾等增大,则在轮廓、形状等方面发生改变。同时也可能压迫、推移相邻脏器,尤其是含气的空腔脏器,致使显示出一定程度的受压移位征象。

(4)空腔脏器内积气、积液并管腔扩大:胃肠腔内积气、积液和管腔扩大表现最常见于梗阻性病变,也见于炎症和外伤。十二指肠降段梗阻,其近侧的胃和十二指肠球部胀气扩大,在立位或侧卧水平位投照,可表现出"双泡征"。小肠和结肠充气扩大,在气体衬托下,可通过观察肠黏膜皱襞的形态而将它们区分。同时也可观察肠曲位置、排列形式、活动度以及肠黏膜皱襞增粗、肠壁增厚等改变,进而分析梗阻的平面及类型。

正常时,空肠居左上腹,回肠居右下腹及盆腔。小肠及其系膜扭转,如扭转度为180°的奇数倍(如180°、540°)时,则可出现易位情况,即空肠位于右下腹,回肠位于左上腹。回、盲肠套叠,回肠套入较深时,对小肠系膜的牵引较明显,也可造成右下腹空虚,并使套叠近侧小肠移向右下腹。

肠曲排列形式及活动度的变化,对诊断有一定的意义。小肠系膜扭转,胀气的肠曲常因系膜紧缩、牵引,而出现向周围伸展及活动度受限,即有向心性集中和对称性排列的倾向。粘连性肠梗阻常有肠曲活动度减少,甚至固定。

肠黏膜皱襞和肠壁增厚常发生于肠壁的循环障碍,如绞窄性肠梗阻、肠系膜血管血栓形成,亦常见于肠炎特别是坏死性肠炎以及肠壁损伤等。腹腔感染,因肠外炎性物附着,也可使肠壁增厚。

(5)腹内肿块影:肿块在相邻充气肠曲对比下可显示为均匀的软组织块影,有较清晰的边界。假性肿块又称"假肿瘤"征,是两端闭锁的绞窄肠段,即闭袢内充满大量液体的表现。其密度较高,致使仰卧正位片上,呈肿块影像,而侧卧水平位照片上则在该块影的上部显示一短小的液面,可与真正的实体性肿块区别。

(6)腹内高密度影:主要为阳性结石、钙斑和异物。阳性结石包括泌尿系结石、阑尾粪石和部分胆系胆石。阑尾粪石常呈分层同心环状,居右下腹。钙斑包括胎粪性腹膜炎、扭转的卵巢畸胎瘤等。前者常并有粘连性肠梗阻。

(7)腹壁异常:包括腹脂线异常、腹壁软组织肿胀、组织间积气和腹壁肌张力异常等。

炎症或外伤使脂肪组织发生充血、水肿、坏死和出血等,致使腹脂线增宽,透明度下降甚至消失。可发生于腹膜后间隙病变或与腹脂线相邻的腹腔内病变。

炎症、外伤还可使腹壁软组织增厚,密度增加和向外突出。腹壁软组织内还可显示组织间积气,气体可来源于腹膜后或间位空腔脏器向腹膜外破裂,另外也见于开放性腹壁损伤。

(8)下胸部异常:急腹症时,胸膜、肺底、膈肌和下胸壁软组织可发生改变。例如膈下脓肿,常有同侧胸腔积液、肺底炎症、膈肌上升及活动度减小和胸壁局部肿胀等。

2.造影检查　急腹症时造影检查,依检查方法和部位不同可有以下异常表现。

(1)钡剂、空气灌肠:应用于急腹症时可有以下表现。

1)急性肠套叠时:回结型和回盲结型套叠均可导致肠梗阻。钡剂或空气灌肠可显示套头梗阻端所形成的杯口状或半圆形充盈缺损;依X线投射方向与肠套叠软组织肿块长轴的关系是垂直或一致而显示不同形态充盈缺损。由于逆行灌注的钡剂或空气伸入到套鞘内,因而可显示弹簧状的套鞘征。

2)乙状结肠扭转时:钡剂或空气逆行灌注受阻于梗阻处,突然呈削尖样或鸟喙状狭窄甚至完全阻塞。

3)结肠癌所致结肠梗阻时:钡剂可于病变处显示不规则狭窄或环形狭窄,甚至完全阻塞。

(2)泌尿系造影:主要用于检查急性肾及膀胱外伤,可有以下表现。

1)肾破裂时:行静脉肾盂造影可显示肾盂、肾盏连续性受损,对比剂外溢,进入有撕裂伤的肾实质内或进入肾包膜下、肾周间隙内。

2)膀胱破裂时:行静脉肾盂造影,当对比剂充盈膀胱后,可能显示膀胱边缘模糊不清,甚至对比剂可进入腹腔内或盆外筋膜间隙内(因膀胱部分居腹腔内,部分居腹膜外间隙)。

(二)CT 检查

1.CT 平扫 由于 CT 对软组织密度的分辨力高于 X 线,使腹内脏器、肌肉、脂肪等组织清晰显影,对急腹症引起的异常密度变化,如脏器的水肿、脓肿、腹液、异常气体及液体的潴留、异常钙化及异物等均可确切显示。

(1)异常气体及液体潴留:在普通 X 线检查难以确认者,如急性胰腺炎的炎性渗出液或其他原因造成的积气、积液且所居位置较深在时,CT 检查可确切检出。

(2)异常钙化灶:CT 对钙化病灶的检出比 X 线平片敏感,如对腹内部分肿瘤的钙化及结石的检查,常可以明确显示。

(3)腹内脏器外伤:如肝脾破裂、肾包膜下出血以及其他脏器损伤,CT 检查可以直接显示破裂后的裂隙和损伤的范围,并可大致判断出血的时间及出血量。出血常因混有一定的胆汁(肝破裂)、胰液(胰腺破裂)或尿液(肾破裂),并且从出血到 CT 扫描时间的不同,致使损伤处及腹腔内、腹膜后间隙液体有不同的 CT 值。

(4)腹内肿块:CT 检查可以明确肿块的有无、肿块的位置及其与周围脏器的关系,对肿块的鉴别诊断亦具有重要价值。

2.CT 增强扫描 急腹症一般不首选 CT 增强扫描,若疑为实质脏器外伤破裂或腹内肿块而平扫难以确定或疑为肠系膜血管病变时选用。

(1)实质脏器增强扫描:①可以更清楚显示脏器挫裂伤、实质血肿、包膜下出血,以及血液进入相邻间隙内等征象。②实质脏器肿瘤破入腹腔导致的大出血,以及脏器炎症、脓肿等病变的 CT 增强表现。

(2)肠管及肠系膜增强扫描的异常表现:可归纳为如下方面:①肠壁可异常增强、密度增高;②肠壁内积气;③肠系膜血管拉长、增粗、不正常走行、集中,血流灌注延迟,甚至闭塞;④门静脉内积气。

(3)腹部大血管增强扫描的异常表现:主要为腹主动脉瘤或夹层破裂。可显示腹主动脉瘤所致管径扩大,及可能出现的对比剂溢入大血管周围和腹膜后间隙。主动脉夹层破裂还可显示腹主动脉内有真腔、假腔。依腹主动脉病变破裂外溢血液的多少,侵犯范围的大小而产生不同程度的脏器(主要为肾、胰腺、十二指肠降部等腹膜后间隙脏器)推移表现。

(4)腹膜腔增强扫描的异常表现:当腹膜炎症及脓肿形成时,可以显示腹膜增厚,密度增高等改变。

（三）超声检查

超声检查对于胆囊炎、胆石症、急性胰腺炎、肠梗阻、外伤都有一定的价值,主要异常表现有以下几点。

1.异常气体与液体　游离气体存在时可见膈下、肝脾前方强回声,后方伴有声影。肠梗阻时肠腔扩大中的积液表现为液性暗区,胃肠道穿孔后内容物流入腹腔刺激腹膜也可见局部的腹液征象。

2.实质脏器外伤　肝脾破裂时显示外形膨隆,轮廓中断,新鲜出血为强回声、低回声或不均匀回声,包膜下血肿表现为混合性回声肿块,被压缩的脏器如肝、肾实质回声增强。

3.胆道和胰腺急性炎症与胆石症　超声检查简便、可靠。急性胆囊炎时胆囊壁增厚、模糊;胆囊内结石呈强光点、光斑或光团伴声影为其特征。急性胰腺炎时胰腺肿大、回声减低。

四、疾病诊断

急腹症中常见的有胃肠穿孔并全腹膜炎、腹腔脓肿、肠梗阻、腹部脏器损伤及腹主动脉瘤破裂等。

（一）肠梗阻

肠梗阻是肠内容物运行障碍所致的急腹症,临床上常见。影像学检查的目的在于:明确有无肠梗阻;若有梗阻则应进一步明确梗阻的类型,并判断梗阻是完全性还是不完全性;此外,还需确定梗阻的位置并寻找梗阻的原因。

【临床与病理】

肠梗阻一般分为机械性、动力性和血运性三类。机械性肠梗阻分单纯性与绞窄性两类。前者只有肠管通过障碍,无血液循环障碍,后者同时有血液循环障碍。动力性肠梗阻分为麻痹性肠梗阻与痉挛性肠梗阻,肠管本身并无导致通过障碍的器质性病变。血运性肠梗阻见于肠系膜血管血栓形成或栓塞,有血循环障碍和肠肌运动功能失调。

【影像学表现】

不同类型肠梗阻有不同的影像学表现特点。

1.单纯性小肠梗阻　当梗阻发生后3~6小时,各种影像检查手段如立位或侧卧水平位X线平片、超声检查、CT扫描均可显示出梗阻近端肠曲胀气扩大,肠内有高低不等的阶梯状气液面,肠壁与肠黏膜皱襞除非病程较长,一般无明显增厚。梗阻段远侧无气体或仅有少许气体。据胀气扩大肠曲的类型可估计梗阻的位置。高位梗阻时,梗阻近端肠管主要存留液体,气体多因呕吐而排出,此时上腹部仅可见少量含气扩张的小肠阴影,中下腹部则无任何肠腔显影,此种情况如患者临床症状明显应警惕为高位小肠梗阻的可能。低位小肠梗阻的特征是扩张肠腔及液面多,分布范围可占据整个腹部。

CT扫描可发现在扩张的近端肠管与塌陷或正常管径的远侧肠管之间的"移行段",其为判断梗阻部位和原因的重要依据。

不同的致病因素,尚可在影像学上有一定特征,如胆石性肠梗阻可能在梗阻处显示阳性结石,或显示因胆肠内瘘所致的肝内胆管积气;蛔虫堵塞所致的肠梗阻可在小肠内显示有大量成团、成束的蛔虫影像。

2.绞窄性小肠梗阻　由于绞窄性肠梗阻多为闭祥性肠梗阻,常见于扭转、内疝、套叠和粘连等,多有小肠系膜受累,肠曲活动被牵制,伸展受限,因而有肠曲向某一固定部位聚集的表现。肠壁循环障碍可导致肠壁增厚(后期可变薄),黏膜皱襞增粗,肠内积液和液面较高等改变。闭祥性肠梗阻,肠腔内充满液体,在腹平片上表现为软组织密度的肿块,称为"假肿瘤"征。如充气闭祥肠管呈"U"形,由于在形态上类似咖啡豆,则称"咖啡豆"征。绞窄性小肠梗阻后期,由于肠系膜的血管常发生狭窄或闭塞,从而易引起肠坏死,还可并发腹腔积液;由于合并动力性因素,结肠和直肠也可以充气。

不同病因所致绞窄性肠梗阻还各具一定影像表现特点。例如,小肠扭转、内疝及粘连时,常合并"假肿瘤"征或"咖啡豆"征;粘连性肠梗阻,比较其仰卧前后位和侧卧水平正位 X 线片,若充气积液的小肠曲排列变化小,表明肠曲排列不随体位改变而变化,提示肠曲活动性减低,部分病例可出现肠曲纠集征象和肠曲转角较急的表现;急性肠套叠可显示套叠部的种种表现,如超声和 CT 检查所显示的同心圆征或靶环征等。

CT 扫描对判断肠管缺血程度有一定帮助,肠壁轻度增厚、靶征及肠系膜血管集中等征象反映肠管缺血属轻度或存在可复性;而 CT 平扫肠壁密度增加、积气以及肠系膜出血等征象则提示肠管缺血比较严重甚至已梗死,增强 CT 还可提供进一步的诊断信息。

3.结肠梗阻　大肠癌、乙状结肠扭转是大肠梗阻常见的病因。它们都可能产生闭祥性肠梗阻征象。前者因癌肿近侧结肠扩张、压力增大,将回盲瓣闭塞,导致肿瘤与回盲瓣双端闭锁,形成闭祥,使该段结肠内大量积液。后者为乙状结肠连同系膜扭转而导致该段肠曲双端闭锁,内含大量液体,形同马蹄状,其圆弧部向上,两肢向下并拢达左下腹梗阻点,这种特征性的表现可在立位 X 线平片时清晰显示;钡剂灌肠时,完全梗阻的患者表现为钡剂充盈乙状结肠下部,向上逐步变细,并指向一侧,呈鸟嘴状。梗阻近侧结肠胀气扩大并积液。胀气扩大的结肠可显示出结肠袋且整个结肠均位于腹部周围,借此可与小肠扩张区别。

4.麻痹性肠梗阻　麻痹性肠梗阻又称肠麻痹。全部肠管均处于麻痹扩张状态,无器质性狭窄。常见于急性腹膜炎、脓毒败血症、腹部术后、低血钾症、严重外伤或外伤性休克以及腹膜后间隙感染或血肿等。腹部 X 线平片及 CT 扫描表现包括:大小肠呈均等性扩张和积气,可有液面形成。除小肠结肠扩张外,有时胃也扩张。其中结肠扩张显著,通常以全结肠扩张充气为诊断本病的重要依据。结肠充气多分布在腹周结肠框内,立位多见于肝、脾曲结肠。如能将肝、脾下缘衬托出,即为肝、脾曲结肠充气的依据。卧位气体多见于横结肠及乙状结肠。麻痹性肠梗阻立位也可见到液平面,但一般少于机械性肠梗阻。多次检查肠管形态改变不明显是本症的又一重要征象。

【诊断与鉴别诊断】

用影像学方法评价临床拟诊肠梗阻的急腹症患者时,应注意以下几个方面。

1.对有无肠梗阻的判定　在发生完全性机械性肠梗阻数小时之后,梗阻近端的肠曲扩张并且有积气、积液。在立位腹平片和侧卧水平投照腹平片上,可见到扩张的肠曲,其中可见到气液平面。在完全性肠梗阻发生后的 24～48 小时内,梗阻远端的肠管内的气体即被吸收,表现为梗阻段以下肠管内看不到肠气。虽然在肠梗阻的早期或不完全性肠梗阻的病例,结肠内有气体存在,但小肠机械性梗阻时小肠含气量明显多于结肠。根据这种表现可以和小肠、结肠均匀扩张的麻痹性(动力性)肠梗阻相鉴别。

2.对肠梗阻部位的判定   根据肠曲扩张和液平面的部位、数量及肠黏膜皱襞的特点可以判断肠梗阻的大致部位。由于梗阻段以下的肠管处于空虚状态,不含气体和液体,所以肠管扩张和液平面的位置常可提示梗阻段的大致位置。小肠近端的梗阻扩张的肠曲少、液平面少并且多位于上腹部。小肠远端的梗阻则扩张的肠曲多、液平面多,有时扩张积气的肠曲和液平面可遍及全腹,如回肠末端的梗阻。结肠梗阻时,由于回盲瓣的单向通过作用,在梗阻的早期,积气和积液主要发生在结肠;而小肠的积气和积液现象则不明显。随着病程的进展,回盲瓣的功能丧失,此时小肠也可有较多的肠曲扩张和积气、积液。小肠和结肠同时明显扩张的情况更常见于麻痹性肠梗阻。根据扩张肠管黏膜皱襞的类型也可区分小肠和结肠,小肠黏膜呈弹簧状,贯穿肠管横径的全长,而结肠的半月瓣仅能到达肠管横径的一部分。

3.对肠梗阻有无绞窄性的判定   绞窄性肠梗阻由于肠系膜血管受到压迫,必然引起不同程度的血运障碍。绞窄的后果,除引起肠腔通道完全阻塞外,肠壁由开始的瘀血、肿胀、增厚、大量渗出到缺血,以致最终坏死。故绞窄性肠梗阻可出现如下征象:①闭袢内大量积液形成假肿瘤征。②闭袢大量积气扩张形成所谓咖啡豆征。③若出现肠坏死可见肠壁内出现线状或小泡状气体影。④病变发展快,1~2天内可出现腹水,腹脂线不清。

(二)胃肠道穿孔

胃肠道穿孔常继发于溃疡、创伤破裂、炎症及肿瘤,其中胃十二指肠溃疡穿孔最为常见。创伤破裂通常发生于肠管,多由闭合性损伤引起。肿瘤穿孔是因肿瘤坏死或肿瘤引起的肠梗阻所致。此外,肠伤寒、局限性肠炎、坏死性肠炎以及溃疡性结肠炎也可造成肠穿孔。

【临床与病理】

胃十二指肠溃疡穿孔多发生在前壁,穿孔直径一般为0.5~1.6cm。穿孔的同时胃十二指肠内的气体和内容物流入腹腔,引起气腹和急性腹膜炎。慢性穿孔多发生在后壁,尤其多见于十二指肠后壁,穿透前浆膜与附近组织器官粘连,有时溃疡虽很深,但内容物不流入腹腔。由于小肠肠曲彼此紧靠,穿孔后纤维蛋白沉着,相互粘连,穿孔很快被封闭,故小肠内容物流出少,且小肠气体少,也较少造成气腹。结肠气体量较多,穿孔后肠内容物随大量气体流入腹腔,易形成气腹和局限性或全腹膜炎。

临床特点是起病骤然,持续性上腹剧痛,不久可延及全腹,产生腹肌紧张,全腹压痛与反跳痛等腹膜刺激症状。

【影像学表现】

X线:腹部平片检查发现气腹是诊断胃肠道穿孔的重要征象,但属非直接征象。因此发现气腹后首先应排除非胃肠道穿孔所致之气腹。气腹常能提示胃肠穿孔,但不能定位。此外,还应注意虽有穿孔但无气腹,故X线检查未见气腹也不能完全排除胃肠道穿孔。

当胃肠道穿孔穿入腹腔内时,主要X线表现为气腹、腹液、腹脂线异常和麻痹性肠胀气等征象,其表现如前述。

在X线检查中,以游离气腹最重要。应注意几种情况:①胃、十二指肠球部及结肠,正常时可以有气体,因此穿孔后大都有游离气腹征象;②小肠及阑尾,正常时一般无气体,穿孔后很少有游离气腹征象;③胃后壁溃疡穿孔,胃内气体可进入小网膜囊,如网膜孔不通畅,气体则局限在网膜囊内,立位照片于中腹显示气腔或气液腔,即网膜囊上隐窝充气,而气体并不进入大腹腔;④腹膜间位或腹膜后空腔器官向腹膜后间隙穿孔,气体进入肾旁前间隙,还可进入腹膜后其他间隙,出现腹膜后间隙充气征象,而腹腔内并无游离气体。因此,没有游离气腹征象并不能排除胃肠道穿孔。

腹腔内积液及气液征象:为胃肠穿孔后,胃肠内容物进入腹腔引起的化学性和细菌性腹膜炎表现,还可发生相邻胁腹脂线变模糊、肠曲反应性淤积、肠麻痹等征象。

腹腔脓肿征象:局限性腹膜炎可形成腹腔脓肿,多位于腹腔间隙或隐窝中,常以腹壁、器官及韧带形成脓腔壁。主要 X 线表现:①可见气液空腔或气泡征象;②脓腔无气体时,表现为组织肿块影;③脓肿相邻器官受压移位;④脓肿周围炎性浸润,相邻脂肪线增宽、密度增高或消失;⑤炎症扩散,相关间隙、隐窝因脓液引流而形成新的脓肿,因此有时可见多发脓肿征象;⑥上腹腔淋巴炎性引流,可出现胸腔积液、肺底炎症及小叶肺不张等;⑦膈下脓肿,出现压迫膈、肝等征象。结肠旁脓肿位于结肠旁沟时,结肠旁沟增宽,邻近结肠受压移位。盆腔脓肿常使相邻盆壁脂肪线发生改变,直肠受压向对侧移位。

CT:胃肠穿孔后,CT 检查能敏感地发现少量气腹和腹膜后积气,亦可确认积液以及积液的部位和量,特别是能显示少量积液。如横结肠系膜上方的腹腔积液最初位于肝后下间隙内,居肝右叶后内侧与右肾之间,是横结肠系膜上方腹腔最低处,表现为围绕肝右叶后内缘的水样密度。横结肠系膜下方的积液,早期位于盆腔的膀胱直肠陷窝或子宫直肠陷窝内,表现为边界清晰水样密度,其后可延伸至结肠旁沟内。大量积液时,小肠漂浮,集中在前腹部,这时低密度脂肪性肠系膜在周围腹水衬托下可清楚显示。而小网膜囊积液于胃体后壁与胰腺之间呈水样低密度区,大量积液时,脾胃韧带受推移。

CT 对于腹腔脓肿的显示较 X 线清晰,而且对比增强扫描可见脓肿壁呈环状强化。

超声:胃肠道穿孔主要表现是腹腔内游离气体和游离液体。超声检查在腹腔高位处,可见闪烁强回声,后方伴部分声影。胃肠道穿孔后,内容物流入腹腔,腹膜受刺激而产生渗出液,局部出现腹水征以及局限性或全腹膜炎征象。

【诊断与鉴别诊断】

胃肠道穿孔以胃、十二指肠溃疡穿孔最常见。穿孔穿入腹膜腔内时,主要出现气腹、腹液、腹脂线异常以及麻痹性肠胀气等征象,一般不难诊断。

胃前壁穿孔在腹膜腔内形成游离气体。但要注意后壁穿孔的气体局限于小网膜囊内;腹膜间位或腹膜后空腔器官向腹膜后间隙穿孔,气体进入并积存于肾旁前间隙及腹膜后其他间隙,而腹腔内并无游离气体。因此,没有游离气体并不能排除胃肠穿孔。继发腹膜炎征象,主要是腹液、邻近胁腹脂线变模糊、邻近肠曲反应性淤积及肠麻痹,对诊断也有一定价值。

原发性腹膜炎无气腹征象,可与胃肠穿孔所致继发性腹膜炎区分。

总之,胃肠道穿孔以 X 线透视、腹部平片检查为主,结合临床症状、体征和发病经过,易明确诊断。CT 和超声检查则主要用于检查胃肠道穿孔后的并发症。

(三)腹部外伤

腹部外伤主要是指腹部受到外力的撞击而产生的闭合性损伤,常累及实质性脏器如肝、脾、肾和空腔脏器，可发生在腹膜腔或腹膜后间隙。

【临床与病理】

实质脏器闭合性损伤可在实质内或包膜下形成血肿，亦可破裂而合并邻近腹腔间隙、陷窝内积血。空腔脏器外伤性破裂依受累脏器位于腹膜内或腹膜外而有不同改变。例如，胃、空肠、回肠、横结肠等，发生破裂，其胃肠内容物及出血进入腹膜腔可导致急性腹膜炎；而十二指肠降、升段或升、降结肠向后方破裂，肠内容物及出血则进入到腹膜后间隙。在临床表现上，暴力点及体征方面也各有一定特点。实质性脏器损伤的发生率依递减顺序为脾、肝、肾、胰等。

【影像学表现】

实质脏器包膜下血肿：超声检查肝、脾、肾包膜基本上完整，肝、脾、肾切面形态失常，其表面与腹壁间可见扁圆形代表血肿的无回声区，内部可见散在小光点回声，并有漂浮感，血肿位置若较深，在肝、脾实质周边出现边缘不清低回声或边界清晰的无回声区，有时还可见条索状间隔回声，为血凝块所致。CT 扫描包膜下血肿呈高或等密度影，脏器实质可显示压迫内陷。

实质脏器内血肿：在超声及 CT 扫描中，于肝、脾、肾实质内可显示血肿征象。超声呈局限性边界不清的不规则低回声区，其内部有小片状无回声区及不规则回声增强等。CT 扫描，肝、脾实质内血肿密度与正常组织形成明显差异。CT 平扫时急性出血区密度可以增高；出血较久，其密度可以较低。

实质脏器破裂：其包膜不完整，超声及 CT 扫描不一定显示。但于膈下、肝肾陷窝、肾周、盆腔及左右结肠旁沟等区域可识别积血，超声显示积血形成的无回声区，CT 扫描显示不同密度的积液，并可见相应的肝、脾、肾脏内的血肿表现。

【诊断与鉴别诊断】

腹部闭合性损伤影像表现有：脏器实质内或包膜下血肿，腹腔内积气、积血和急性腹膜炎征象等。结合明确的外伤史、相应的临床症状与体征，诊断并不难。

腹部闭合性损伤首选的检查方法是 CT 检查，有很高的敏感性与特异性，且可明确损伤的类型与范围，必要时行 CT 增强扫描还可提供更多的诊断信息；超声检查也有一定的诊断价值，而 X 线平片则提供的诊断依据不多，腹部平片结合超声检查可互补其不足。

腹部闭合性损伤常需与非外伤性出血，如脾自发性破裂、肝癌破裂等鉴别，结合临床、超声及 CT 表现不难区分。

五、各种影像检查的比较与优选

对于急腹症影像检查方法的优选，一般以普通 X 线检查为主，如透视、常规 X 线平片等。除个别情况外，大多可提供诊断信息。对此类疾病，CT 检查较 X 线检查显示的影像征象更加丰富和明确，如对显示脏器破裂伤、包膜下血肿、器官周围出血、腹腔内积液、脓肿、肠套叠以及机械性和血运性肠梗阻、急性胆囊炎、急性阑尾炎、阑尾周围脓肿等疾病可提供更多的诊断信息。而超声检查则在检查腹部实质性脏器的外伤、腹腔积液、局限脓肿、胆系结石、胆道梗阻、泌尿系结石、肠套叠、急性胆囊炎、急性胰腺炎及其并发症、急性阑尾炎等均有一定价值，且其简便、经济，能弥补腹部平片的不足。急性胃肠道大出血则应行急诊血管造影，可在解决诊断的同时进行介入治疗。

第二节　食管病变

一、舍茨基环(食管下部蹼)

舍茨基环是食管与胃交界处的环形狭窄(B-线水平),发病率为10%,30%的病人有症状。如狭窄小于12mm,多会引起吞咽困难、胃灼热等症状。

二、食管环与食管蹼

可发生于食管黏膜结构的任何部位(食管蹼:非对称性狭窄;食管环:对称性狭窄)。相关性疾病:缺铁性贫血,下咽癌。

三、食管裂孔疝

1.食管裂孔疝类型

(1)滑动型食管裂孔疝(95%)(图4-2-1):①胃食管接口位于膈上;②疝囊较大,由胃反流物构成;③站立位疝囊可消失。

(2)食管旁食管裂孔疝(5%):①胃食管接口位置正常(位于膈下);②部分胃底通过食管裂孔疝到膈上,位于食管旁;③可不伴有胃的反流;④通常不可复。

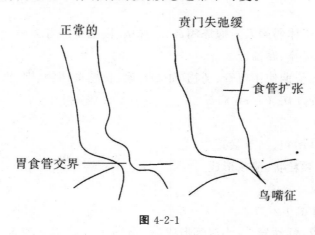

图 4-2-1

2.影像学表现

(1)滑动型疝的诊断标准:①膈上可见胃黏膜;②B环位于膈上;③舍茨基环位于膈上。

(2)并发症:食道炎(25%),十二指肠溃疡(20%)。

（3）检查方法：病人卧位，并屏住呼吸，使食道末端尽量松弛；确定疝的类型及是否存在食道反流和（或）食道炎。

四、憩室（图 4-2-2）

Zencker 憩室是由环咽肌挤压黏膜及黏膜下层所形成的食管内压性憩室，位于咽食管连接处的食管后壁。

Killian Jamieson 憩室，位于环咽肌下方食管的后壁。

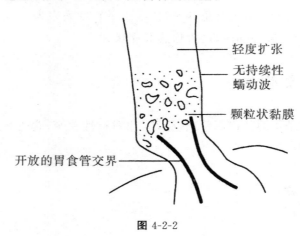

轻度扩张

无持续性蠕动波

颗粒状黏膜

开放的胃食管交界

图 4-2-2

五、食管炎

食管炎可表现为食管糜烂、溃疡、狭窄、穿孔及瘘管形成。

1.分型

（1）感染性（多见于体弱病人）：疱疹病毒、念珠菌、巨细胞病毒。

（2）化学性：食管反流、腐蚀性。

（3）医源性：放疗、长期使用胃管、药物（如四环素、抗感染药物、钾、铁剂）。

（4）其他：HIV、硬皮病、Cronh 病等。

2.影像学表现

（1）食管黏膜皱襞增粗、结节状。

（2）黏膜不规则：颗粒状、溃疡形成。

（3）管腔狭窄。

3.感染性食管炎（图 4-2-3）

（1）单纯疱疹病毒：蠕动异常；小溃疡形成（<5mm）。

（2）念珠菌：黏膜呈片状、网状；蠕动异常。

（3）巨细胞病毒和 HIV：大的溃疡形成。

六、Barrett's 食管

指食管下端鳞状上皮被单层柱状上皮所取代,通常是由反流性食管炎所致。本病有恶变倾向,建议密切随访及活检。

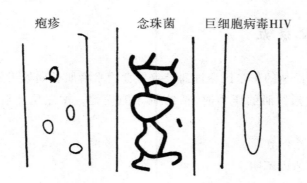

疱疹　　念珠菌　　巨细胞病毒HIV

图 4-2-3

影像学表现(图 4-2-4):食管下端黏膜呈网状最具特异性,但仅 25% 的病人有此表现。

若有下列表现应怀疑本病:①重度狭窄伴黏膜网状改变;②轻度狭窄:多数不能与反流性食管炎性狭窄相鉴别,需活检确诊。

七、布尔哈夫综合征(自发性食管破裂综合征)

布尔哈夫综合征是由于食管腔内压力急剧增加而导致的食管破裂,临床上常有上腹部剧烈疼痛,需急症手术,死亡率 25%。

影像学表现(图 4-2-5):纵隔气肿;胸腔积液(左侧>右侧);纵隔血肿。

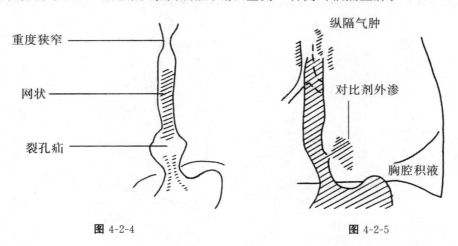

图 4-2-4　　　　　　　　　图 4-2-5

八、马洛里-魏斯撕裂（Mallory-Weiss tear）

通常是由于长期呕吐致食管或胃底黏膜撕裂。因撕裂未贯穿壁的全层，故无纵隔积气，影像学上主要表现为黏膜不规则，当有裂孔疝时，多提示黏膜撕裂累及胃底。

九、贲门失弛缓症

多是由于欧氏神经丛的华乐氏变性而导致胃食管平滑肌长期处于紧张状态。只有食管内液体及食物压力超过括约肌的压力时，括约肌才能松弛。站立位比卧位由于重力作用更易排空。

1.贲门失弛缓症的分型

(1)特发型：发病原因不明。

(2)继发型：由于肿瘤细胞损害肠壁间神经丛；转移；贲门腺癌浸润。

(3)感染型：Chagas 病（锥虫病的一种）。

2.临床表现　主要见于 20～40 岁青年人（与食管肿瘤正相反）；吞咽困难，100%；体重下降，90%。

3.诊断

(1)需要排除恶性肿瘤（基底癌和淋巴瘤）。

(2)需排除食管痉挛。

(3)压力测量法是最敏感的诊断方法，可用来评估下段食管括约肌（LES）的压力和不完全松弛。

4.影像学表现（图 4-2-6）

(1)必须满足两条诊断标准：①食管原发和继发蠕动波消失；②吞咽时，食管下括约肌持续痉挛。

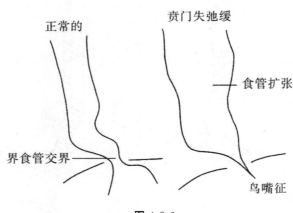

图 4-2-6

(2)扩张的食管在通过膈肌以前先突向右方后回到中线。

（3）病变早期食管仅轻度扩张。

（4）食管下端鸟嘴样改变。

（5）第三蠕动波。

（6）平片上见"液-气平"。

5.并发症

（1）复发性吸入性肺炎,10％。

（2）食管癌发病率升高。

6.治疗

（1）药物:硝酸盐,有效率不到50％。

（2）球囊扩张:有效率达70％。

（3）肌切开术。

十、硬皮病

硬皮病是胶原血管性疾病,累及食管、胃和小肠的平滑肌。

影像学表现（图 4-2-7）:食管 2/3 远端原发蠕动波消失;收缩时胃食管交界处扩张;反流性食管炎;病变后期狭窄;狭窄后扩张。

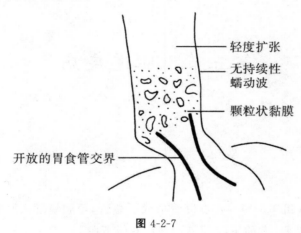

图 4-2-7

十一、食管良性肿瘤

平滑肌瘤,50％;纤维血管息肉（大、可移动）,25％;囊肿,10％;乳头状瘤,3％;纤维瘤,3％;血管瘤,2％。

十二、食管恶性肿瘤

1.分型　①鳞癌:95％（5％多灶）;②腺癌:5％,通常食管下段发病率高;③淋巴瘤;④平滑肌肉瘤;⑤转移瘤。

2.相关病因

(1)鳞癌的相关病因:①头颈部癌;②吸烟;③酗酒;④转移。

(2)腺癌的相关病因:Barrett's 食管。

3.影像学表现

(1)CT:①侵及纵隔、主动脉;②局部淋巴结肿大;③转移:肝、肺、淋巴结、肝胃韧带。

(2)食管内超声:①管壁内浸润;②淋巴结转移。

(3)形态学表现(图 4-2-8):①浸润型;②蕈伞型;③缩窄型;④溃疡型;⑤静脉曲张型;⑥少见巨块型:癌肉瘤,纤维血管性息肉,平滑肌肉瘤,转移瘤。

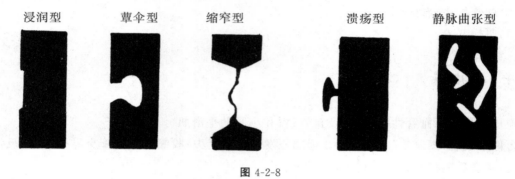

| 浸润型 | 蕈伞型 | 缩窄型 | 溃疡型 | 静脉曲张型 |

图 4-2-8

第三节　胆道疾病

一、概述

(一)正常解剖

1.胆道系统的组成(图 4-3-1)　左右肝管形成肝总管,至胆囊管入肝管处形成胆总管。

右肝管分为:右前上段、右前下段、右后上段、右后下段。

左肝管分为:左内上段、左内下段、左外上段、左外下段。

2.胆道系统的变异　典型解剖(如上所述)占 60% 左右。右后胆管直接汇入左肝管,占 20%。右后、右前和左肝管形成肝总管,占 10% 左右。

3.胆囊管入口的变异(图 4-3-2)　正常、低位、与肝总管并行、前旋位、后旋位。

4.十二指肠乳头入口的变异(图 4-3-3)　正常为胆总管通过壶腹引流到十二指肠,主胰管和胆总管入口可有以下几种类型:

"Y"型:胆总管与主胰管在进入壶腹前汇合。

"V"型:胆总管与主胰管在壶腹汇合。

"U"型:胆总管和主胰管独自汇入壶腹。

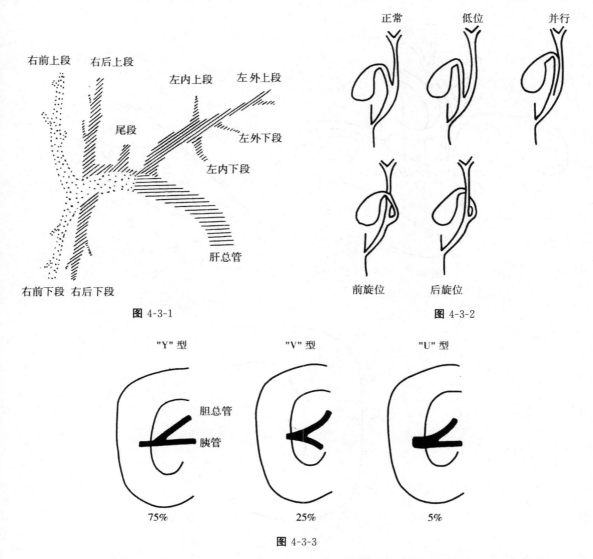

图 4-3-1

图 4-3-2

图 4-3-3

5.肝总管的超声测量(图 4-3-4,图 4-3-5) 水平测量肝动脉内壁到内壁的径线,正常值:60岁以下正常禁食患者应小于 7mm,95%小于 4mm。60～100 岁应小于 10mm。手术后或胆管梗阻患者应小于 11mm。脂肪餐后如果肝总管扩大大于 2mm,提示梗阻。

6.肝动脉与胆总管的位置关系 常见位置关系(80%):肝动脉位于胆总管与门静脉之间;肝动脉在门静脉主干内侧;胆总管位于门静脉外侧。少见位置关系(20%):肝动脉位于肝总管前方,肝动脉位于胆总管后方。

(二)胆囊

1.超声测量 扩张的胆囊壁小于等于 2mm。胆囊最大截面积为 5cm×10cm。

2.变异 连接皱折:体部与漏斗部之间的皱折表现为强回声伴后方声影。

胆囊缺如:最常见的原因是发育不良,胆囊切除、未禁食、慢性胆囊炎有时胆囊不显示。

(三)逆行胆胰管造影(ERCP)(图 4-3-6)

经内镜进入胆总管后注射对比剂进行造影。常见并发症:胰腺炎、十二指肠穿孔、胃肠道出血。

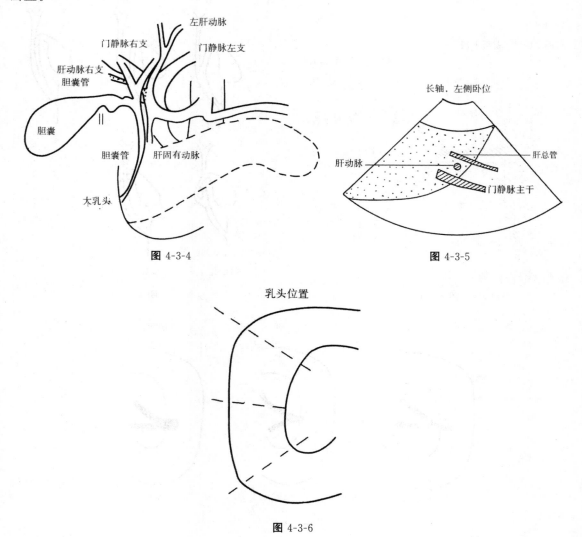

图 4-3-4

图 4-3-5

图 4-3-6

二、胆石症

(一)胆囊结石

西方国家 20%～30%患有胆囊结石症,30%～50%的患者无症状。外科切除的指征是症状明显以及糖尿患者(急性胆囊炎的高危因素)。

1.结石的分类　胆固醇结石:由浓缩胆汁的沉淀形成(西方人口,妇女＞男人,老年人＞青年人)。

色素结石:钙质胆红素的沉淀(亚洲人群)。

混合结石:最常见类型。

2.高危因素　肥胖症,溶血性贫血(色素结石),异常胆囊汁盐酸的循环,糖尿病,肝硬化,甲状旁腺机能亢进。

3.超声特点

（1）明显的后方声影，很小的石头可以没有声影；改变患者体位可以堆积起来。

（2）结石的移动性，沿重力方向移动，石头嵌顿在胆囊颈或黏附在壁上例外。

（3）如果胆囊收缩（M 型）和充满型结石可见壁声影（WES 三联征，双拱征）。

（4）在胆囊钙化和气肿性胆囊炎可以看到 WES 三联征。

（5）清晰或模糊声影；声影形态主要取决于下列因素：结石的尺寸（小结石可能无声影）、声束的角度、结石与声束聚焦距离、换能器的频率（表 4-3-1）。

表 4-3-1　清晰或模糊声影比较

清晰声影	浑浊声影
低回声声影，内无其他回声	声影中伴随彗星尾
表面粗糙	表面光滑
小的弯曲半径	大的弯曲半径
伴随钙化的结石	伴有高胆固醇的结石肠祥征

4.CT 特点

（1）高密度结石：CT 的密度分辨力和空间分辨力都很高，胆囊内的高密度结石很易显示。

（2）泥沙洋结石：泥沙样结石 CT 显示欠佳，常因为与胆囊内密度差别太小而漏诊。

（3）阴性结石：CT 值是根据 X 线的吸收率决定的，因而透 X 线的结石 CT 的检出率很低，可以用口服胆囊对比剂的方法使胆囊被高密度对比剂充盈，充盈缺损就可能是结石。

（二）胆总管结石

胆总管结石，特别是伴重度梗阻黄疸者，超声诊断准确率为 75%。

（三）胆汁淤积

淤积（产生回声的胆管）是超声术语，指在胆汁中颗粒状的沉淀（胆红素钙化或胆固醇结晶），无后方声影。

产生原因：①禁食（胆囊收缩素降低），禁食 10 天：30%有淤积；禁食 6 周：100%患者有淤积。②营养过度（胆囊收缩素降低）。③感染。④梗阻。

临床：淤积是胆囊功能停滞的常见现象，淤积与重症监护患者的感染/梗阻（胆囊炎）关系密切。症状性患者（原因不明的发烧、右上腹痛，胆囊扩张伴淤积）可以由于经皮胆囊切开术而缓解。

（四）钙化胆汁

胆管长期梗阻，钙盐浓缩所致，X 线平片可见胆囊密度增高。

（五）MIRIZZI 综合征

胆管嵌顿性结石并伴发周围炎症，最终可侵入胆囊管或肠腔。

（六）胆-小肠瘘

病因：90%为慢性胆囊炎伴胆石向肠道的排泄；5%为十二指肠后部溃疡穿孔与胆总管穿通；肿瘤和外伤也可以导致胆-小肠瘘。

类型：①胆-十二指肠瘘 70%（最常见，可造成胆石肠梗阻）。②胆-结肠瘘。③胆-空回肠瘘。

三、炎症

(一)急性胆囊炎

1.病因　胆石梗阻45％,不明原因胆囊炎5％。

2.超声特点　胆囊腔扩张大于4cm,壁增厚大于0.5cm(水肿、充血)在邻肝面增厚更为严重,胆囊周围积液(莫菲征阳性的灵敏度为60％,特异度为90％)。

3.并发症　坏疽性胆囊炎,胆囊破裂所致,死亡率20％,另外并发症25％,65％的病人因坏疽造成神经坏死导致莫菲征阴性。气肿性胆囊炎,少见(40％发生在糖尿病人)。脓胸。

(二)慢性胆囊炎

超声特点:胆囊壁厚(纤维化、慢性炎症),壁内上皮滤泡小囊,95％可见结石。

CT特点:胆囊壁增厚,容易显示伴发的胆囊内结石。

(三)非结石性胆囊炎

病因:外伤、烧伤、长期禁食或营养过度、糖尿病、AIDS。其他如结肠炎、肝动脉化疗等。

影像学特点:超声,通常发生在病重的病人,无结石,胆汁淤积,与结石性胆囊炎同样超声特点(检查时莫菲征阳性,胆囊壁增厚(大于2.0mm),胆囊周围液体(图4-3-7)。

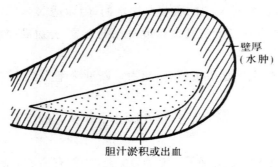

壁厚
(水肿)

胆汁淤积或出血

图 4-3-7

(四)黄色肉芽肿性胆囊炎

影像学特点:胆石、明显的胆囊壁增厚、附近肝实质的炎症变化。

(五)AIDS

US或CT发现伴有腹痛、发热的AIDS病人腹部情况包括:肝脾大30％;胆系异常20％;原因不明的胆囊壁增厚(图4-3-8),胆石病6％,淤积4％,胆管扩张20％。

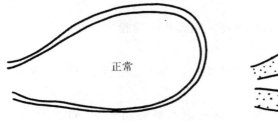

正常

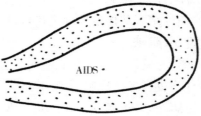

AIDS

图 4-3-8

淋巴结肿大,腹水 15%。

(六)急性胆管炎

病因:胆管梗阻后感染,例如胆总管结石、手术后狭窄、硬化性胆管炎、引流管感染、壶腹癌。

影像学特点:肝内胆管和胆总管扩张,肝内胆管的色素石和淤积,胆管缩窄,节段性肝萎缩 30%,肝脓肿、胰腺炎(少见并发症)。

(七)东方国家的胆管肝炎

亚洲的地方性疾病,以反复发热为特点,伴黄疸和腹痛。

病因:华支睾吸虫和蛔虫病感染,成年人为细菌性重复感染,在亚洲非常普遍。

1.影像学检查方法 超声是普查的首选手段,CT 常用于估计病变的范围,胆管的造影术(肝穿刺胆管造影,ERCP 或术中)是描述肝内胆管解剖和排除高度胆管狭窄时的重要手段。

2.形态学特点

(1)胆管扩张:肝外胆管扩张 90%,肝内胆管扩张 75%,最常累及左叶及左后叶肝内胆管。

(2)胆管狭窄:

(3)肝内结石(肝管结石):含有钙胆红素、细胞碎屑和黏蛋白成分;典型高回声和声影;结石如密度较低,CT 可能漏诊。

3.并发症 肝内脓肿形成,门静脉闭塞造成的肝萎缩,胆管癌 5%,胰管被侵及 20%,胆囊疾病仅占 20%。

(八)硬化性胆管炎

肝内(20%)和肝外(80%)胆管慢性炎症导致渐进性胆管狭窄。

症状:为慢性或间断性梗阻性黄疸。硬化性胆管炎分为两种类型:原发性硬化性胆管炎(不明原因)和继发性硬化性胆管炎。后者继发于:肠道感染性疾病 65%,通常为溃疡性结肠炎;肝硬化及慢性活动性肝炎;腹膜后纤维化;胰腺炎等;以及一些其他罕见疾病(如里德尔甲状腺炎、配罗尼病)。

影像学特点:肝内、肝外胆管的不规则扩张,狭窄,呈串珠样改变(CT 和胆管造影片显示最佳),胆管树的小憩室形成是确定诊断的标准。

并发症:胆管癌 70%,胆汁性肝硬化,门静脉高压。

四、增生性胆囊疾病

良性疾病,无肿瘤形成的潜在性。一般由胆囊切除标本证实,很少依靠超声和胆系造影术诊断。

(一)腺肌瘤病

增生性胆固醇沉着病的最常见形式,胆囊壁明显增厚,胆囊上皮凹进壁内,形成 Rokitan-sky-Aschoff 窦道,或局限或弥散。

超声特点:大的 Rokitansky-Aschoff 窦道,如果含有胆汁为低回声窦道,如果含有沉渣或钙化为强回声窦道。胆囊壁强回声病灶(胆固醇结晶)产生彗星尾样伪影(V形,环状伪影)。胆囊壁增厚是常见征象,但非特异性炎症不常见,收缩性强。

(二)胆固醇沉着病(草莓胆囊)

甘油酸酯和胆固醇沉积在胆囊壁内的巨噬细胞内,胆固醇结节装饰胆囊壁,使胆囊外形如草莓样。

超声特点:脂质沉积(通常<1mm),为强回声;无声影;可伴发炎症。

五、肿瘤

(一)胆囊癌

胆系癌(胆囊腺癌,胆管细胞癌)是第5位常见消化道恶性肿瘤。与以下疾病有关:胆石病,90%(并不是每个胆石病都致癌);IBD(溃疡高于克罗恩病);瓷胆囊,15%;家族性息肉病;慢性胆囊炎。

1.影像学表现　腔内软组织密度(息肉和真菌样肿块);非对称性的胆囊壁增厚;通常无胆系扩张;胆结石,肝的侵犯:直接浸润或肝转移;肝胃韧带和肝十二指肠韧带侵犯:75%累及韧带,50%直接侵入十二指肠,淋巴结转移70%:常见于胰十二指肠上方和后方,肝和腹腔淋巴结。

2.CT特点　CT对体积较小的胆囊癌检出率较低,因密度略高的胆囊内胆汁与癌肿密度差别不大。CT对胆囊癌是否侵犯肝脏及其程度非常敏感。

(二)胆管癌

主要为腺癌。

1.临床表现　黄疸,瘙痒,体重减轻。

2.治疗　胰十二指肠切除术(WHIPPLE术式)或姑息治疗(支架放置,胆管分流)。

3.发病部位　肝门部胆管癌,起源于主肝管或连接处的上皮(KLATSKIN瘤);外周胆管癌,起源于叶内胆管上皮。与胆管癌发生有关的疾病:溃疡,苯、甲苯接触,亚洲人群华支睾吸虫病接触,肝内外胆管扩张症。

4.影像学特点　①肝内胆管扩张而肝外胆管正常;②肝门病灶:中央阻塞,病灶通常浸润性生长以至于肿块常不明显,包绕门静脉造成CT不规则增强;③周围病灶:可以表现为局灶性肿块或弥散性浸润,对比剂滞留(延迟扫描可以显示),偶尔累及静脉;④ER-CP表现:短的环状狭窄病灶75%,长的缩窄10%,腔内息肉样肿块5%。

六、囊性病变

胆总管囊性病变包括下列几种:胆总管囊肿、十二指肠开口处胆总管囊肿、小胆管分支内囊肿(卡路里综合征)、其他囊肿。

(一)胆总管囊肿

胆总管呈囊状扩张(第1,2型),胆总管囊肿常与十二指肠黏膜相连。好发于儿童和年轻人(先天),亚洲(日本)多见。

临床表现:典型三联征、黄疸、腹痛(胆汁感染)、可触及的肿块。

有发生胆管恶性肿瘤的危险,胆总管囊肿常手术切除。

(二)卡路里病

节段性肝内胆管扩张(第 5 型)病因未知,常染色体隐性遗传病。本病常伴有胆汁淤滞倾向,肝内结石、继发化脓性胆管炎,肝内脓肿,病人常死于脓毒血症,胆管癌患病率增加。

合并病变:髓质海绵肾,婴儿期多囊肾病。

影像学特点:多发囊样结构会聚肝门,肝内胆管的串珠样现象,扩张胆管内的淤积和结石。

七、介入

(一)腹腔镜胆囊切除术

1.方法步骤

(1)第一套针放置在脐上,在仪器导向下到达病灶。

(2)腹腔内注入 CO_2,使腹腔膨胀,术后 CO_2 被迅速吸收,持续不吸收提示肠穿孔。

(3)胆总管两端固定夹闭。

(4)胆囊经脐上插管切除。

2.胆囊切除禁忌证 急性胆囊病、胆囊炎;腹膜炎、脓毒血症;肠腔扩张;门静脉高压;病理性肥胖。

3.并发症(0.5%～5%) 胆道阻塞(胆总管的手术夹或热损害,术后纤维化),通常要求经皮引流;胆汁漏处造成腹膜炎/或胆汁囊肿;其他:残留结石,结石掉入腹膜腔、肠穿孔、出血、感染。

4.胆管损伤的 Blsmuth 分类

基于损伤的水平与左右肝管汇合处的关系分类:

1 型:损伤处与汇聚点之距大于 2cm。

2 型:损伤处与汇聚点之距小于 2cm。

3 型:损伤点与汇聚点非常接近但汇聚点完整。

4 型:汇聚点处破坏。

(二)胆囊切开术

经皮胆囊切开术经常使用在无结石性胆囊炎伴无法解释的脓毒血症的 ICU 病人,在这些病人中,超声在发现急性胆囊炎的诊断中有所帮助,可在超声引导下尝试胆囊切开(临床效应在 60% 的病人中有典型发现)。

1.适应证 无法解释的发热、可疑胆囊炎、放置导管可减轻感染的胆囊;胆囊必须扩张者;胆囊壁增厚、胆汁淤积。

2.方法技术

(1)超声引导下选择进入点,以避免胆汁漏的发生。

(2)麻醉皮肤。

(3)放置 22-G 腰穿针超声引导下进入胆囊。

（4）在超声引导下放入引流导管。

（5）抽吸胆汁进行培养，连接导管至收集袋。

3.导管的处置

（1）如无胆石，常留置导管 3 周左右；可在 3 周左右夹闭引流管，如夹闭后病人无异常反应，则可拔管。

（2）如果有胆囊炎，导管留置到病人稳定，如引流不充分，则行胆囊切除术。

（3）胆石病的病人由于胆囊内异物刺激，常能导致炎症反复发作。

（三）经皮胆系手术步骤

常用的三种经皮胆系手术步骤：经肝胆管造影术，胆汁引流，胆管支架放置。

1.经肝胆管造影术

（1）适应证：显示胆道解剖，为引流及支架放置的第一步。

（2）步骤：预防性应用抗生素（特别在胆管内梗阻的病人）；经腋中线，将穿刺针送入肝脏；应用扩张器，送入导管，注射对比剂直到胆管显影。

2.胆汁引流

适应证：胆道梗阻，在胆道造影术后进行。具体步骤：

（1）胆管套管插入后，送入引导导丝。

（2）通过引导导丝送入塑料导管，用 0.038 金属线或 TERUML 交换引导导丝，并送入十二指肠。

（3）扩张皮肤入口至 12FR。

（4）经导丝送入导管。

（5）经导管注射对比剂观测侧孔位置。

3.胆系支架的放置　　适应证：（恶性）胆管狭窄；无法用内镜放置支架的胆管狭窄。

（1）导管内注射对比剂确定狭窄位置。

（2）选择长度合适的支架。

（3）放置导丝，撤出留置导管。

（4）放置 8F 导管鞘。

（5）送入膨胀支架。

（6）注射对比剂确认支架的位置正确，撤出导丝。

第四节　胰腺疾病

一、概述

（一）正常解剖

1.胰管　主胰管与胆总管一起汇入十二指肠大乳头，副胰管汇入十二指肠小乳头。两个胰腺管在胰头处相互连接,构成一个单一导管,通过胰体中心直到胰尾(图 4-4-1)。正常最大胰管的管径,成年人为 3mm,老年人为 5mm。

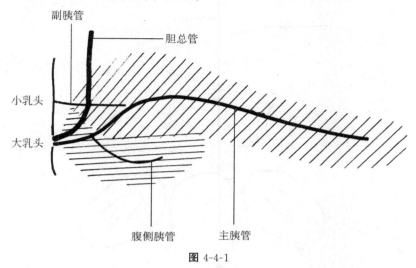

图 4-4-1

2.胰腺变异

Ⅰ型:正常解剖,85%。

Ⅱ型:胰管和胆总管分别开口于十二指肠,5%。

Ⅲ型:胰腺分离,背侧和腹侧胰管不融合,发生在 10%的人群,主要的胰液引流通过十二指肠小乳头,接近 25%反复发作的原发性胰腺炎者有胰腺分离。发生胰腺炎的病理生理学原因是副胰管开口太小而不能及时排泄胰液(图 4-4-2)。

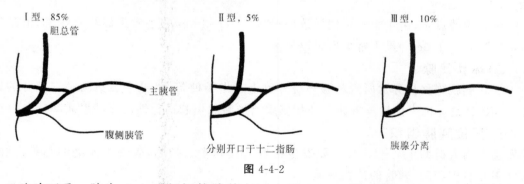

图 4-4-2

3.胰腺测量 胰头:2cm,颈(门静脉前方):小于 1.0cm,体和尾:1～2cm,头尾长径:3～4cm(图 4-4-3)。

(二)脂肪替代

年龄大者经常发现胰腺脂肪替代(脂肪沉着症)(图 4-4-4),特点是:脂肪替代经常均衡,常见围绕胆总管的点状分布,导致胰腺前后径的缩小,逐步导致轮廓呈分叶状。

(三)促胰液素刺激试验

静脉注射促胰液素(1cu/kg 体重),在注射前及注射后 1、5、30min 分别测量主胰管和胆总管直径的变化,促胰液素增加胰液的量及碳酸氢盐的含量。

主胰管和胆总管直径的变化:正常的志愿者,管道直径基线:1.9mm(范围 1～3mm),

70％～100％的直径增大在正常范围之内,30min 内回到基线大小;慢性胰腺炎,管道径线无明显变化;功能性胰管梗阻,接受促胰液素之后 15～30min 仍然保持扩张。

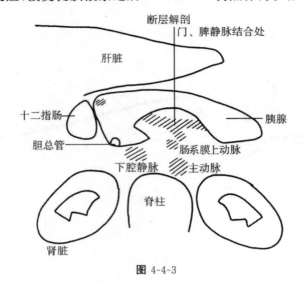

图 4-4-3

二、成人先天性疾病

(一)囊状纤维化

胰腺体积缩小,纤维化和脂肪替代,常常见到整个胰腺被脂肪替代,晚期可造成胰腺功能不足。

超声表现特点是,由于脂肪替代导致回声增强;1～3mm 的小囊虽然非常常见,但是很少显示,大的囊(大于 5cm)虽不常见但可以显示。

(二)环状胰腺

由于腹侧胰腺移行异常所致胰腺环绕并致十二指肠梗阻,可见十二指肠第二部分的环状狭窄。ERCP 是首选影像检查方法。环状胰腺增加胰腺炎和消化性溃疡的患病率。

(三)异位胰腺组织

发生率为人群的 1％～10％,主要发生在胃(窦)和十二指肠,表现为光滑的黏膜下肿块,经常伴中心脐样凹陷(胰管的遗留痕迹)。

三、胰腺创伤

主要为穿透伤(戳、枪伤)或钝伤(机动车事故)。

(一)创伤类型(图 4-4-5)

单一表面挫伤伴微小胰腺实质出血;深度撕裂和(或)穿透伤;横断伤伴导管损伤。

(二)影像学特点

CT:胰腺血肿表现为胰腺内的高密度区;增强扫描后胰腺的非增强区域表示胰腺的挫裂伤;胰腺周围可以看到纤维条索样改变、渗出。

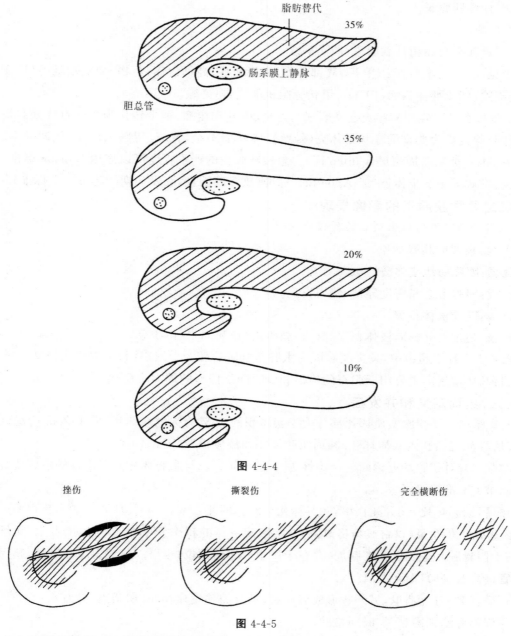

脂肪替代　　　　　35%

肠系膜上静脉

胆总管

35%

20%

10%

图 4-4-4

挫伤　　　　　　　撕裂伤　　　　　　完全横断伤

图 4-4-5

术中的胰管造影术：估计胰管的完整性。

迟发并发症：胰瘘 10%～20%，脓肿 10%～20%；胰腺炎、坏死；假囊肿 2%。

四、胰腺炎

(一)概述

1.胰腺炎分类

(1)急性胰腺炎：轻型急性胰腺炎(间质水肿)，重症急性胰腺炎(坏死液性聚集)。

(2)慢性胰腺炎。

2.病因

一般（70%）：酒精性胰腺炎、胆石病。

少见（30%）：术后、ERCP 后，腹部外伤；高脂血症，高钙血症；药物，如硫唑嘌呤（USP）、噻嗪类、磺胺；消化性溃疡病（PUD）；甲状旁腺机能亢进；妊娠。

3.临床表现　轻型胰腺炎通常表现为疼痛、呕吐和压痛，很少转化为急性重症胰腺炎。重症急性胰腺炎更为典型的症状是休克（晕厥）、肺功能不全、肾衰、胃肠道出血、代谢异常、肋瘀斑（Groy-tim 征）、脐周瘀斑（Cullen 征）。急性胰腺炎的严重程度可以应用 Ranson 标准（重症胰腺炎：发病多于 3 个体征）或 Apoc-hell 标准（重症胰腺炎，在发病期间超过 8 个标准）。

（二）急性胰腺炎的影像表现

1.CT 分期（预测临床预后的价值有争议）

A 级：正常的胰腺征象。

B 级：胰腺局灶或弥漫性增大。

C 级：胰腺形态和密度异常，胰周炎症。

D 级：胰周液体积聚。

E 级：超过两处胰周液体积聚和（或）胰腺内（或胰周）气体积聚。

2.要点　B 型超声中，发炎胰腺因为水肿与肝脏比较为低回声（和正常模式相反）。

目前，B 型超声主要用于胆石的检出和（或）随访假囊肿的大小变化。

（三）名词定义和并发症

1.胰腺坏死　胰腺实质坏死部分大于胰体积的 30% 为弥漫性坏死，大于 3cm 为局灶性坏死，实质坏死包括胰内实质坏死、胰周脂肪坏死和液体积聚（图 4-4-6）。

增强 CT 对胰腺坏死诊断的准确性为 80%～90%。与脂肪坏死同时出现的液体成分及范围难以被 CT 准确显示。

预后：30% 坏死＝8% 死亡率，50% 坏死＝24% 的死亡率，＞90% 坏死＝50% 死亡率。

2.急性液体积聚（以前叫蜂窝织炎）　富胰酶液体的积聚发生在 40% 的患者中；无纤维包膜（别于假囊肿），主要发生在胰周，存在于产生液体的部位，也可以分成发生在纵隔、胰周间隙或器官（脾、肾、肝）（图 4-4-7）。

预后：50% 自发消退，另一些形成假囊肿，部分随并发症存在（如感染、出血）。

与假囊肿鉴别困难，靠时间检验。

3.假囊肿

(1)被包裹的胰腺液体，典型的呈圆或椭圆形，囊的被膜通常不明显但可偶然发现，由胰管的微小穿孔引起，50% 的患者能被 ERCP 证实这种交通的存在（图 4-4-8）。

(2)外科对于假囊肿的诊断要求从胰腺炎发病开始，液体持续至少 6 周。

(3)40% 的假囊肿伴有急性胰腺炎，20% 的患者伴有慢性胰腺炎。

(4)可以发现细菌，但经常无临床意义。如果脓液存在，就可以定义为胰腺脓肿。

(5)预后，50% 自发吸收，且无临床意义；20% 稳定，30% 造成并发症：例如，侵犯邻近器官（肝、脾、肾、胃），出血（血管浸润、栓子形成、假动脉瘤），腹膜炎（破入腹膜腔），十二指肠梗阻，胆管感染（黄疸、胆管炎）。

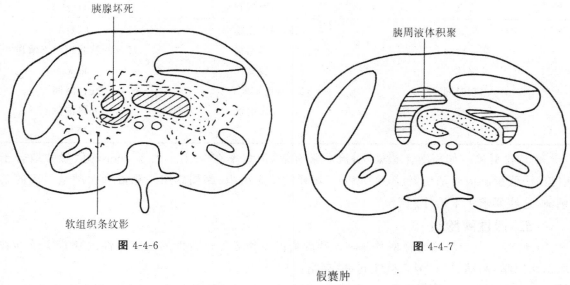

图 4-4-6 　　　　　　　　　　　图 4-4-7

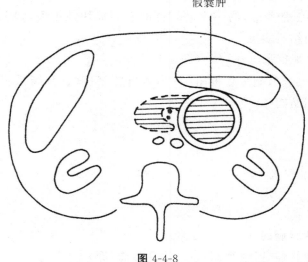

图 4-4-8

4.胰腺脓肿　腹腔内液体积聚在胰腺内或毗邻并含有脓液,称为胰腺脓肿,通过经皮穿刺引流有显著效果。

多半发生在急性胰腺炎开始的 4 周之后。

5.感染性坏死　坏死的胰腺和(或)胰周组织感染,需外科引流。

与胰腺脓肿的鉴别非常重要,需精确临床治疗(表 4-4-1)。

6.出血　通常发生在血管受累的后期,脾动脉和胰十二指肠动脉常见。可由于假动脉瘤的破裂所致。

(四)经皮穿刺治疗

1.针刺抽吸　可以应用于任何部位积液、坏死组织或出血来判断有无感染。

假囊肿如果小于 5cm 应该观察随访,不应抽吸,因为假囊肿经常自发吸收,而且抽吸有重复感染的危险(在 10% 的病例)。

表 4-4-1 胰腺脓肿和感染性坏死的对比

特点	胰腺脓肿	感染性坏死
位置	胰腺内或胰周	胰腺内
胰腺增强	环形增强	坏死的胰腺组织不增强
气体	少见	常见
出现时间	发病 4 周后	任何时间
治疗	经皮引流	外科清除
预后	好	恶化

2.经皮引流　如积液伴感染,引流非常有效,治愈率在 70％。大于 5cm 的假囊肿适合于引流,小假囊肿应当随访,治愈率 90％。坏死的胰腺组织、胰周软组织积液和血肿是引流的禁忌证,这些要求手术治疗。

(五)慢性胰腺炎

1.概述　由于反复的轻型及亚临床胰腺炎的发作导致进行性的不可逆性的胰腺实质的破坏。病因学:酒精、甲状旁腺机能亢进、高脂血症、遗传。

2.影像学表现　胰腺常萎缩,约 40％可以同时看到局灶性扩大,胰腺组织由脂肪替代,纤维化、实质钙化、胰管内结石多见。

ERCP 见胰管不规则扩张(1~3 级)(图 4-4-9)。

3.并发症　假囊肿 30％,胆总管梗阻 10％,静脉栓塞(脾、门、肠系膜静脉)5％,胰腺癌患病率增加,吸收障碍、脂肪泻 50％。

五、胰腺肿瘤

(一)分类

1.外分泌型胰腺肿瘤

(1)腺癌:占所有胰腺癌的 95％。

(2)囊性肿瘤(微囊腺瘤、巨囊腺瘤),1％为囊腺瘤(癌)。

(3)罕见肿瘤(腺泡细胞癌,多形性癌,上皮肿瘤)。

2.内分泌型肿瘤(胰岛细胞肿瘤)

(1)胰岛(腺)细胞瘤。

(2)胃泌素瘤。

(3)无功能性胰岛细胞肿瘤。

3.其他肿瘤　淋巴瘤,转移瘤,结缔组织肿瘤。

(二)腺癌

1.概述　预后极差(1 年平均生存率 8％),好发于 65％＞60 岁,临床表现黄疸、消瘦、Couvoisier 征(增大,无触痛胆囊)占 25％。

2.影像学表现

(1)肿块:①65％的肿瘤发生在头部(5％可治愈),35％在体尾部(难治愈);②胰腺局部体积增大,整体增大不常见(15%);③压迫十二指肠;④敏感性:增强高分辨率 CT 优于 US。

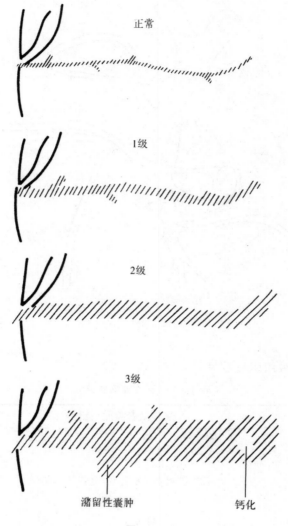

正常

1级

2级

3级

潴留性囊肿　　　　钙化

图 4-4-9

(2)密度变化(诊断依据):在非增强 CT 扫描,肿瘤水肿和坏死显示略低密度;团注增强扫描 CT,正常胰腺明显高密度,肿瘤显示为明显低密度,二者对比明显。与囊性和胰岛细胞肿瘤比较,钙化很少见。

(3)管道梗阻:胰管梗阻,假囊肿非常少见;胆管梗阻伴胰管梗阻(双管征,也可见合并胰腺炎);钩突肿瘤可不造成胆管梗阻。

(4)胰外浸润:常向胰后浸润(腹腔动脉或 SMA 周围脂肪密度消失),肝门延伸,胃、小肠等的直接侵犯。

(5)血管受累:螺旋 CT 可清晰显示动脉及静脉受累情况(图 4-4-10)。

(6)无法手术切除的胰腺癌征象:血管造影或螺旋 CT 证实肠系膜上动脉被包绕,门静脉和肠系膜上静脉近端被包绕,小分支(如结肠中静脉 MCV、结肠右静脉 RCV)被包绕,肿瘤仍可切除。小静脉分支的扩张(>5mm)是静脉被包绕的间接征象。

(7)远端转移:肝(最常见)、淋巴结、腹膜和浆膜、肺。

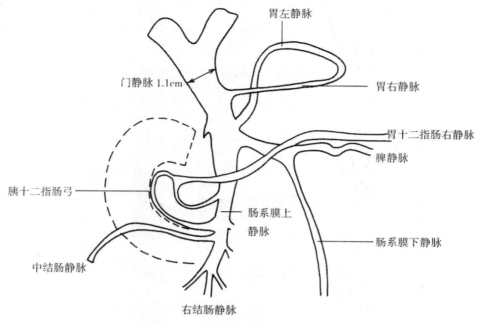

图 4-4-10

(三)囊性肿瘤

囊性肿瘤特点及抽吸组织参数见表 4-4-2、表 4-4-3。

表 4-4-2　囊性肿瘤特点

特点	浆膜微囊腺瘤(良性)	黏蛋白性囊性肿瘤(恶性)
囊性数量	>6	<6
单个囊的大小	<20mm	>20mm
钙化	40%,无定型、星芒状	20%,边缘钙化
CT 增强	多血管	乏血管
囊内容物(抽吸)	糖原++++	黏蛋白++++
其他特点	中心瘢痕(15%)	周边强化
		局部、淋巴结、肝的侵犯
	老年人(>60 岁)	年轻人(<60 岁)
	70%在胰头	95%在胰体、尾部

表 4-4-3　囊抽吸组织

参数	假囊肿	浆膜囊腺瘤	黏蛋白囊腺瘤	黏蛋白囊腺癌
细胞学	炎症	80%阳性	通常阴性	通常阴性
CEA	低	低	高	高
CA18-3	低	低	低	高
黏度	低	低	高	高
淀粉酶	高	低	不一定	不一定

（四）胰岛细胞肿瘤

胰岛细胞肿瘤来源于多能干细胞。分为：①功能性（85%），分泌一种或多种激素。②无功能性。

1.胰岛细胞瘤　最常见功能性肿瘤。单发占70%，多发占10%，胰腺弥漫性增大10%；恶性转化，10%。90%<2mm，富血管占70%。主要症状：低血糖。

诊断准确度：术中US>胰腺静脉抽样>血管造影>MRI>其他。

2.胃泌素瘤（第二常见）　单发25%，多发、异位（胃、十二指肠等）；恶性转化60%，平均大小35mm，富血管70%。

主要症状：卓-艾综合征（腹泻、PUD）。

3.非功能性胰岛细胞瘤（第三位发生率）　最常发生在胰头部，恶性转化80%～90%（5年生存率45%）；通常较大（>5mm），通过肿块效应造成症状，如黄疸、可触及。钙化20%，在血管造影术中显示富血管，肝转移灶在CT扫描中增强明显，与胰腺癌比较浸润性稍差，对化疗敏感。

4.罕见胰岛细胞肿瘤　与胰腺癌相比，较少浸润性，对化疗敏感。

其中：胰腺瘤，Vipoma（肠道血管活性肽），临床为WDHA综合征（水样泻，低血钾，盐酸缺乏），60%恶性转化。

生长激素释放抑制因子瘤；胰岛素抑制，促甲状腺激素，生长激素，促胰液素（高血脂征），90%恶性转化；高血糖瘤；腹泻，糖尿病舌炎，迁徙性坏死红斑，80%恶性转化。

六、胰腺移植

正常的影像学表现：胰腺移植在胆囊及十二指肠之间；可以放置支架。

并发症：排异35%，胰腺癌35%，胰周脓肿35%，胰周出血35%，血管栓塞20%。

第五节　脾脏疾病

脾位于左上腹后外上部，左季肋区，与第9～11肋相对，属单核吞噬细胞系统器官，超声、CT、MRI检查均容易显示。

一、检查技术

1.X线检查　脾动脉插管技术同肝动脉，可行选择性腹腔动脉或脾动脉造影。

2.超声检查　患者取右侧卧位，于左侧第9～11肋间隙，腋中、后线部位行肋间斜切扫查，测量脾厚度以及脾血管和血流状态。于左侧肋缘下锁骨中线纵行扫查，了解脾是否增大。

3.CT和MRI检查　采用与肝扫描相同的技术，对于小病灶，可使用薄层，对平扫发现的可疑或等密度、等信号病变应行增强扫描进一步观察。

二、正常影像表现

1.超声检查　经肋间斜断面扫查，正常脾略呈半月形，外侧缘为弧形，内侧缘凹陷，长轴与左侧第 10 肋平行。脾门处有脾动、静脉出入，显示为无回声平行管状结构。脾包膜呈光滑的细带状回声。脾实质呈均匀中等回声，光点细密。彩色多普勒显示脾门处及脾内脾静脉的分支呈蓝色血流；脾门处脾动脉呈红色血流；腹腔干发出脾动脉分支依不同的声束方向可呈蓝色或红色。脾厚度：左侧肋间斜切显示脾门及脾静脉，从此处距外侧缘弧形切线的连线，正常不超过 4cm；脾长度：脾下极最低点至脾上极最高点之间的距离，正常小于 11cm；脾静脉内径：脾门处脾静脉内径小于 0.8cm。

2.CT 检查　正常脾前后径不超过 10cm，宽径不超过 6cm，上下径不超过 15cm。平扫，脾形态近似于新月形或为内缘凹陷的半圆形，密度均匀，略低于肝脏密度。正常脾内侧缘常有小切迹，脾门处可见大血管出入。增强扫描，动脉期脾呈不均匀明显强化；静脉期和实质期脾的密度逐渐变均匀。

3.MRI 检查　脾在横断面上表现与 CT 类似，冠状面上在显示脾的大小、形态及其与邻近器官的关系上优于 CT。脾信号均匀，由于脾的血窦较肝脏更为丰富，故 T_1 及 T_2 弛豫时间比肝、胰长，而与肾相似。脾门血管呈黑色流空信号，易于辨认。

三、基本病变表现

1.脾数目、位置、大小和形态异常　脾数目增多如副脾（图 4-5-1）和多脾，数目减少如无脾综合征，影像检查除了能发现脾缺如外，还能发现伴发的腹部其他脏器位置异常和畸形；位置异常如异位脾和游走脾；以上均为脾的先天发育异常，变异的脾回声、密度、信号强度及增强检查强化表现始终与脾相同。脾增大在超声、CT 和 MRI 上表现为脾各径线增大；超声、CT 和MRI 上均易发现脾形态异常，例如占位性病变突出脾表面时可致脾边缘与轮廓发生改变，脾外伤破裂可见脾边缘撕裂、轮廓不规整。

2.脾回声、密度和信号异常　脾内钙化灶在超声上为强回声，在 CT 上表现为极高密度影，MRI 上呈黑色低信号影；脾梗死灶多呈楔形，CT 上密度减低，MRI 上呈长 T_1、长 T_2 信号影，无强化；脾外伤新鲜出血在 CT 上表现为高密度影，MRI 上表现为高低混杂信号影，出血的密度、信号变化与损伤的时间长短有关；脾囊肿在超声、CT 和 MRI 上与其它部位囊肿表现相同；原发和转移性脾肿瘤在超声上表现为不同于正常脾实质回声的病变，CT 上多呈稍低密度影，MRI 上多呈长 T_1、长 T_2 信号影，CT、MRI 增强检查可增加病灶的检出机会，但由于脾肿瘤影像表现多类似，因此定性诊断有时较为困难。

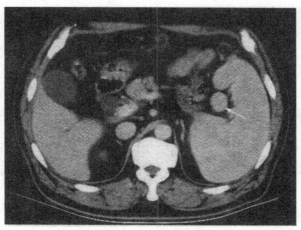

图 4-5-1　副脾

脾大,脾门附近可见类圆形副脾(↑)

四、疾病诊断

(一)脾肿瘤

【临床与病理】

脾肿瘤较为少见,良性肿瘤常见的有血管瘤、错构瘤及淋巴管瘤,恶性肿瘤又分为原发恶性肿瘤、转移性肿瘤和淋巴瘤。良性者以血管瘤最多见,常为海绵状血管瘤,由于肿瘤生长缓慢,临床多无症状。恶性肿瘤中以淋巴瘤多见,可以是全身性淋巴瘤累及脾,也可以是原发于脾;大体病理上病灶可呈弥漫的细小结节型、多发肿块型或单发巨大肿块型;临床上淋巴瘤多见于 40 岁以上患者,可有长期发热、浅表淋巴结肿大、脾大、左上腹疼痛等症状。

【影像学表现】

1.海绵状血管瘤

超声:显示为边界清楚的圆形强回声,强回声区内显示小的无回声和强回声间隔光带,呈网络状。彩色多普勒显示血管瘤周围或其内部有脾动脉或脾静脉的分支绕行或穿行。

CT:平扫为边界清楚的低密度或等密度肿块,可有少许钙化,增强扫描时与肝海绵状血管瘤表现相似,也可呈不均匀轻度强化。

MRI:由于肿瘤内具有瘤样扩张的血管成分,血流缓慢,T_1WI 上表现为境界清楚的低信号区,T_2WI 上呈明显高信号影。Gd-DTPA 增强检查多数瘤灶明显强化。

2.淋巴瘤

超声:表现因其生长形式不同而异。可表现为脾弥漫性增大,脾实质回声减低或正常,一般光点分布较均匀;部分显示为脾实质内单个或多个散在分布的圆形低回声结节,边界清楚,多个结节融合可呈分叶状,结节间隔表现为较规则的线状强回声带。

CT:表现为脾增大,平扫有时可见脾内单发或多发稍低密度灶,边界不清或清楚,增强扫描病灶轻度不均匀强化,与正常脾实质分界清楚(图 4-5-2),可同时伴有腹膜后淋巴结肿大。

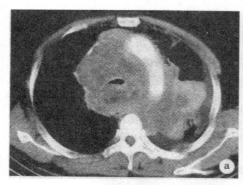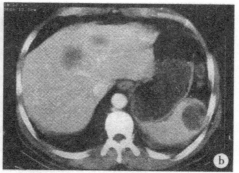

图 4-5-2 淋巴瘤

同一患者增强 CT 见纵隔(a)、肝、脾(b)内均有病灶存在

MRI：可仅表现为脾弥漫性增大，也可表现为脾内单个或多个大小不等的圆形肿块，边界不清，在 T_1WI 及 T_2WI 表现为不均匀性混杂信号影，增强检查病灶轻度强化，信号较正常脾为低，典型者可呈"地图"样分布，可伴有腹膜后淋巴结肿大。

【诊断与鉴别诊断】

脾海绵状血管瘤影像表现类似于肝海绵状血管瘤，疑难病例可进一步借助 DSA 检查确诊。超声、CT 和 MRI 均可能检出脾恶性淋巴瘤，并可显示其他部位肿大的淋巴结，但在定性诊断方面仍需密切结合临床和实验室资料。

（二）脾脓肿

【临床与病理】

脾脓肿是细菌侵入脾内形成的局限性化脓性感染。多继发于全身性感染的血源性播散或为脾周围感染的蔓延，也可为外伤、梗死后的并发症。脓肿为单房或多房，可孤立或多发。临床少见，症状及体征无特异性，可表现为全身感染症状并脾区疼痛。

【影像学表现】

X 线：可见左上腹肿块，左膈升高，活动受限，常伴发胸膜反应、胸腔积液及左下肺盘状肺不张。

超声：初期病灶呈不均匀低回声至中等回声区，边界不清。中期坏死液化后脓肿表现为无回声区，其内可见光团、光带、光点回声，周边有较强回声带环绕，彩色多普勒见脓肿壁有丰富的血流信号。动态观察，脾内无回声区可进行性增大，抗感染治疗后，无回声区范围可明显缩小。

CT：脾内圆形或椭圆形低密度区，单发或多发，CT 值差别较大，一般<30HU，边界清楚。增强后脓肿壁有强化，有时脓肿内密度不均或有气体存在。

MRI：典型脾脓肿的脓腔表现为圆形长 T_1 低信号和长 T_2 高信号。Gd-DTPA 增强检查脓肿壁呈环形强化，壁厚均匀一致，边界清楚，有时可见多房状强化。

【诊断与鉴别诊断】

根据影像学表现，结合临床，一般可做出诊断，但应注意与膈下脓肿、脾囊肿等鉴别，诊断困难时可行超声或 CT 引导下穿刺活检。

（三）脾囊肿

【临床与病理】

脾囊肿多为单发，偶为多发。分先天性真性囊肿和后天性假性囊肿。真性囊肿即为单纯性囊肿或为多囊脾中的囊肿，假性囊肿多见于外伤出血或梗死之后。脾包虫囊肿少见，主要发生在包虫病流行区。较小囊肿无症状，巨大囊肿可产生压迫症状或在左上腹触及包块。

【影像学表现】

超声：单纯性囊肿呈圆形无回声区，壁光滑，边界清楚。多囊脾时脾实质内多个大小不等、互不连通的无回声区，呈圆形，壁薄而光滑。

CT 和 MRI：表现类似于肝、肾囊肿。外伤性囊肿内由于出血和机化，囊内密度高于水，寄生虫性囊肿常可见囊肿壁弧形钙化。MRI 上囊内容物为均匀的水样信号，Gd-DTPA 增强检查囊液及囊壁无强化表现，MRI 不易显示囊壁的钙化。

【诊断与鉴别诊断】

三种影像学方法对诊断脾囊肿均具有较高的敏感性，超声为首选诊断方法。多囊脾常与多囊肝或多囊肾并存。另外，三种影像学方法均可显示脾包虫囊肿位于母囊内的子囊。CT 易于发现囊壁钙化，结合流行病史可对一些非典型脾包虫囊肿做出定性诊断。

（四）脾梗死

【临床与病理】

脾梗死系继发于脾动脉或其分支的栓塞，造成局部组织的缺血坏死。常见原因为左心系统血栓脱落，脾周围器官的肿瘤和炎症引起脾动脉血栓并脱落，某些血液病和瘀血性脾增大等。脾梗死灶大小不等，可数个病灶同时存在或有融合，病灶多呈楔形，有时可呈不规则形，肉眼上有贫血性梗死和出血性梗死两类，梗死区常有大量含铁血黄素沉着，梗死愈合后由于纤维化和瘢痕组织形成可使脾局部轮廓凹陷。脾梗死可无症状或有左上腹疼痛、左膈抬高、左胸腔积液、发热等表现。

【影像学表现】

X 线：陈旧性梗死灶内偶见钙化，选择性脾动脉造影可见受累动脉中断，并可见一三角形无血管区，尖端指向脾门。

超声：脾实质内显示单个或多个楔形或不规则形低回声区，楔形底部朝向脾外侧缘，尖端指向脾门。内部可呈蜂窝状回声或不均匀分布的斑片状强回声。彩色多普勒可显示病变区内无血流信号。梗死灶坏死液化后，可形成假性囊肿，出现相应的液性暗区。陈旧性梗死灶纤维化、钙化时，病灶回声明显增强，后方伴有声影。

CT 和 MRI：CT 典型表现为尖端朝向脾门的楔形低密度影，边界清楚，增强检查病灶无强化，与正常脾对比更清楚（图 4-5-3）。MRI 上梗死区的信号强度根据梗死时间长短可有不同表现。急性和亚急性梗死区在 T_1WI 和 T_2WI 上分别为低信号和高信号影，慢性期由于梗死区有瘢痕组织和钙化形成，在 MRI 各种序列上均呈低信号改变。对于常规 T_1WI、T_2WI 诊断困难者，还可行增强扫描进一步观察定性。

五、各种影像检查的比较与优选

脾病变的检查以超声最为简便,敏感性高,是首选检查方法。CT类似超声能提示疾病的病理变化,且图像更清晰,测量更准确,对显示钙化、气体、急性出血、脂肪组织也更敏感。MRI与超声、CT的诊断价值相仿,适用于碘过敏者,且MRI对于脾的弥漫性病变,如淋巴瘤等显示更优,其冠、矢状位扫描更有助于病灶的准确定位,是超声、CT检查的重要补充手段。血管造影除出血外,不再用于脾疾病的诊断,而是脾疾病介入治疗的一个步骤。

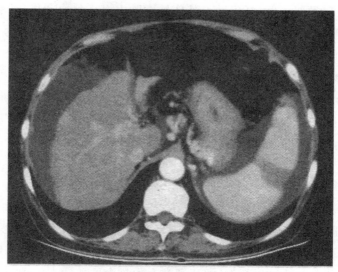

图 4-5-3　肝硬化合并脾梗死

脾内梗死灶无强化,呈尖端朝向脾门的楔形低密度区,底部朝向脾外侧缘

第六节　胃肠道和腹膜腔病变

食管癌是常见的恶性肿瘤,在消化道肿瘤中居首位,好发年龄为40～70岁,男女发病之比为8:1～3:1。食管癌是由食管黏膜上皮或腺体发生的,90%以上是鳞癌,少数是腺癌,以中段最多见,其次为下段,而上段最少。病理上分三型:①浸润型;②增生型;③溃疡型。

【诊断要点】

1.症状和体征

(1)早期:可无明显症状,部分患者有食管内异物感、吞咽食物哽噎感、胸骨后针刺样疼痛或烧灼感。

(2)中、晚期:主要表现为进行性吞咽困难,甚至不能进食,最终导致恶病质及全身衰竭。

(3)如癌肿已侵犯食管外组织,多有持续性胸骨后疼痛或背痛;侵犯喉返神经可致声音嘶哑;侵犯气管形成食管-气管瘘,进食时有呛咳。

2.食管造影

(1)食管黏膜皱襞中断、破坏和消失。

(2)管腔狭窄见于各型食管癌的进展期,表现为食管轮廓不规则,管壁僵硬;典型浸润型食管癌表现为环状向心性狭窄,范围局限,分界清楚,边缘较光整。

(3)腔内充盈缺损是增生型食管癌的主要表现。

(4)溃疡型食管癌典型表现为轮廓不规则的长形龛影,长径与食管纵轴一致,位于食管轮廓之内,周围有不规则充盈缺损。

(5)病变段食管壁僵硬,蠕动消失。

3.带网气囊食管脱落细胞检查　是一种简便易行的诊断方法,早期病例阳性率可达90%。

4.食管镜检查　对临床高度怀疑而又未能明确诊断者,应进行此项检查,并取组织活检。

5.CT表现　食管壁增厚,可以是偏心性的或环形的;食管腔变形、狭窄甚至闭塞,局部可见软组织肿块,其上方管腔不同程度扩张,可伴有积气或积液;增强扫描增厚的食管壁或肿块有轻中度强化。

【MRI表现】

1.扫描方法:空腹扫描,T_1WI和T_2WI,局部薄层连续无间隔扫描,横断面、矢状面扫描可以显示肿瘤与周围组织的关系,冠状面有助于观察纵隔淋巴结。正常食管充分扩张时食管壁厚度<3mm,>5mm为异常;食管与周围器官间有脂肪间隙,MRI表现为高信号。

2.食管癌表现为食管壁增厚,可以是偏心性的或环形的;腔内肿块轮廓不规则,T_1WI呈等或低信号,T_2WI呈稍高信号,信号强度不均匀;食管腔变形、狭窄甚至闭塞,其上方食管不同程度扩张,可伴有积气或积液。

3.增强扫描:增厚的食管壁或腔内肿块有轻中度强化(图4-6-1)。

4.食管癌外侵时,食管周围脂肪间隙模糊或消失,可在纵隔内形成肿块,邻近器官受侵犯;淋巴结转移以纵隔、颈部淋巴结多见。

5.食管癌MRI分期:

(1)Ⅰ期:食管腔内肿块,或局限性食管壁增厚(3～5mm)。

(2)Ⅱ期:食管壁增厚>5mm,未向外浸润和远处转移。

(3)Ⅲ期:癌肿已经侵犯食管周围组织,可有纵隔淋巴结肿大,但无远处转移。

(4)Ⅳ期:有远处转移。

6.鉴别诊断:

(1)食管静脉曲张:常有肝硬化病史,食管下段和胃底胃壁均增厚,可见较多流空血管信号。增强扫描曲张的静脉呈条纹状、分叶状及蚯蚓状强化,其强化程度基本与腔静脉同步。

(2)食管平滑肌瘤:表现为突入腔内或腔外的类圆形软组织肿块,表面一般光滑,边界清楚,T_1WI表现为等信号,T_2WI呈稍高信号,病灶内钙化表现为低信号影,一般无邻近脂肪层和纵隔侵犯。

(3)食管炎症及瘢痕:可引起食管壁增厚,但增厚程度较轻且均匀,周围脂肪间隙存在。

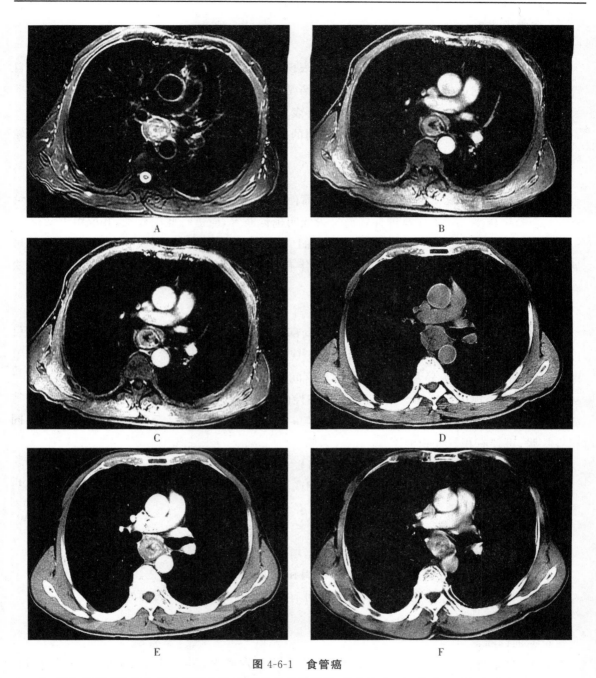

图 4-6-1　食管癌

A～C.A 为 T_2WI,B 和 C 为增强扫描,食管中段管壁增厚,管腔狭窄,T_2WI 呈不均匀高信号,增强扫描呈明显不均匀强化,病灶累及食管肌层;

D～F.分别为 CT 平扫和增强扫描动脉期、静脉期,食管中段可见软组织肿块影,增强扫描呈不均匀明显强化

一、胃癌

胃癌是最常见的消化道恶性肿瘤之一,好发年龄为 40～60 岁,男性多于女性,常见于胃窦部小弯侧,是由胃黏膜上皮发生的恶性肿瘤。早期胃癌是指癌组织浸润仅限于黏膜及黏膜下层者,未侵及肌层,不论其有无淋巴结转移;中晚期胃癌(进展期胃癌)指癌组织浸润超过黏膜下层或浸润胃壁全层。

【诊断要点】

1.早期胃癌临床症状不明显。

2.中晚期胃癌表现为上腹部疼痛、食欲缺乏、黑便、体重减轻等症状。疼痛多无节律,进食后不能缓解。

3.主要体征为上腹部扪及肿块,触及区域肿大淋巴结,如锁骨上淋巴结。

4.实验室检查:粪便隐血试验常呈持续阳性,有辅助诊断意义。CEA 明显增高。

5.上消化道造影:

(1)早期胃癌:

1)隆起型(Ⅰ型):高度＞5mm、小而不规则的充盈缺损。

2)表浅型(Ⅱ型):胃小沟、胃小区破坏呈不规则颗粒状,可见轻微凹陷小龛影。

3)凹陷型(Ⅲ型):深度＞5mm、形态不规则的龛影,并可见黏膜皱襞中断。

(2)进展期胃癌:

1)蕈伞型:多为界限清楚的不规则分叶状充盈缺损、胃腔狭窄及胃壁僵硬。

2)浸润型:胃腔变形和胃壁僵硬,病变部位蠕动消失;当全胃广泛受累时,胃容积缩小且形态固定则谓之"皮革胃"。

3)溃疡型:恶性龛影往往大而浅,位于胃轮廓之内;外形不规则呈半月形,多尖角;龛影周围绕以较宽的透亮带即"环堤征";环堤内见结节状、指压迹状充盈缺损;上述征象称"半月综合征"。

4)黏膜皱襞破坏、中断、消失,局部胃蠕动消失。

6.内镜检查:是诊断早期胃癌的有效方法,与细胞学检查、组织病理学检查联合应用,可大大提高诊断阳性率。

7.CT 表现:正常胃壁厚度＜5mm,注射对比剂后有明显强化,可表现为单层、部分二层或三层结构。胃癌可表现为胃壁不规则增厚,增厚的胃壁内缘多凹凸不平;也可表现为突入腔内的分叶状或菜花状软组织肿块,表面不光整,常有溃疡形成;伴或不伴胃腔狭窄。增强扫描增厚的胃壁或腔内肿块有不同程度的强化。胃周围脂肪线消失提示癌肿已突破浆膜层。CT 对诊断肝脏、腹膜后等部位转移很有帮助。

【MRI 表现】

1.胃壁局限性不规则增厚或表现为突入胃腔内的分叶状或菜花状软组织肿块,表面不光整,常伴有溃疡形成;T_1WI 上呈等信号或稍低信号,T_2WI 呈高信号或稍高信号;增强扫描呈中等至明显强化(图 4-6-1;图 4-6-2;图 4-6-3)。

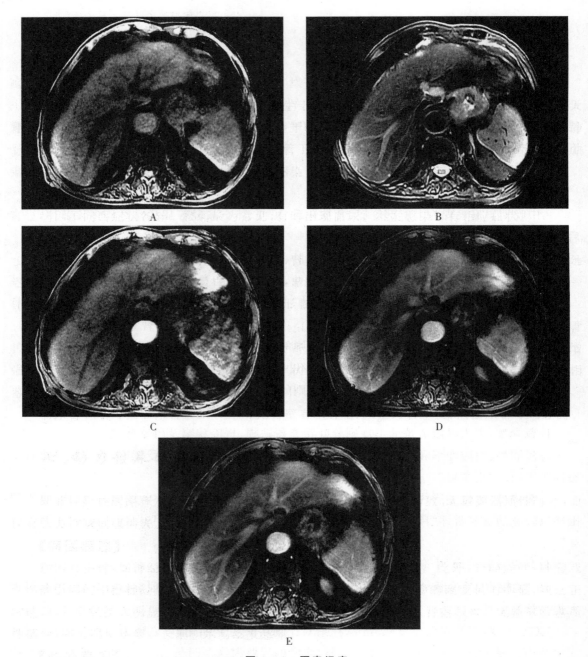

图 4-6-2　胃贲门癌

A.T₁WI,贲门部菜花状软组织肿块,表面不光整,呈等低信号;

B.T₂WI,病灶呈稍高信号,肿块伴有溃疡,溃疡内可见高信号积液;

C～E.增强扫描肿块呈不均匀中等度强化

2.伴有溃疡的肿块在 T_2WI 可见溃疡内高信号的积液:胃周围脂肪线消失提示癌肿已突破浆膜层(图 4-6-4A、B);肝脏内转移表现为多发结节状病灶,T_1WI 呈稍低信号,T_2WI 呈高信号。

3.腹腔内及腹膜后淋巴结增大提示淋巴结转移可能,增强扫描肿大淋巴结有轻度强化。

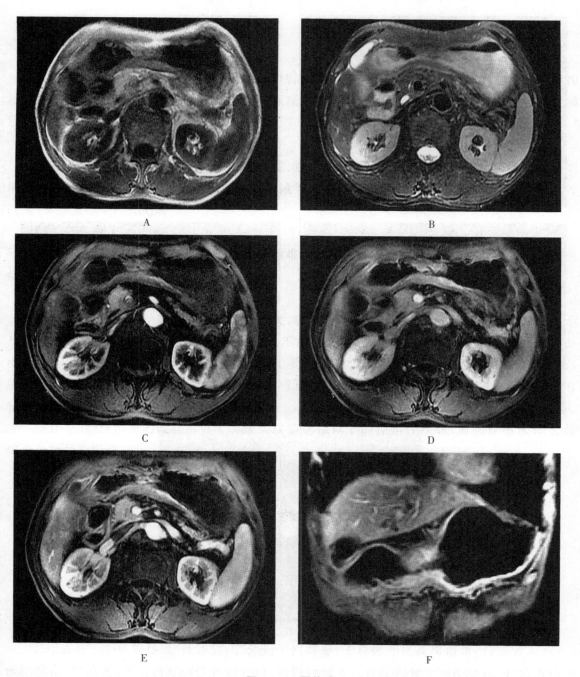

图 4-6-3　**胃体癌**

A.B.T₁WI 和 T₂WI 胃体部胃壁不规则增厚,黏膜中断,胃腔狭窄,T₁WI 及 T₂WI 上病灶均以等信号为主,但与正常胃壁相比信号欠均匀;

C～F.增强扫描病灶中等度强化,与正常胃壁信号具有明显差异,病灶侵犯黏膜层、黏膜下层和肌层

4.胃癌的 MRI 分期:

(1) Ⅰ 期:胃腔内肿块,无胃壁增厚,无邻近或远处转移。

(2) Ⅱ 期:胃壁厚度>10mm,但癌肿未超出胃壁。

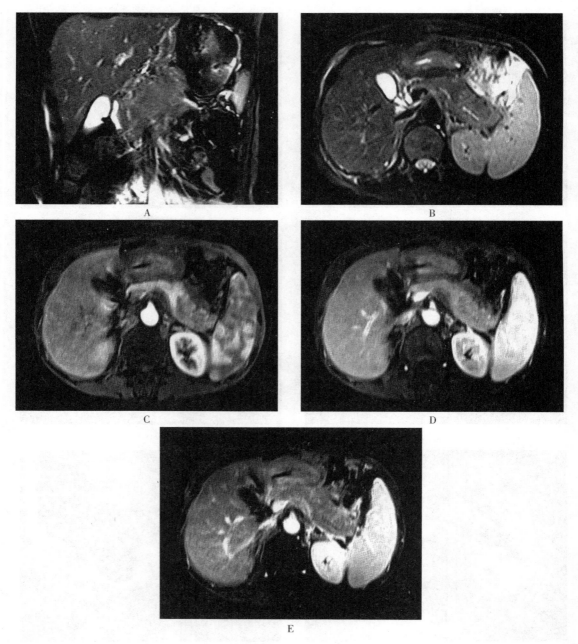

图 4-6-3　胃窦癌

A、B.冠状面和横断面 T_2WI 见病灶位于胃窦部，T_2WI 呈稍高信号；周围组织受压表现，胃周围脂肪线消失；

C～E.分别为增强扫描动脉期、门脉期、延迟期，胃窦部病灶不均匀强化

（3）Ⅲ期：胃壁增厚，并侵犯邻近器官，但无远处转移。

（4）Ⅳ期：有远处转移。

5.鉴别诊断：

（1）胃淋巴瘤：单发或多发结节、肿块，边缘光滑或轻度分叶，T_1WI 呈等或稍低信号，

T_2WI 呈等或稍高信号,增强扫描呈轻中度强化;病变范围广泛可越过贲门或幽门侵犯食管下端或十二指肠,胃壁增厚明显,常>10mm,但仍保持一定的扩张度和柔软性。胃与邻近器官之间的脂肪间隙存在,常伴有腹腔内淋巴结肿大。

(2)胃间质瘤:是发生于胃黏膜下的肿瘤,病变部位黏膜撑开展平,但无连续性中断,胃壁尚柔软,T_1WI 呈等或稍低信号,T_2WI 呈稍高信号,增强扫描一般呈明显强化;肿瘤大多位于胃体呈外生型生长,腔内型少见;当黏膜表面受侵破溃时,可见气体、液体或口服对比剂积聚。

二、直肠癌

直肠癌是发生于乙状结肠直肠交界处至齿状线之间的癌肿,是消化道常见的恶性肿瘤,男性多见,好发年龄为 40~50 岁。

【诊断要点】

1.直肠癌早期无明显症状。

2.直肠刺激症状,排便习惯改变,便意频繁,便前肛门有下坠感、里急后重、排便不尽感,晚期有下腹部疼痛。

3.癌肿侵犯致肛管狭窄时,大便变形、变细,当造成肠管部分梗阻后,有腹痛、腹胀、肠鸣音亢进等症状。

4.癌肿破溃或感染时大便表面带血及黏液,甚至是脓血便。

5.直肠指检:是诊断直肠癌最重要的方法,可了解癌肿的部位、距肛缘的距离及癌肿的大小、范围、固定程度及其与周围脏器的关系。

6.内镜检查:包括直肠镜、乙状结肠镜和结肠镜检查,内镜检查不仅可在直视下肉眼观察病变,而且可取活体组织进行病理学检查。

7.腔内超声:用腔内探头可检测癌肿浸润肠壁的深度以及有无邻近脏器的侵犯。

8.CT 表现:早期仅一侧直肠壁局限性增厚,随着病变发展可侵犯肠管全周,肿瘤向内外扩展形成肿块,侵犯直肠周围间隙。直肠周围淋巴结肿大表现为直肠周围脂肪间隙内(直肠系膜)出现直径>1cm 的结节状软组织影。

【MRI 表现】

1.肠壁局限性或全周弥漫性不规则增厚,伴有蕈伞状肿块,管腔不规则狭窄。SE-T_1WI 肿瘤表现为等信号或等、低混杂信号,T_2WI 肿瘤为高或稍高信号。

2.增强扫描直肠癌呈均匀或不均匀强化,延迟期肿瘤边界、病变段肠壁的外缘显示更加清晰,有利于判断肿瘤在肠壁的浸润深度及直肠系膜受侵的程度(图 4-6-4)。

3.MRI 检查可以明确诊断直肠系膜是否受侵,在临床外科手术治疗中具有重要意义。当 T_2WI 脂肪抑制序列显示肠周脂肪间隙出现肠壁外结节状软组织影,并 T_1WI 动态增强扫描明显强化,则为直肠系膜受侵的特征性表现。

4.直肠癌 Dukes 分期(改良方案):

(1)A 期:肿瘤局限于肠壁。

A_0 肿瘤局限于黏膜层或原位癌

A₁ 肿瘤侵及黏膜下层

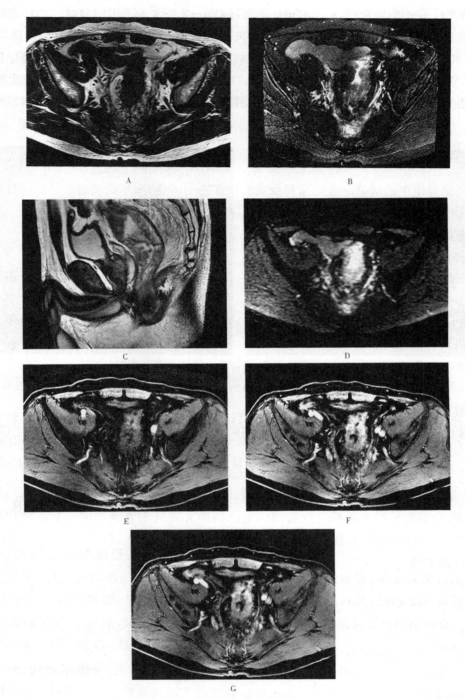

图 4-6-4　直肠癌（累及乙状结肠）

A～C.分别为 T_1WI 横断面、抑脂 T_2WI 横断面和 T_2 矢状面，直肠上段及乙状结肠下段肠壁弥漫性不规则增厚，呈等 T_1、稍长 T_2 信号，肠腔狭窄；

D.DWI 病灶呈稍高信号；

E～G.增强扫描病灶呈不均匀强化

A_2 肿瘤侵犯肌层

（2）B 期：肿瘤穿透肠壁，侵入肠周脂肪间隙或邻近器官，无淋巴结转移，尚可切除者。

（3）C 期：不论肿瘤局部浸润范围如何，已有区域淋巴结转移者。

C_1 肿瘤附近淋巴结有转移

C_2 肠系膜血管根部淋巴结有转移

（4）D 期：远处脏器有转移，如肝、肺、骨骼、脑等；远处淋巴结如锁骨上淋巴结转移；肠系膜血管根部淋巴结伴主动脉旁淋巴结有转移；腹膜腔广泛转移；冰冻盆腔。

三、胃肠道间质瘤

　　胃肠道间质瘤（GIST）是发生于胃肠道黏膜下的间叶源性肿瘤，占胃肠道肿瘤的 1％～3％，好发年龄为 40～69 岁。可发生于从食管至直肠的消化道任何部位，多发生于胃和小肠，其中胃占 60％～70％，小肠占 30％，男女发生率无明显差异，但小肠间质瘤多见于女性。

【诊断要点】

1.临床表现与肿瘤的大小、发生部位，肿瘤与胃、肠壁的关系以及肿瘤的恶性程度有关，缺乏特异性。肿瘤较小时多无症状，往往偶然发现。

2.最多见的首发症状为不明原因的腹部不适、隐痛或扪及腹部肿块，其次是肿瘤引起的消化道出血或贫血，还可引起腹泻、便秘和肠梗阻症状。

3.消化道造影：

（1）肿瘤向胃腔内生长表现为形态规则、边缘光整的充盈缺损，中心有溃疡时可见"龛影"。

（2）肿瘤向胃腔外生长表现为局部胃腔受压变窄，呈推移改变，病变部位黏膜撑开展平，但无连续性中断，胃壁柔软，蠕动正常。

（3）小肠间质瘤表现为沿小肠长轴发展的偏侧性肠腔狭窄，可伴有多发溃疡。腔外型肿块表现为肠管呈外压性改变，相邻肠管受推移，显示无肠管的空白区。

4.CT 表现：多表现为大小不等、圆形或类圆形软组织肿块，少数呈不规则形；因肿块易发生坏死、囊变或出血而致密度不均，少数病变可见钙化灶；肿块形成溃疡可见"气-液"或"液-液"平面。低度恶性肿瘤直径多＜5cm，密度较均匀，边缘锐利；高度恶性者直径多＞6cm，可见分叶，边界不清，与周围器官有粘连，密度不均匀。增强扫描肿瘤呈中等度均匀或不均匀强化，门脉期强化比动脉期明显，中心坏死、囊变区域较大时可出现厚壁囊肿样强化。

5.免疫组织化学表现：CD117 阳性、CD34 阳性，Actin 和 S-100 阴性或弱阳性，是诊断胃肠道间质瘤的金标准。

【MRI 表现】

1.分型：依据肿块与胃、肠壁的关系分为腔外型、腔内型及混合型（同时向腔内外生长），以腔外生长为主，MR 多方位成像可清楚显示肿瘤起源部位以及肿瘤向腔内、腔外或跨壁生长的情况（图 4-6-5～图4-6-6）。

2.肿瘤多表现为大小不等、圆形或类圆形软组织肿块，边界清晰，T_1WI 以低信号为主，T_2WI 以高信号为主，信号不均匀，可伴有出血、钙化、坏死。增强扫描肿块中度至明显不均匀强化,静脉期强化程度高于动脉期,DWI 呈高信号,ADC 值不同程度降低。

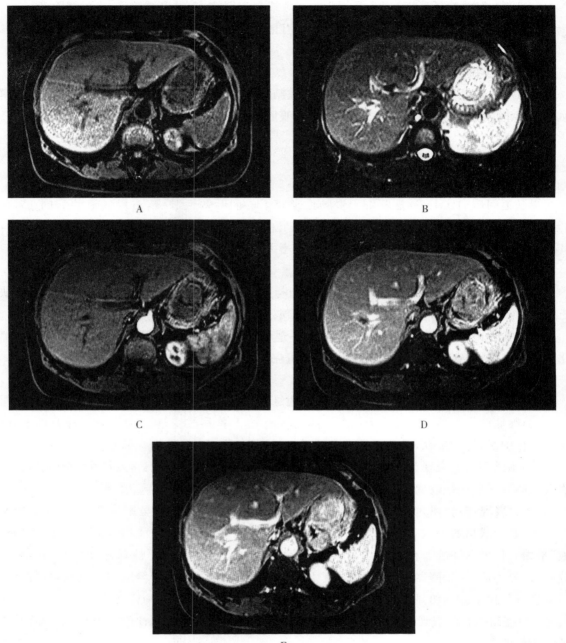

A　　　　　　　　　　　　B

C　　　　　　　　　　　　D

E
图 4-6-5　胃间质瘤(腔内型)

A.B.T₁WI 横断面和抑脂 T₂WI 横断面胃腔内见息肉状肿块,T₁WI 以低信号为主,T₂WI 呈混杂信号;

C～E.分别为动态增强扫描的动脉期、门静脉期、延迟期,肿块不均匀中度强化,静脉期强化程度高于动脉期

3.胃间质瘤:大多位于胃体,呈外生型生长,腔内型少见。典型的胃间质瘤 MR 表现为起源于胃壁的不均匀强化的外生型肿块,黏膜表面可有溃疡,可见气体、液体或口服对比剂进入。

4.小肠间质瘤:以空肠多见,肿瘤通常较大,绝大多数为偏心性,无肠壁向心性环状受累,病变主体位于腔外,肿瘤黏膜面溃疡时,可见气体、液体或口服对比剂进入其内;增强扫描大多数病灶呈周边不均匀性强化。

5.远处转移:具有较高的转移率,肝脏和腹膜是最常见的转移部位,转移灶大小不一,边缘清楚,T_1WI呈等或低信号,T_2WI呈高信号,增强有明显强化。

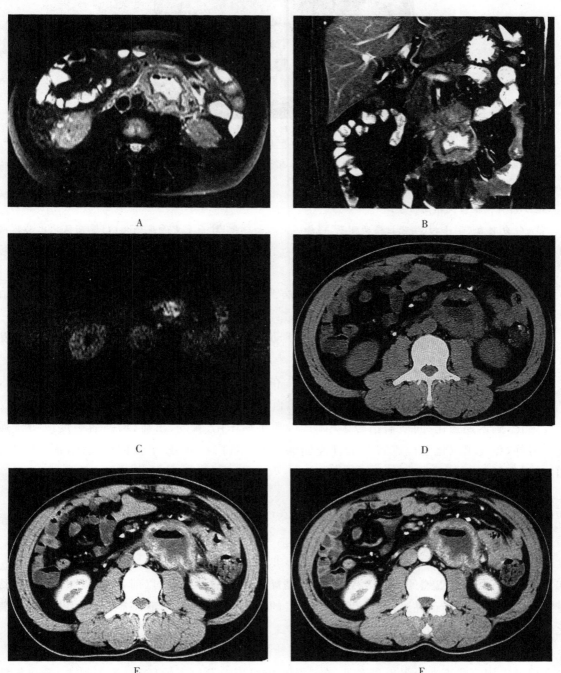

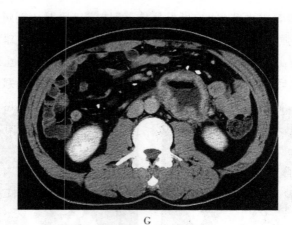

G

图 4-6-6　十二指肠间质瘤

　　A.B.抑脂 T_2WI 横断面和冠状面见十二指肠水平部局限性肠壁增厚,信号不均匀,T_2WI 呈稍高信号,肠腔呈瘤样扩张;

　　C.DWI 序列病灶呈稍高信号;

　　D~G.分别为 CT 平扫、增强扫描动脉期,门静脉期及静脉期,肿瘤呈中等度强化,门脉期强化比动脉期明显

　　6.鉴别诊断:

　　(1)胃淋巴瘤:多表现为胃壁明显增厚,病变范围广泛,常伴有腹腔内和腹膜后淋巴结肿大。

　　(2)胃癌:黏膜破坏比较明显,胃壁僵硬,蠕动消失,多直接侵犯邻近器官,胃周围可见多发大小不等的淋巴结。

　　(3)胃肠道神经鞘瘤:起源于胃肠道壁内,在壁内生长或向腔外突出,呈圆形或卵圆形,T_1WI 呈低信号,T_2WI 呈高信号,信号均匀,出血、囊变少见,增强扫描动脉期强化不明显或仅轻度强化,延迟期强化;间质瘤信号多不均匀,常伴有坏死、囊变、出血,增强后中度或明显强化。另外,免疫组织化学检查胃肠道神经鞘瘤 S-100 蛋白和 NSE 呈强阳性反应,而 CD117、CD34 呈阴性。

四、胃肠道淋巴瘤

　　胃肠道淋巴瘤约占全身淋巴瘤的 0.9%,以非霍奇金淋巴瘤(NHL)多见,占 NHL 的 4%~20%,可以是全身淋巴瘤的局部表现,也可以是局部原发的淋巴瘤,以前者多见。原发性胃肠道淋巴瘤起源于胃肠道黏膜固有层和黏膜下层的淋巴组织,多属于 B 细胞起源。淋巴瘤在消化道的好发部位是胃和小肠。

(一)胃淋巴瘤

　　胃淋巴瘤以非霍奇金淋巴瘤多见,在消化道淋巴瘤中发病率最高,占 50% 以上,发病年龄较胃癌为轻,多在 40~50 岁,男女发病率无差异。病变起自胃黏膜下的淋巴组织,常多发,也可单发,与幽门螺旋杆菌慢性感染有关,属于低度恶性黏膜相关淋巴瘤(MAL)。

【诊断要点】

1.早期无任何症状。

2.随着病变进展,可有上腹疼痛、食欲不振、恶心、呕吐、黑便、体重下降、弛张热,很少出现幽门梗阻。

3.80%可触及上腹部肿块,也可有浅表淋巴结肿大,或肝脾肿大。

4.分型:

(1)肿块型:为境界清楚的隆起性块影,基底宽大,表面可见多发小溃疡或有粗大迂曲的黏膜。

(2)溃疡型:呈腔内巨大溃疡,外形多样,深浅不一,边缘不规则,周围呈弥漫隆起,浸润范围广泛,与正常胃壁分界不清楚。

(3)浸润型:病变主要在黏膜下沿胃壁蔓延,以致胃壁增厚、变硬,胃腔狭窄变形,黏膜皱襞粗大、迂曲,表面可有多发小溃疡和小结节,也称为巨大皱襞型。

(4)息肉结节型:多发息肉状小隆起,大小不一,状如鹅卵石。

5.上消化道造影:

(1)胃黏膜粗大,但无明显破坏。

(2)充盈缺损,边缘光整,如有表面溃疡可见龛影,溃疡周围的环境常较光整。

(3)全胃浸润时表现似浸润型胃癌的"皮革胃",但仍有一定的扩张度及柔软度,胃壁伸展性良好,不引起梗阻。

6.CT表现:胃内可见单发或多发结节、肿块,或广泛的黏膜增厚、增宽,而黏膜表面相对正常。病变范围广泛,可以是胃窦部、胃体和胃底部,也可以是全胃;增强扫描病灶呈轻到中度均匀强化,或呈黏膜线完整的分层强化。

7.胃镜活检正确诊断率只有50%~60%。

【MRI表现】

1.胃腔或胃壁黏膜下层结节或肿块,胃壁增厚,黏膜肥大;受累范围相对较大,但无明显胃、肠梗阻表现。

2.病灶累及范围广,边界清楚,边缘光整。T_1WI 呈等、低信号,T_2WI 呈等、稍高信号,T_2WI 病灶信号比大多数原发恶性肿瘤信号要低,DWI均呈高信号,注射对比剂后呈轻至中度强化。

3.胃外壁较光整,周围脂肪间隙清晰,可见脾脏增大及弥漫性腹膜后或肠系膜淋巴结肿大。

4.鉴别诊断:

(1)胃癌:黏膜破坏比较明显,胃壁僵硬,蠕动消失,多直接侵犯邻近器官,但腹腔内巨块转移的淋巴结罕见,极少有肾门以下淋巴结肿大。淋巴瘤多呈全周性胃壁增厚,厚度为1.2~7.7cm,平均为4cm,胃壁光整,胃周脂肪线清晰。

(2)息肉结节型胃淋巴瘤需与多发息肉、胃内转移瘤(如黑色素瘤转移)鉴别。

(3)浸润型胃淋巴瘤需与胃黏膜巨肥厚症鉴别。

（二）小肠淋巴瘤

小肠淋巴瘤是常见的小肠肿瘤,以继发性非霍奇金淋巴瘤多见。好发于青壮年,男性多于女性。可发生于小肠的任何部位,以淋巴组织丰富的回肠远端多见,起源于小肠黏膜下淋巴组织,病变局限于一段肠管或散在分布于多段肠管。

【诊断要点】

1.早期:局限于肠壁黏膜下淋巴瘤可无症状。

2.晚期:可出现持续性脐周疼痛、不规则发热、腹泻或腹泻与便秘交替、肠道出血、贫血、消瘦乏力或肠梗阻等表现。

3.体检:可触及腹部包块,继发性淋巴瘤常有浅表淋巴结肿大。

4.肿瘤浸润肠壁造成肠蠕动失常,可引起肠套叠。

5.消化道造影:

(1)早期局限于黏膜下层,消化道造影常无异常表现,局部也可能有黏膜增粗、变平表现。

(2)进展期病变表现为多发性腔内充盈缺损,肠管边缘可呈不规则改变,但肠蠕动仍存在,无僵硬现象。

(3)病变发展到后期可显示局部肠管变形、僵硬,肠腔节段性狭窄或增宽,黏膜增粗呈雪花片状或消失,肿块较大者相邻肠管间距离增宽。

6.CT 表现:多为小肠壁增厚(>1cm)、僵硬,受累的肠管较长,形成多个圆形或卵圆形的厚环,伴节段性肠腔狭窄或"动脉瘤样"扩张。也可表现为单发或多发软组织肿块,突向肠腔内或突出于肠壁外和浆膜面,肿块密度多较均匀。增强扫描增厚的肠壁、肿块或淋巴结呈轻到中度均匀强化。

7.分型与胃淋巴瘤相同。

【MRI 表现】

1.肿瘤浸润小肠壁可造成肠壁增厚(>1cm)、僵硬,受累肠管范围较大,形成多个圆形或卵圆形的厚环,伴节段性肠腔狭窄或"动脉瘤样"扩张。也可表现为单发或多发软组织肿块,突向肠腔内或突出于浆膜面和肠壁外,少数肿块表面可发生溃疡或瘘管。

2.病灶 T_1WI 呈等、低信号,T_2WI 呈等、稍高信号,DWI 序列呈高信号;增强扫描增厚的肠壁、肿块或淋巴结呈轻到中度均匀强化(图 4-6-7);肠腔内的液体 T_1WI 呈低信号,T_2WI 呈高信号,形成较好的影像对比。

3.晚期病变肠腔的肿块和肠系膜、腹膜后淋巴结融合并包绕肠系膜血管形成"夹心面包征"。

4.鉴别诊断:

(1)小肠间质瘤:肿瘤多较大,呈圆形或椭圆形,境界清楚,多向腔外生长,瘤体信号不均匀,可发生坏死、液化,因此鉴别不难。

(2)局限性肠炎(Crohn 病):病变呈跳跃性改变,与正常肠管境界清楚,管腔狭窄呈偏心性,黏膜溃疡,肠腔轮廓常呈锯齿状,肠管外形固定,蠕动消失。晚期由于大量纤维组织增生,肠腔呈不规则线状狭窄,有假息肉形成,出现典型的"卵石征"。

(3)肠结核:好发于回盲部,受侵肠管很少见巨大软组织肿块。由于结核性干酪样坏死,受累肠管以痉挛收缩为主,可出现激惹征象,肠管外形常不固定。

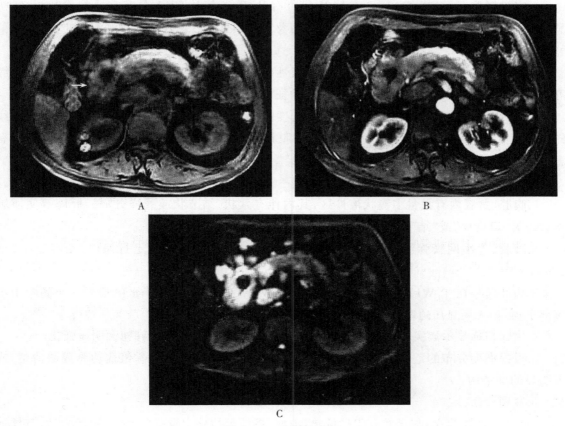

图 4-6-7　小肠淋巴瘤

A.脂肪抑制 T_1WI 小肠肠壁明显增厚,形成肿块(↑),呈较均匀低信号;

B.增强扫描病灶呈轻度到中度强化;

C.DWI 病灶呈高信号

五、腹膜假性黏液瘤

　　腹膜假性黏液瘤(PMP)是一种少见的腹膜肿瘤,发病年龄为 17～79 岁,平均为 53 岁。本病多由具有分泌黏液功能的黏液腺瘤或黏液腺癌破裂,种植转移到腹膜、网膜所致,其原发病常见于卵巢或阑尾,病理特点为腹腔内充满大量黏液样液体以及腹膜和网膜等处多发胶冻样肿物,被形象地称为"果冻腹"。

【诊断要点】

　　1.多数患者起病隐匿,进展缓慢,症状缺乏特异性,因此经常是在拟诊为卵巢肿瘤或阑尾炎进行剖腹探查时才意外发现。

　　2.主要表现为腹痛、腹胀、恶心、呕吐、乏力、食欲不振、腹部肿块、腹围进行性增大及体重下降等。

　　3.常为大量黏液样腹腔积液,流动性较差,腹腔穿刺常不易抽出,部分患者亦可以表现为无明显黏液的渗出液,甚至是血性液体。

4.实验室检查:CEA、CA19-9、CA125等可有升高,尤其是CEA具有重要的诊断意义,明显升高往往提示病变趋于晚期、恶性程度较高及预后不良等。治疗后复查肿瘤标志物,有预测肿瘤复发的意义。

5.超声检查:腹腔内可见无数大小不等液性暗区,呈蜂窝状,边界欠清晰,肝脏、脾脏边缘可见"扇贝样"压迹,改变体位无腹腔积液流动征象。

6.CT表现:腹腔、盆腔内有大量液性低密度区,呈多囊状改变,其内伴有絮状、结节状或线样高密度分隔;网膜增厚,密度增高,伴有网膜饼样肿块或结节,有时可见弧形钙化更具有意义。

【MRI表现】

1.腹腔、盆腔内有大量多囊状液性区,其内伴有絮状、结节状或线样分隔。肝脾等实质脏器边缘见"扇贝样"或"结节状"压迹。

2.腹膜、大小网膜弥漫性不规则增厚呈"饼状",肠管受压移位,走行僵硬,厚度为1.0～2.0cm。

3.病灶信号在T_1WI呈略低于肌肉信号,T_2WI呈高信号,但低于水的信号。小肠集中于腹部中央,但无明显压迫改变,肠管内径多正常。

4.增强扫描显示囊实性病变的囊壁、网膜、腹膜轻度强化,而囊内容物无明显强化。

5.根据病变分布的范围可分为弥漫性和局限性,局限性腹膜假性黏液瘤边缘界限清楚,或无明显的壁结构。

6.鉴别诊断:

(1)结核性腹膜炎:临床常有午后低热、消瘦、盗汗等结核中毒症状,体检腹部柔软,有揉面感,MR表现为肠系膜增厚合并大结节,结节中央可见坏死,增强扫描为边缘环状强化,多伴有淋巴结肿大或钙化,肝脏、脾脏表面一般不受侵犯。

(2)腹膜间皮瘤:表现腹膜结节性病灶合并大量腹腔积液,肝脏、脾脏表面可形成梭形压迹或凹陷,与腹膜假性黏液瘤表现相似,但腹膜间皮瘤增强扫描结节呈均匀强化,且极少伴有肠系膜或网膜异常。

(3)非黏液性腺癌的腹膜癌性转移:临床多表现为血性腹腔积液,MR见散在腹膜实质结节伴局限性腹膜增厚,且常合并腹腔脏器和淋巴结转移。

(4)胰腺假性囊肿:局限性腹膜假性黏液瘤与胰腺假性囊肿相似,但后者临床常有胰腺炎病史,囊肿壁薄,信号不均匀。

第五章　泌尿系统影像

第一节　泌尿系统结石和积水的 X 线诊断

一、概述

泌尿系结石的病因和形成条件及分类如下。

1.病因　①肾脏病变：如感染、细胞脱落、出血等。②尿路梗阻：导致无机盐沉淀。③代谢紊乱：如血钙降低、尿钙升高。④营养不良。⑤长期卧床。

2.条件　①中心核形成。②一定的黏着物质，是一种蛋白质。③结晶物质的沉积。

3.分类　根据结石的化学成分分为：①磷酸钙结石：质软，密度较高，多呈鹿角状（珊瑚状）或层状，增长快。②草酸钙结石：质硬、密度高，呈桑葚状或星状，增长慢。③磷酸镁胺结石。④胱氨酸结石。⑤尿酸结石：少见，约占 10%，不吸收 X 线，故称为透光性结石或阴性结石。⑥尿酸盐结石：较小，边缘光滑，密度较低，多呈圆形或卵圆形层状结构。⑦碳酸钙结石：有时密度很高，呈分层状。

泌尿系结石大部分为草酸钙和磷酸钙结石，其中草酸钙结石占全部结石的 70%～80%。

二、肾结石

肾结石在泌尿系结石中居首位，单侧多见，10% 为双侧性。80% 位于肾盂内。

【病理】

结石可单发或多发。肾结石引起的病理改变主要是梗阻、积水、感染和黏膜损伤，导致上皮脱落、溃疡，最后纤维瘢痕形成。结石可与肾盂癌及感染同时发生。

【临床表现】

多见于 20～50 岁男性，腰痛和血尿是主要症状。其疼痛可为钝痛或绞痛，常向下部或会阴部放射。合并感染则出现尿频、尿急、尿痛和脓尿。

【X 线表现】

肾结石呈圆形、卵圆形、桑葚形或鹿角形。鹿角形结石为肾结石的特征。肾盏内结石可呈肾盏形态、圆形或骰子形。侧位上结石与脊柱重叠,一般不超过椎体前缘,但肾积水时例外。随呼吸运动透视或摄片见结石与肾影的相对位置不变。

IVP 检查肾结石可有肾积水及肾功能异常,继发感染出现相应变化。

【鉴别诊断】

应注意与肾钙化鉴别。广泛的肾实质钙化或钙质沉着症可见于高血钙、高尿钙、甲状旁腺功能亢进症、髓样海绵肾、肾小管酸中毒、肾皮质坏死、肾乳头坏死、肾结核和高草酸盐尿。这些钙化分散且无肿块,与肿瘤不难鉴别,有时可与结石混淆。但钙化一般完全或大部分被肾实质包绕,而结石位居肾盂或肾盏区,多可鉴别。但收集小管(或称集合管)内结石与肾实质钙化难以鉴别,CT 增强扫描借助扩张的收集管对鉴别有一定帮助。此外,结石和(或)钙化偶可位居肾轮廓外,其原因尚难以解释。肾内良、恶性肿瘤所致的局限性钙化常伴明显的软组织肿块,不难鉴别。

阴性结石静脉肾盂造影显示肾盂、肾盏内充盈缺损影,应与肾盂内肿瘤、血块、气泡鉴别。①改变体位或复查时,透明阴影消失或移位,可排除肿瘤;②透明阴影小或消失,则气泡可能性大;③结石、血块可根据它们的形态来区别,阴性结石往往呈圆形或椭圆形,边缘光滑,而血块多不规则。

三、肾钙乳

肾引流系统内(多见于肾盏憩室、囊肿或肾盂积水内)有含钙质的混悬液存留者称为肾钙乳。

【病因病理】

本病病因尚不十分清楚,与肾内尿液的引流受障有关。国内报道肾结石与肾钙乳的关系密切,是由于肾结石引起梗阻和积水,给钙乳的形成创造了条件。从化学分析看,这种颗粒很小的钙乳其化学成分与肾结石基本一致,但为何不凝结成大的结石尚不明确,可能与某些物理因素有关。

【临床表现】

多无症状,一般以尿路感染、结石或肾积水等症状、体征而就诊。

【X 线表现】

①肾钙乳的密度低于肾结石。②因钙乳与积水相混合,故边缘不锐利,但个别囊肿型肾钙乳例外。③钙乳呈团状或麻饼状。"麻点"密度较高,这是由于肾钙乳重叠所致。④直立位照片显示钙乳下沉形成的液平面即可确诊;复查照片形态和密度可变。⑤积水型钙乳,解除梗阻后钙乳量减少。

四、输尿管结石

输尿管结石一般由上尿路而来,原发者甚少见。

【病理】

输尿管结石引起的病理改变主要与阻塞有关。如阻塞时间较长则管壁变薄并有输尿管的伸长纤曲。有些梗阻以上的管壁肌层可以肥厚,还可发生结石周围的输尿管炎和输尿管周围炎。

【临床表现】

多见于20~50岁男性。主要表现为腰痛和血尿,多为绞痛和放射痛(向会阴部放射)。下端者可有尿频、尿急等症状。合并感染有膀胱刺激征。

【X线表现】

①平片:输尿管相应的行径部有圆形、卵圆形、桑葚形、枣核状或圆柱状致密影。结石长轴与输尿管长轴一致,而且多尖端在下,常位于生理狭窄区。②静脉肾盂造影或逆行肾盂造影:可显示结石与输尿管的关系。

由于CT密度分辨力高,输尿管结石均可在CT上显示。

【鉴别诊断】

①淋巴结钙化:肠系膜、回肠、结肠等淋巴结钙化,位置偏前且常变动,形态大而不规整。②盆腔内静脉石:体积小呈圆形或同心圆形,中心密度淡,位置偏外,多发者易识别。必要时尿路造影确诊。

五、膀胱结石

膀胱结石可由上尿路下降而来,或原发于膀胱内。

【病理】

膀胱结石大多来自肾和输尿管。原发结石的形成与尿滞留关系密切,炎性渗出物及膀胱内异物可组成结石的核心,经过尿盐的沉积形成结石。一般为单个,也可多发。此外,膀胱憩室内也可发生结石。

【临床表现】

主要见于男性,多为10岁以下儿童和老年人。主要症状是排尿困难、尿流中断、尿痛、尿频、尿急和血尿等。若结石位于膀胱憩室内,主要为继发膀胱感染的相应症状。

【X线表现】

①平片:位于骨盆中下部耻骨联合上方,密度均匀或不均,呈圆形、椭圆形、同心圆形或桑葚形的致密影。多为单发,可小如绿豆,大如胎头,结石可随体位的变动而发生移动。呈哑铃状者多提示是憩室内结石。②阴性结石需膀胱造影检查。此外亦有报道,长期卧位者可出现膀胱钙乳。CT检查更有利于对膀胱结石的确诊。

【鉴别诊断】

①输尿管下端结石:一般较小,位置高,长轴与输尿管长轴一致。②后尿道结石:位于正中,耻骨联合后,可单发或多发,形态不整,呈砂粒状,与耻骨联合部重叠。③静脉石、子宫肌瘤钙化:位置固定,静脉石形态特异,子宫肌瘤钙化形态不整,必要时B超或CT确诊。

六、肾和输尿管积水

【病因】

可分为梗阻性和非梗阻性两大类。①发生于肾盂输尿管交界处附近的梗阻：可见于先天性狭窄、异常血管压迫、结核、结石等。②发生于输尿管中部的梗阻：可见于结石、结核、下腔静脉后输尿管、肿瘤、游走肾等。③发生于输尿管下端的梗阻：可见于结石、结核、输尿管囊肿、肿瘤及手术后等。④非梗阻性积水：见于尿路感染、反流性肾炎、糖尿病等。

【临床表现】

病因不同而症状各异。腰痛最为常见，有时出现血尿。继发感染可有相应症状。

【X线表现】

肾积水可分为以下 4 期：Ⅰ期：显影延迟，肾盂轻度扩大，肾小盏杯口平直。Ⅱ期：显影延迟，肾盂明显扩大，肾小盏杯口呈杵状。Ⅲ期：显影延迟、浅淡，肾盏显著扩大，肾盂肾盏连成一体，成为多房的囊袋。Ⅳ期：肾盂呈梨形或球形影，肾实质萎缩变薄，静脉尿路造影不显影。

CT 表现：①轻度肾积水：CT 无阳性表现。②中度肾积水：显示肾盂、肾盏和（或）输尿管扩张；与对侧肾比较，造影剂排泄延缓，肾实质密度下降。③重度和长期肾积水：肾影增大；增强扫描显示肾盂、肾盏明显扩张呈囊状或分叶状，肾皮质萎缩呈羊皮纸状；应注意与多囊肾相鉴别。

输尿管积水可见输尿管扩张，CT 可见管壁有水肿增厚，也可管壁变薄、输尿管伸长纤曲。

七、动力性尿路积水

即非梗阻性尿路积水。是由于尿液积聚较多而排空相对较少所致，无尿路器质性阻塞，而仅有张力性减低或消失。

【病因病理】

病因有多种，如神经肌肉源性、先天性巨输尿管、中毒或炎症等。此外，脊髓病变、肿瘤或外伤等引起的中枢神经异常改变亦为重要的病因。病理上以输尿管的改变最为明显，缺乏正常蠕动，若管径扩大明显时，则输尿管发生延长并扭曲，同时伴肾盂、肾盏积水。无输尿管器质性病变，亦无明显狭窄。长期积水易继发感染。

【临床表现】

主要因继发感染而出现尿频、尿急、尿痛和脓尿。也可出现肾功能损害的症状和检验指标异常。

【影像学表现】

可见肾分泌功能减退，肾盂、肾盏积水。两侧输尿管粗长、纤曲，可甚似肠管，但在输尿管膀胱交界处无扩张。造影常可出现膀胱输尿管反流表现。

八、神经性膀胱功能障碍

又称为神经源性膀胱。膀胱的正常活动功能靠神经支配来完成。调节膀胱功能的中枢神经或周围神经受到损伤，致使膀胱的正常排尿反射阻断，而引起排尿功能紊乱，称为神经性膀胱功能障碍。

【病因病理】

常见于脑出血、脑肿瘤、脑损伤、脊髓病变、隐性脊柱裂等。膀胱过度扩张或膀胱肌力长期增加均可形成憩室样改变。膀胱颈痉挛或松弛等可引起膀胱输尿管反流、输尿管及肾积水等改变，常并发感染及结石。

【临床表现】

常有不同程度的尿失禁、尿潴留和排尿困难。患者可因不同病因而出现不同症状，常有炎症和结石。

【X线表现】

膀胱造影可见：①膀胱有不同程度的扩大，容量可达 1000mL 以上；也可表现为膀胱缩小及挛缩，容量在 200mL 以下。②膀胱壁边缘不规则，有很多内凹的小梁，其间有多处向外凸出，形成大小不一的憩室，有时膀胱壁可光滑。③膀胱近似三角形，如塔状。④内括约肌麻痹，膀胱底部与尿道连接处膨隆呈漏斗状。⑤如膀胱内括约肌痉挛，则膀胱颈呈细线状。⑥多有膀胱输尿管反流及输尿管、肾盂积水表现。

应注意，膀胱形态的改变可见于膀胱颈或膀胱颈以下的梗阻性疾病，需结合临床和 X 线综合分析始能鉴别。

第二节　泌尿生殖系统CT扫描技术

一、肾 CT

（一）适应证与禁忌证

1.适应证　①肾脏良、恶性肿瘤；②肾先天性畸形；③肾脏外伤及出血情况；④肾盂积水、慢性感染（肾结核、黄色肉芽肿性肾盂肾炎、慢性肾炎等）、肾脓肿和肾周脓肿；⑤肾血管病变（肾动脉瘤、肾动静脉瘘、肾血管狭窄和闭塞等）和肾梗死；⑥肾囊性病变（单纯性、复杂性囊肿和囊性肿瘤）；⑦肾结石。

2.肾脏CT增强禁忌证　①严重心、肝、肾功能不全；②重症甲状腺疾患（甲亢）；③含碘对比剂过敏。

（二）检查前准备

1.检查前 1 周内不服重金属药物，若 1 周之内曾做过胃肠道钡餐造影，需检查前先行腹部透视,确认腹内无钡剂残留。

2.检查前1天,晚饭后禁食。

3.如用对比剂做增强扫描者,则检查前先做药物过敏试验。

4.扫描前0.5h受检者口服清水作为对比剂,总量1000～1500mL,使胃和十二指肠内充满液体,减少气体伪影。

5.疑有肾阳性结石者,直接平扫。外伤急症受检者可不口服对比剂。

6.做CT检查的受检者,应取下检查区域金属类物品,以减少伪影。

(三)检查技术

1.检查体位　一般取仰卧位,双手上举越过头顶。有时也可根据观察部位的需要采用侧卧位或俯卧位。

2.定位　在正位像上确定扫描范围。

3.扫描范围　肾上极至肾下极包括全部肾脏。

4.扫描参数　扫描机架00;显示野(FOV)350～450mm;螺旋扫描,扫描层厚2～5mm;扫描间距2～5mm;通常使用120～140kV,240～300mAs;多排CT采用亚秒扫描;矩阵512×512;均采取屏气扫描。

5.增强扫描　静脉内团注1.5～2.0mL/kg,速率2～4mL/s,扫描程序参数与平扫相同;肾脏增强扫描通常应包括皮质期、髓质期和分泌期,皮质期扫描时间为25～30s,髓质期扫描时间为60～120s,分泌期扫描时间为5～10min。

(四)摄片要求

1.图像显示采用软组织窗,窗位30～50HU,窗宽200～400HU;为区别病变组织中的脂肪与空气可适当增加窗宽。对延迟扫描目的在于观察肾盂、肾盏内病变的部分,应采用类似骨窗的窗宽、窗位,如窗宽1300～1500HU,窗位350～500HU(图5-2-1)。

2.依次顺序进行定位片、平扫、增强及延迟图像摄片,在摄取定位像时,应摄取有无定位线的图像各一帧,便于分析时参考。

3.发现病变应做病变大小的测量,并测量病灶增强前后CT值。平扫和增强扫描后的测量,原则上在同一层面测量,以便分析对照。对有些小病灶除需放大摄影外,必要时行冠状面及矢状面重建和扫描。

二、肾上腺CT

(一)适应证与禁忌证

1.适应证　①功能性肾上腺疾病(肾上腺增生和原发性皮髓质肿瘤);②非功能性肾上腺肿瘤;③急性肾上腺皮质功能衰竭,明确有无出血;④不明原因的高血压、低血钾或其他内分泌症状临床不能确诊时;⑤肾上腺功能低下;⑥肾上腺结核。

2.肾上腺CT增强禁忌证　①严重心、肝、肾功能不全;②重症甲状腺疾患(甲亢);③含碘对比剂过敏。

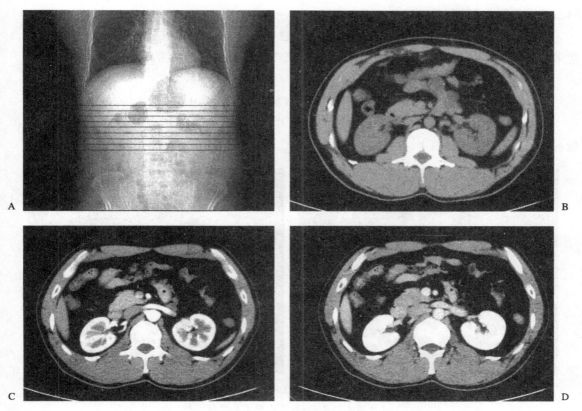

图 5-2-1　肾脏 CT 扫描

A.肾脏 CT 定位像;B.肾脏 CT 平扫;C.肾脏 CT 增强肾皮质期;D.肾脏 CT 增强肾髓质期

(二)检查前准备

1.检查前 1 周内不服重金属药物,若 1 周之内曾做过胃肠道钡餐造影,需检查前先行腹部透视,确认腹内无钡剂残留。

2.检查前 1 天,晚饭后禁食。

3.如用对比剂做增强扫描者,则检查前先做药物过敏试验。

4.扫描前 0.5h 受检者分多次口服清水作为对比剂,总量 1000~1500mL,使胃和十二指肠内充满液体,减少气体伪影。

5.做 CT 检查的受检者,应取下检查区域金属类物品,以减少伪影。

6.训练受检者的呼吸,并保持每次呼吸幅度一致。

(三)检查技术

1.检查体位　一般取仰卧位,双手上举越过头顶。有时也可根据观察部位的需要采用侧卧位或俯卧位。

2.定位　在正位像上确定扫描范围。

3.扫描范围　第 12 胸椎上缘至第 1 腰椎下缘。

4.扫描参数　扫描机架 0°;显示野(FOV)350~450mm;螺旋扫描,扫描层厚 2~5mm;扫描间距 2~5mm;通常使用 120~140kV,240~300mAs;多排 CT 采用亚秒扫描;矩阵 512×

512;均采取屏气扫描。

5.增强扫描　静脉内团注 1.5～2.0mL/kg,速率 2～4mL/s,扫描程序参数与平扫相同;通常采用双期增强扫描,动脉期扫描时间为 25～35s,门脉期扫描时间为 65～75s。

(四)摄片要求

1.图像显示采用软组织窗,窗位 30～50HU,窗宽 200～400HU。

2.依次顺序进行定位片、平扫及增强图像摄片,在摄取定位像时,应摄取有无定位线的图像各一帧,便于分析时参考(图 5-2-2)。

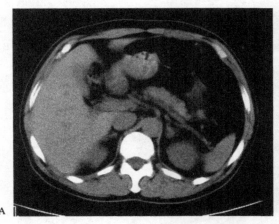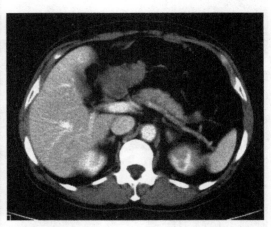

图 5-2-2　肾上腺 CT 平扫和增强扫描

A.肾上腺 CT 平扫;B.肾上腺 CT 增强扫描

3.对肾上腺的图像应放大摄影,必要时行冠状面及矢状面重建和摄片。对小病灶的显示以薄层重组(1～2mm)为佳。发现病变应做病变大小的测量,并测量病灶增强前后 CT 值。平扫和增强扫描后的测量,原则上在同一层面测量,以便分析对照。

三、输尿管 CT 检查

(一)适应证与禁忌证

1.适应证　①先天性畸形,如输尿管重复畸形、腔静脉后输尿管、输尿管先天性狭窄和输尿管囊肿等;②输尿管肿瘤,尤其对肾功能丧失或无法插管者更具优越性;③观察腹膜后纤维化对输尿管的影响;④其他,如输尿管积水、输尿管结石、输尿管结核等也适应检查。

2.禁忌证　同肾脏 CT 增强检查。

(二)检查前准备

同肾脏 CT 检查。

(三)检查技术

1.检查体位　一般取仰卧位,双手上举越过头顶。有时也可根据观察部位的需要采用侧卧位或俯卧位。

2.定位　在正位像上确定扫描范围。

3.扫描范围　自肾门水平至耻骨联合下缘,必要时可参考尿路造影片。

4.扫描参数　扫描机架 0°;显示野(FOV)350～450mm;螺旋扫描,扫描层厚 2～5mm;扫描间距 2～5mm(尽可能采用薄层扫描与重建,以免小结石与小肿瘤漏检);通常使用 120～140kV,240～300mAs;多排 CT 采用亚秒扫描;矩阵 512×512;均采取屏气扫描。

5.增强扫描　静脉内团注 1.5～2.0mL/kg,速率 2～4mL/s,扫描程序参数与平扫相同;通常采用常规增强扫描,扫描时间为 65～75s。

(四)摄片要求

同肾脏 CT 检查(图 5-2-3)。

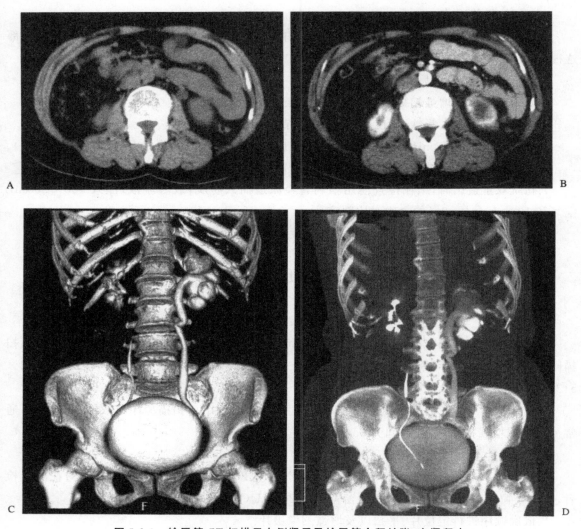

图 5-2-3　输尿管 CT 扫描示左侧肾盂及输尿管全程扩张、左肾积水

A.输尿管 CT 平扫;B.输尿管 CT 增强扫描;C.输尿管 CT 延迟扫描容积重建;D.输尿管 CT 延迟扫描最大密度投影(MIP)重建

四、膀胱 CT 检查

（一）适应证与禁忌证

1.适应证　①膀胱和输尿管肿瘤等；②膀胱肿瘤与前列腺肿瘤或增生的鉴别诊断；③发育异常（包括畸形、输尿管异位开口、囊肿等）；④膀胱结石的大小和位置。

2.膀胱 CT 增强禁忌证　①严重心、肝、肾功能不全；②重症甲状腺疾患（甲亢）；③含碘对比剂过敏。

（二）检查前准备

1.检查前 1 周内不服重金属药物，若 1 周之内曾做过胃肠道钡餐造影，需检查前先行腹部透视，确认腹内无钡剂残留。

2.检查前 1 天，晚饭后禁食。

3.如用对比剂做增强扫描者，则检查前先做药物过敏试验。

4.扫描前受检者大量饮水，使远近段小肠、结肠及膀胱充盈。

5.必要时检查前 10min 肌内注射山莨菪碱 10mg（青光眼、前列腺肥大、排尿困难者禁用）。

6.疑有直肠或乙状结肠受侵者，可直接经直肠注入温水或空气 300～500mL。

7.膀胱双重造影时，须在检查前用福利管经尿道插入膀胱，放尽尿液，注入 100～300mL 空气和 100mL 1％～2％的含碘对比剂溶液。

8.做 CT 检查的受检者，应取下检查区域金属类物品，以减少伪影。

（三）检查技术

1.检查体位　一般取仰卧位，双手上举越过头顶。

2.定位　在正位像上确定扫描范围。

3.扫描范围　髂前上棘水平至耻骨联合下缘。

4.扫描参数　扫描机架 0°；显示野（FOV）350～450mm；螺旋扫描，扫描层厚 5～10mm；扫描间距 5～10mm；通常使用 120～140kV，240～300mAs；多排 CT 采用亚秒扫描；矩阵 512×512；均采取屏气扫描。

5.增强扫描　静脉内团注 1.5～2.0mL/kg，速率 2～4mL/s，扫描程序参数与平扫相同；通常采用常规增强扫描，扫描时间为 65～75s。

（四）摄片要求

1.图像显示采用软组织窗，窗位 30～50HU，窗宽 200～400HU。对缺少脂肪衬托的受检者，可调小窗宽，如窗位 35～50HU，窗宽 15～200HU（图 5-2-4）。

2.依次顺序进行定位片、平扫以及增强图像摄片。

3.发现病变应做病变大小的测量，并测量病灶增强前后 CT 值。平扫和增强扫描后的测量，原则上在同一层面测量，以便分析对照。

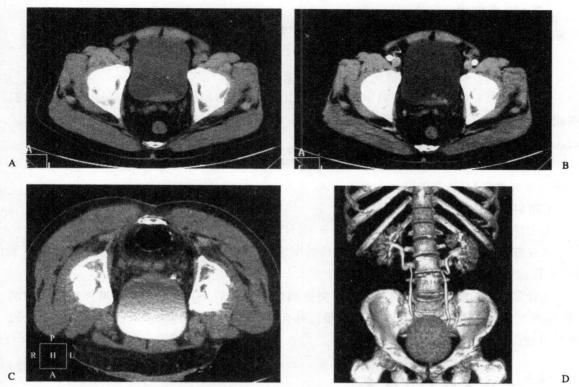

图 5-2-4　输尿管 CT 扫描示左侧肾盂及输尿管全程扩张、左肾积水

A.膀胱 CT 平扫；B.膀胱 CT 增强扫描；C.膀胱 CT 俯卧位延迟扫描；D.膀胱 CT 容积重建

五、前列腺 CT 检查

（一）适应证与禁忌证

1.适应证　①协助临床分期与明确有无转移或经穿刺活检证实的前列腺癌受检者；②手术后随访，观察有无并发症；③测量前列腺大小、体积，作为非手术治疗前列腺疾病的随访、观察；④确定前列腺有无脓肿形成及显示脓肿液化情况；⑤观察前列腺增生的间接改变。

2.前列腺 CT 增强禁忌证　①严重心、肝、肾功能不全；②重症甲状腺疾患（甲亢）；③含碘对比剂过敏。

（二）检查前准备

1.检查前 1 周内不服重金属药物，若 1 周之内曾做过胃肠道钡餐造影，需检查前先行腹部透视，确认腹内无钡剂残留。

2.检查前 1 天，晚饭后禁食。

3.如用对比剂做增强扫描者，则检查前先做药物过敏试验。

4.扫描前受检者大量饮水，使远近段小肠、结肠及膀胱充盈。

5.疑有直肠或乙状结肠受侵者，可直接经直肠注入温水或空气 300～500mL。

6.做 CT 检查的受检者，应取下检查区域金属类物品，以减少伪影。

（三）检查技术

1.检查体位　一般取仰卧位，双手上举越过头顶。

2.定位　在正位像上确定扫描范围。

3.扫描范围　耻骨联合下缘向上至耻骨上缘 2～3cm。

4.扫描参数　扫描机架 0°；显示野（FOV）350～450mm；螺旋扫描，扫描层厚 5～10mm；扫描间距 5～10mm；通常使用 120～140kV，240～300mAs；多排 CT 采用亚秒扫描；矩阵 512×512；均采取屏气扫描。

5.增强扫描　静脉内团注 1.5～2.0mL/kg，速率 2～4mL/s，扫描程序参数与平扫相同；通常采用常规增强扫描，扫描时间为 65～75s。

（四）摄片要求

1.图像显示采用软组织窗，窗位 30～50HU，窗宽 200～400HU。

2.在摄取定位像时，应摄取有无定位线的图像各一帧，便于分析时参考。按解剖顺序将平扫、增强、延迟的图像依时间先后摄取。

3.发现病变应做病变大小的测量，并测量病灶增强前后 CT 值。平扫和增强扫描后的测量，原则上在同一层面测量，以便分析对照。对有些小病灶除需放大摄影外，还可行矢状位、冠状位重建。

六、女性盆腔 CT 检查

（一）适应证与禁忌证

1.适应证　①盆腔良、恶性肿瘤；②其他隐匿性病变，如脓肿、血肿和肿大淋巴结的诊断；③手术后随访观察；④生殖道先天性畸形；⑤活检或放疗计划的定位，放疗、化疗后随访观察；⑥子宫内避孕装置的观察和定位；⑦在外伤情况下，可观察有无骨折，泌尿生殖器官的损伤和出血等。

2.盆腔 CT 增强检查禁忌证　①严重心、肝、肾功能不全；②重症甲状腺疾患（甲亢）；③含碘对比剂过敏。

（二）检查前准备

1.检查前 1 周内不服重金属药物，若 1 周之内曾做过胃肠道钡餐造影，需检查前先行腹部透视，确认腹内无钡剂残留。

2.检查前 1 天，晚饭后禁食。

3.如用对比剂做增强扫描者，则检查前先做药物过敏试验。

4.扫描前受检者大量饮水，使远近段小肠、结肠及膀胱充盈。

5.疑直肠或乙状结肠受侵者，可直接经直肠注入温水或空气 300～500mL。

6.做 CT 检查的受检者，应取下检查区域金属类物品，以减少伪影。

（三）检查技术

1.检查体位　一般取仰卧位，双手上举越过头顶。

2.定位　在正位像上确定扫描范围。

3.扫描范围　髂前上棘水平至耻骨联合下缘。

4.扫描参　数扫描机架0°;显示野(FOV)350～450mm;螺旋扫描,扫描层厚5～10mm;扫描间距5～10mm;通常使用120～140kV,240～300mAs;多排CT采用亚秒扫描;矩阵512×512;均采取屏气扫描。

5.增强扫描　静脉内团注1.5～2.0mL/kg,速率2～4mL/s,扫描程序参数与平扫相同;通常采用常规增强扫描,扫描时间为65～75s。

(四)摄片要求

1.图像显示采用软组织窗,窗位30～50HU,窗宽200～400HU。

2.在摄取定位像时,应摄取有无定位线的图像各一帧,便于分析时参考。按解剖顺序将平扫、增强、延迟的图像依时间先后摄取。

3.发现病变应做病变大小的测量,并测量病灶增强前后CT值。平扫和增强扫描后的测量,原则上在同一层面测量,以便分析对照。对一些占位病变可行矢状面和冠状面重建。

七、肾动脉CT血管造影(CTA)

(一)适应证与禁忌证

1.适应证　肾脏血管病变。

2.禁忌证　①严重心、肝、肾功能不全;②重症甲状腺疾患(甲亢);③含碘对比剂过敏。

(二)检查前准备

1.检查前1周内不服重金属药物,若1周之内曾做过胃肠道钡餐造影,需检查前先行腹部透视,确认腹内无钡剂残留。

2.检查前1天,晚饭后禁食。

3.如用对比剂做增强扫描者,则检查前先做药物过敏试验。

4.做CT检查的受检者,应取下检查区域金属类物品,以减少伪影。

(三)检查技术

1.检查体位　一般取仰卧位,双手上举越过头顶。

2.定位　在正位像上确定扫描范围。

3.扫描范围　第11胸椎至第5腰椎椎体。

4.扫描参数　扫描机架0°;显示野(FOV)350～450mm;螺旋扫描,扫描层厚2～5mm;扫描间距2～5mm;通常使用120～140kV,240～300mAs;多排CT采用亚秒扫描;矩阵512×512;均采取屏气扫描。

5.增强扫描　静脉内团注1.5～2.0mL/kg,速率3～5mL/s。扫描程序参数与平扫相同;扫描时间通常为25～35s。

6.肾脏CTA重建　对扫描后获得的薄层轴位图像进行MIP、SSD、VRT重建,多角度观察有助于对病变的显示和诊断。

(四)摄片要求

依次顺序进行定位片、原始横断面图像及重建图像摄片。

八、膀胱 CT 仿真内窥镜检查

（一）适应证与禁忌证

1.适应证 ①B超提示膀胱占位性病变受检者；②无痛性全血尿；③可疑膀胱病变者。

2.膀胱 CT 仿真内窥镜检查禁忌证 ①严重心、肝、肾功能不全；②重症甲状腺疾患（甲亢）；③含碘对比剂过敏。

（二）检查前准备

1.检查前 1 周内不服重金属药物，若 1 周之内曾做过胃肠道钡餐造影，需检查前先行腹部透视，确认腹内无钡剂残留。

2.检查前 1 天，晚饭后禁食。

3.扫描前受检者大量饮水，使远近段小肠、结肠及膀胱充盈。

4.如用对比剂做增强扫描者，则检查前先做药物过敏试验。

5.做 CT 检查的受检者，应取下检查区域金属类物品，以减少伪影。

（三）检查技术

1.检查体位 一般取仰卧位，双手上举越过头顶。

2.定位 在正位像上确定扫描范围。

3.扫描范围 上界膀胱顶部，下界耻骨联合。

4.扫描参数 扫描机架 0°；显示野（FOV）350～450mm；螺旋扫描，扫描层厚 2～5mm；扫描间距 2～5mm；通常使用 120～140kV，240～300mAs；多排 CT 采用亚秒扫描；矩阵 512×512；均采取屏气扫描。

5.增强扫描 静脉内团注 1.5～2.0mL/kg，速率 3～5mL/s。扫描程序参数与平扫相同；扫描时间通常为 65～75s。

6.膀胱后处理 用工作站软件处理，阈值选择 150～1000HU。

第三节　泌尿系统 MRI 检查

一、肾脏磁共振扫描技术

（一）适应证与禁忌证

1.适应证 ①肾脏肿瘤，如肾癌、肾母细胞瘤、肾转移瘤、肾血管平滑肌脂肪瘤等；②肾囊肿和囊肿性病变；③各种肾脏先天性畸形；④肾脓肿、肾结核和其他肾脏炎性肉芽肿等；⑤肾血管性病变及肾移植前后的评估等。

2.禁忌证 心脏起搏器等体内植入物及 MRI 检查和 MRI 对比剂相关禁忌证。

（二）检查前准备

空腹；呼吸门控感应器置于受检者呼吸幅度最大的部位；对受检者进行平静均匀的呼吸和屏气训练。

（三）检查技术

1.检查体位　仰卧标准解剖正位，定位十字线对剑突与肚脐连线中点；受检者双手上举过头顶或环抱头部。

2.扫描方法

（1）定位成像：采用快速推荐成像序列同时做冠、矢、轴三方向定位图，在定位片上确定扫描基线、扫描方法和扫描范围（图 5-3-1A）。

（2）成像范围：从肾上极到肾下极。

（3）横断位：T_2WI-FSE 序列加脂肪抑制技术，T_1WI-SE 序列或梯度回波（FSPGR）加或不加脂肪抑制技术，屏气扫描。成像层厚：5～6mm；成像间距：相应层厚的 10%～50%，或 1mm；矩阵：256×256 或 312×256 等；成像野（FOV）：30～40cm 或 350mm×260mm；NEX：2～4；回波链：8～32；相位编码方向：前后向（图 5-3-1B、C）。

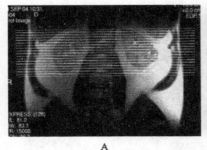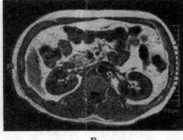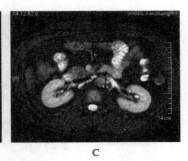

图 5-3-1　肾脏横断面 T_1WI、T_2WI

（4）冠状位：T_2WI-FSE 序列加脂肪抑制技术。成像层厚：5mm；成像间距：0.5～1.0mm；采集矩阵：256×256；成像野（FOV）：400mm×400mm；信号平均次数：2～4；回波链：8～32；相位编码方向：左右向加"无卷褶伪影"技术（图 5-3-2）。

（5）脉冲序列的扫描参数：FSE/T_2WI：TR 3000～4000ms，TE 100ms；SE/T_1WI：TR 440～550ms，TE 10～15ms，FSPGR/T_1WI：TR 170ms，TE 2.3ms，FL 700。

肾脏占位性病变应做动态增强扫描，并采用脂肪抑制技术，必要时做冠状位扫描，冠状位扫描要包括肾、输尿管和膀胱。

3.增强扫描（图 5-3-3）　高压注射器注射完对比剂后开始增强后扫描，成像程序一般与增强前 T_1WI 程序相同，常规做横断面，矢状面及冠状面 T_1WI。部分病例可根据需要延迟扫描，必要时可进行动态扫描。

二、肾上腺磁共振扫描

（一）适应证与禁忌证

1.适应证　①功能性肾上腺疾病，如肾上腺增生及多囊功能性肿瘤；②无功能性肾上腺肿瘤;③疑有肾上腺转移瘤、肾上腺癌或神经母细胞瘤等;④急性肾上腺皮质功能衰竭时,明确有无肾上腺出血;⑤不明原因的高血压、低血钾或其他内分泌症状,临床不能确诊时;⑥肾上腺功能低下,如肾上腺结核等。

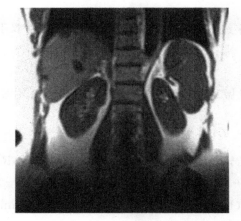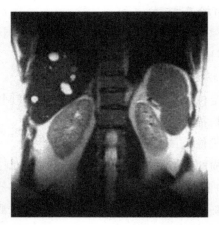

图 5-3-2　**肾脏状面** T_1WI、T_2WI

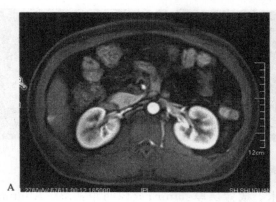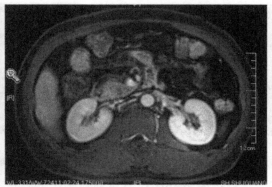

图 5-3-3　**肾脏增强 MRI**

2.**禁忌证**　心脏起搏器等体内植入物及 MRI 检查和 MRI 对比剂相关禁忌证。

(二)检查前准备

尽量空腹;对受检者进行平静均匀的呼吸和屏气训练。

(三)检查技术

1.**检查体位**　仰卧标准解剖正位,定位十字线对剑突;受检者双手上举过头顶或环抱头部。

2.**扫描方法**

(1)定位成像:采用快速推荐成像序列同时做冠、矢、轴三方向定位图,在定位片上确定扫描基线、扫描方法和扫描范围。

(2)成像范围:包括整个肾上腺。

(3)横断位:T_2WI-FSE 序列,T_1WI-SE 序列。成像层厚:3～4mm;成像间距:0～0.5mm;矩阵:256×256 或 312×256 等;成像野(FOV):320mm×240mm;信号平均次数:2～4;回波

链:8～32;相位编码方向:前后向。

(4)冠状位:T$_2$WI-FSE 序列。成像层厚:4mm;成像间距:0～0.5mm;采集矩阵:312×256;成像野(FOV):400mm×400mm;信号平均次数:2～4;回波链:8～32;相位编码方向:左右向加"无卷褶伪影"技术。

(5)脉冲序列的扫描参数:FSE/T$_2$WI:TR 3000～4000ms,TE 100～120ms;SE/T$_1$WI:TR 440～550ms,TE 10～15ms。

三、前列腺磁共振扫描技术

(一)适应证与禁忌证

1.适应证　前列腺肿瘤及肿瘤分期;其他前列腺病变。

2.禁忌证　①心脏起搏器等体内植入物及 MRI 检查和 MRI 对比剂相关禁忌证。

(二)检查前准备

膀胱以充盈为好,其他无特殊要求。

(三)检查技术

1.检查体位　仰卧标准解剖正位,定位:使十字定位灯的纵横交点对准脐和耻骨联合连线下 1/3 处前列腺中点,即以线圈(前列腺专用相控阵表面线圈或心脏相控阵线圈)中心为采集中心。

2.扫描方法

(1)定位成像:采用快速推荐成像序列,同时做冠、矢、轴三方向定位图,在定位片上确定扫描基线、扫描方法和扫描范围。

(2)成像范围:膀胱与尿生殖膈之间,前方为耻骨联合,后方为直肠壶腹,包括整个前列腺。

(3)横断位:T$_2$WI-FSE 序列,T$_1$WI-SE 序列或 FSE 序列。成像层厚:4mm;成像间距:0.5×1.0mm;矩阵:256×256 或 312×256 等;成像野(FOV):300mm×225mm;信号平均次数:2～4;回波链:8～32;相位编码方向:前后向(图 5-3-4)。

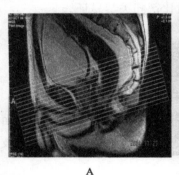 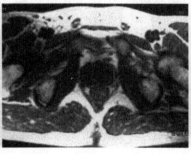 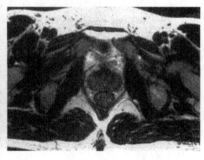

A　　　　　　　　　　B　　　　　　　　　　C

图 5-3-4　前列腺横断位 T$_1$WI、T$_2$WI

(4)冠状位:T$_2$WI-FSE 序列。成像层厚:4mm,成像间距:0.5～1.0mm;采集矩阵:256×256 或 312x256;成像野(FOV):350mm×350mm;信号平均次数:2～4;回波链:16～32;相位

编码方向:左右向。

(5)矢状位:T_2WI-FSE序列。成像层厚:4mm;成像间距:0.5~1.0mm;采集矩阵:256×256或312×256;成像野(FOV):300mm×225mm;信号平均次数:2~4;回波链:16~32;相位编码方向:前后向(图5-3-5)。

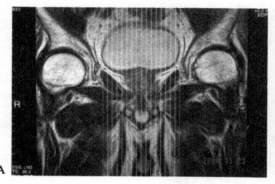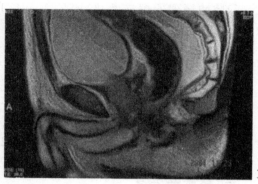

图 5-3-5　前列腺矢状位 T_2WI

(6)脉冲序列的扫描参数:FSE/T_2WI:TR 3000~4000ms,TE 100ms;SE/T_1WI:TR 440~550ms,TE 10~20ms。

3.增强扫描　高压注射器注射完对比剂后开始增强后扫描,成像程序一般与增强前 T_1WI 程序相同,常规做横断面、矢状面及冠状面 T_1WI。部分病例可根据需要在增强后加延迟扫描。

四、睾丸、副睾扫描技术

(一)适应证与禁忌证

1.适应证　①睾丸、副睾肿瘤;②睾丸、副睾炎症性病变;③睾丸外伤;④其他睾丸、副睾病变。

2.禁忌证　心脏起搏器等体内植入物及 MRI 检查和 MRI 对比剂相关禁忌证。

(二)检查前准备

不需要特别准备。

(三)检查技术

1.检查体位　使用表面线圈,检查前将阴囊适当抬高,使其相对固定。

2.扫描方法　高分辨力快速自旋回波 T_2WI(FSE、TSE)采集应包括三种成像平面。轴面和冠状面能很好地显示双侧睾丸,便于参考比较。矢状面能较好地显示附睾。自旋回波 T_1WI 有助于辨别出血。

3.扫描参数　脉冲序列:SE、TSE;采集模式:MS、2D;采集矩阵:256×(80~256);重建矩阵:256×256、512×512;FOV:150mm;NSA:2~6 次;THK/Gap:2×4mm/(0~10)%;TR/TE:400~500ms/15~20ms(SE T_1WI),1800~2500ms/100~120(SE T_2WI);TR/TE/ETL:4000ms/100ms/10~16(TSE T_2WI)。

五、女性盆腔磁共振扫描技术

(一)适应证与禁忌证

1.适应证 ①女性内生殖器官的良、恶性肿瘤和囊肿性病变,了解肿瘤性质、部位、侵犯范围及其相关的临床分期;②子宫内膜异位症,与女性盆腔内其他占位性病变鉴别;③生殖道畸形,了解子宫输卵管大小、形态及位置,明确畸形的类型;④女性生殖系统损伤。

2.禁忌证 ①心脏起搏器等体内植入物及 MRI 检查和 MRI 对比剂相关禁忌证。

(二)检查前准备

有金属避孕环者,须先取出后才能做生殖系统 MRI 检查,膀胱中度充盈。

(三)检查技术

1.检查体位 受检者仰卧位,十字定位灯的纵横交点对准中点脐和耻骨联合之间。

2.扫描方法

(1)定位成像:采用快速推荐成像序列,同时做冠、矢、轴三方向定位图,在定位片上确定扫描基线、扫描方法和扫描范围。

(2)成像范围:包括女性盆腔范围。

(3)横断位:T_2WI-FSE 序列,T_1WI-SE 序列或 FSE 序列。成像层厚:5~6mm;成像间距:1.0mm;矩阵:256×256 或 312×256 等;成像野(FOV):300mm×225mm;信号平均次数:2~4;回波链:8~32;相位编码方向:前后向(图 5-3-6)。

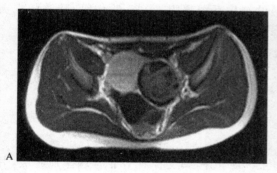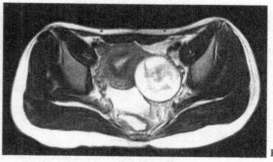

图 5-3-6 女性盆腔横断位 MRI(该例为盆腔肿瘤)

(4)冠状位:T_2WI-FSE 序列。成像层厚:5mm;成像间距:1.0mm;采集矩阵:256×256 或 312×256;成像野(FOV):350mm×350mm;信号平均次数:2~4;回波链:16~32;相位编码方向:左右向。

(5)矢状位:T_2WI-FSE 序列。成像层厚:5mm;成像间距:1.0mm;采集矩阵:256×256 或 312×256;成像野(FOV):300mm×225mm;信号平均次数:2~4;回波链:16~32;相位编码方向:前后向(图 5-3-7)。

(6)脉冲序列的扫描参数:FSE/T_2WI:TR 3000~4000ms, TE 100ms;SE/T_1WI:TR 440~550ms, TE 10~20ms。

3.增强扫描 高压注射器注射完对比剂后开始增强后扫描,成像程序一般与增强前 T_1WI

程序相同,常规做横断面、矢状面及冠状面 T_1WI。可根据需要在增强后加延迟扫描。

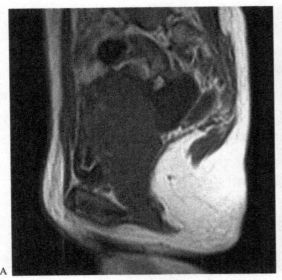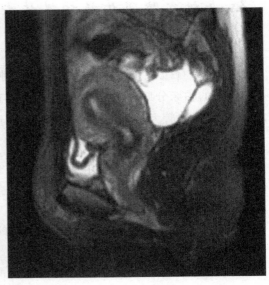

图 5-3-7　女性盆腔矢状位

六、磁共振尿路造影(MRU)技术

(一)适应证与禁忌证

1.适应证　①肾结石、输尿管结石、肿瘤所致的泌尿系统梗阻;②肾、输尿管、膀胱的先天性变异;③其他,如盆腔内肿瘤及淋巴结转移等显示和评估。

2.禁忌证　心脏起搏器等体内植入物及 MRI 检查和 MRI 对比剂相关禁忌证。

(二)检查前准备

1.检查前空腹、禁水,排便,憋尿等。

2.扫描前可肌内注射 654-2 10mg,帮助减少胃肠蠕动。

(三)检查技术

1.检查体位　受检者仰卧位,表面线圈上缘与剑突平齐,嘱受检者平静有规律地呼吸,并安放呼吸门控。定位:使十字定位灯的纵横交点对准脐部中心。

2.扫描方法

(1)定位成像:采用快速推荐成像序列,同时做冠、矢、轴三方向定位图,在定位片上确定扫描基线、扫描方法和扫描范围。在横断位上定位扫冠状位,在已做好的冠状位上定位扫矢状位,在已做好的矢状位上定位扫冠状位。

(2)成像范围:包括肾上极至膀胱下缘。

(3)横断位:超重 T_2WI-FSE 序列。成像层厚:4mm;成像间距:0～0.5mm;矩阵:256×256 或 312×256 等;成像野(FOV):320mm×240mm;信号平均次数:4;回波链:8～32;相位编码方向:前后向。

(4)冠状位:超重 T_2WI-FSE 序列加脂肪抑制技术,SSFSE(单次激发快速自旋回波)。成像层厚:3～4mm;成像间距:0.5～1.0mm;采集矩阵:256×156 或 312×256;成像野(FOV):400mm×400mm;信号平均次数:4;回波链:8～32;相位编码方向:左右向加"无卷褶伪影"技术(图 5-3-8)。

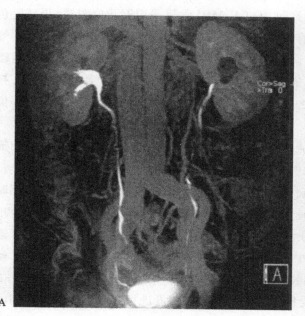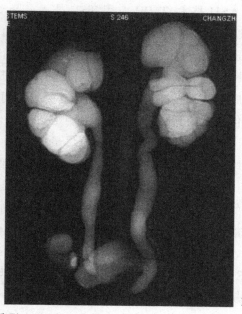

图 5-3-8 磁共振尿路造影(MRU)

MRU 有两种方法:一是采用半傅里叶快速采集自旋回波长 TE 重 T_2 加权扫描序列,有 2D 和 3D 成像两种,获得的原始图像经过 MIP 后处理而得到可进行 360°旋转的立体像;二是单次激发快速自旋回波技术,该方法不需要图像后处理,扫描一次获得一个斜冠状面的整体投影图。选择 5～9 层,同样获得观察多个面泌尿系造影。这两种方法都需加脂肪抑制技术,以突出图像黑背景的效果。

3.图像处理 冠状位薄层重 T_2WI,经多方位、多角度旋转 MIP 重建后摄片,其余序列按顺序摄片。MRU 第一种方法,原始图 3D 成像在轴位像上旋转 120°,共 15 层,用 MIP 重建,视野包括两侧肾脏,根据需要删除与尿路重叠的结构(如胃肠道等),以提高图像质量。

七、肾动脉 MRA

(一)适应证与禁忌证

1.适应证 ①肾动脉狭窄等肾血管病变;②肾肿瘤性病变累及血管的评估等;③肾移植前后评估等。

2.禁忌证 心脏起搏器等体内植入物及 MRI 检查和 MRI 对比剂相关禁忌证。

(二)检查前准备

训练受检者屏气。

(三)检查技术

1.由于 3DCEMRA 成像速度快、副作用小、操作简单,非常适合对肾血管疾病的观察。受检者取仰卧位。采用体线圈以获得较大的扫描范围,应用相控阵线圈可明显提高图像的质量。在行 3D CE MRA 之前需进行肾脏的常规 MRI,以确定肾动脉的大体位置并对肾脏进行全面了解。常规 MRI 可采用 2D 梯度回波技术,如 T_2^* WI 采用 True FISP 技术,T_1 WI 采用 FLASH 技术,T_2 WI 应用 TSE 技术。肾动脉的 3D CE MRI 常规采用冠状位扫描,顶部要包括腹腔动脉主干,向下应包括髂总动脉;向前包括全部腹主动脉,向后到两侧肾脏的中部。另外还应结合常规 MRI 所见及临床要求进行调整。由于肾动脉走向基本是水平位,受呼吸运动伪影影响最大。因此,应当尽量选择屏气扫描序列,非屏气扫描技术不适合于肾动脉成像。扫描应当在深吸气状态下进行。注射对比剂之前应先行一次预扫描,以保证所要求成像的部位均包括在内,并且没有严重的伪影。

2.3D CE MRA 的 TR 应尽量短,以便能在一次屏气内完成覆盖整个肾动脉的扫描。扫描层厚 1～3mm,薄的层厚可有助于提高图像的分辨力。由于为快速扫描,数据采集时间很短,对比剂注入时间及扫描延迟时间应计算准确。常规采用对比剂团注试验扫描。对比剂循环时间的经验估计在快速扫描技术中很难精确确定,自动触发或 MR 透视监控技术是通常较简单而准确的方法。对比剂注射剂量常规采用0.2mmol/kg,一般在 0.1～0.3mmol/kg。多期肾动脉 3D CE MRA 需具备高的梯度场强(25mT/m)。Schoenberg SO 等采用 3D fast FLASH,使 TR 缩短到 3.2s,再采用非对称 K 空间采集技术与"0"填充技术相结合,相位编码线为 90,3D 块层数 22,使一次采集时间缩短到 6.4s。受检者一次屏气状态下可进行 5 次重复成像。期间间隔150ms,扫描延迟时间 8s。这种技术的空间分辨力与标准的单期技术相同,但时间分辨力明显提高。该技术不需团注试验,避免了行 3D CE MRA 时,团注试验的对比剂流入肾盂对肾血管产生的干扰。

3.附加扫描技术:应用带有门控的屏气电影相位对比序列可进行肾动脉血流量的测定,此检查可在 3D CE MRA 后进行,以利用顺磁性对比剂提供的信噪比增高的优势。常规在垂直于肾动脉的方位上进行数据采集,扫描范围从肾动脉的近端直到其第一级分支处。

第六章　骨骼与软组织疾病影像

第一节　先天发育异常

一、脊柱裂

【病理与临床】

脊柱裂为脊椎轴线上的先天畸形。主要是胚胎期发育发生障碍所致椎管闭合不全。最常见为棘突及椎板缺如，椎管向背侧开放，以骶尾部多见，颈段次之，其他部位少见。病变可涉及一个或多个椎体，可同时发生脊柱弯曲和足部的畸形。根据椎管内容物有无疝出，可将脊柱裂分为隐性和显性两类。脊柱裂常与脊髓和脊神经发育异常或其他畸形伴发。

【影像表现】

X线表现：隐性脊柱裂分游离棘突、棘突缺如和铡刀棘突 3 种。游离棘突为棘突借助软骨或韧带与椎弓相连，在 X 线正位片显示棘突呈游离状；棘突缺如则显示椎弓中央仅存骨裂隙；而铡刀棘突表现为脊柱裂上方的棘突过度发育，或与其下方发育不全的棘突融合，端部呈杵状改变形似铡刀。显性脊柱裂因有脊膜膨出，X 线上除了棘突缺如外，局部可见密度均匀、边缘清晰的软组织影。

二、半椎体畸形

【病理与临床】

椎体的一半完全不发育，称半椎体畸形。胚胎时期，椎体由间充质形成软骨时，有两个左右对称的软骨骨化中心，若两个均不发育，则可引起椎体缺如；若其中一个发育不全，则形成半椎体畸形，常伴有脊柱侧突畸形。部分单侧椎体形成不全时，椎体出现楔形或斜方形。

【影像表现】

X线及CT表现：①单纯多余半椎体：可与相邻一个或两个椎体融合，发生在胸椎时可有椎弓根及多余肋骨。②单纯楔形半椎形。③多个半椎体。④多个半椎体伴有一侧椎体融合。⑤两侧均有数量相等的半椎体，一般不引起脊柱侧突。⑥后侧半椎体：易引起后突畸形。

X线检查应包括全脊柱正侧位X线片，以便估计术中可能矫正的角度。若有神经系统症状，须行MRI检查，以除外脊髓纵裂或栓系综合征。

三、脊椎融合畸形

【病理与临床】

脊椎融合畸形为相邻2～3节椎骨完全或不完全性融合，颈椎多见，颈椎有时甚至与胸椎融合，患者颈部多短缩，呈蛙颈状，不能旋转，有的患者伴有半椎体形成、肋骨分叉及脊柱明显侧突。系胚胎时期间叶的圆椎分节障碍所致。可影响两个或多个节段。可表现为颈短，发线低，颈运动受限或肩部高位。可有神经症状或伴有其他异常，如脊柱侧弯、听力障碍、先天性心脏病及泌尿系统异常等。

【影像表现】

X线表现：椎体互相融合形式多样，可为①完全性骨性联合，受累椎体间存有椎间盘遗物，而留有椎间隙透亮影。②椎体、椎弓部联合。③椎体、椎弓的一部分骨联合。④受累椎体的前后径变短且前面凹陷，椎管矢状径可较邻近正常部分者大。⑤多个椎体融合在一起，但其总高度不变。⑥椎板及椎间孔变小。⑦脊椎侧弯畸形。

X线平片即可确诊，CT及MRI形态表现与X线片相仿。

四、脊柱侧弯

【病理与临床】

脊柱侧弯分原发性和继发性，前者原因不明（50％～90％），也称特发性脊柱侧弯；后者继发于椎体及椎体周围疾病，如先天性脊椎畸形（半椎畸形常见）、小儿麻痹、胸部病变等。原发性者多见于女性，一般6～7岁开始发病，畸形较轻，进展缓慢。椎体二次骨化中心出现后（10岁后）侧弯畸形迅速发展，1～2年内即可产生严重的畸形。约在骨骺愈合前一年，侧弯即停止发展。

【影像表现】

X线表现：侧弯多发生在胸椎上部，其次为胸腰段，多凸向右侧。以脊椎一个大的侧弯及脊椎扭转和其上或下1～2个相反方向的小侧弯代偿性为特征。

五、椎弓峡部不连与脊椎滑脱症

【病理与临床】

椎弓峡部不连是由于椎弓峡部先天发育不良或应力性骨折所致椎弓峡部骨不连续，也称椎弓崩裂。脊椎滑脱症广义是脊柱矢状轴因脊椎外伤或退行性变导致的前后移位，狭义是椎弓峡部不连造成的滑脱。因此，后者的诊断要点是峡部不连和椎体滑移，只有椎弓峡部不连者为脊椎滑脱症前期；无峡部不连而有椎体滑移者称为"假性脊柱滑脱症"，主要是由于椎间小关节病变或椎间盘病变引起椎体向前滑动。椎弓峡部不连与脊椎滑脱症多见于 20～40 岁男性，绝大多数发生于第 5 腰椎峡部，可为单侧或双侧。

【影像表现】

1.X 线表现　腰椎正位可显示椎弓峡部病变，表现为峡部密度增高，结构紊乱。因相互重叠结构较多，正位不能直接显示峡部不连的征象。侧位片可观察椎体有无滑脱和椎弓峡部不连征象，判断滑脱程度。椎弓峡部不连：位于椎弓的上下关节突之间、为自后上斜向前下方的裂隙样骨质缺损，边缘可有硬化。裂隙两边的骨质有分离，错位。斜位对椎弓峡部缺损的观察效果优于正侧位，斜位时椎弓及附件的投影状如"猎狗"，峡部相对应的是"猎狗"颈部，不连时可见一纵行的带状透亮裂隙，被称为"小狗砍头"征，边缘可有硬化。

脊椎滑脱症测量法：将椎体上缘由后向前纵分为 4 等分，根据滑脱椎体下缘与下一椎体上缘的位置将滑脱分为 4 度，第 1 等分为Ⅰ度，第 2 等分为Ⅱ度，依此类推。

2.CT 及 MRI 表现　可清晰显示椎体滑移及椎弓峡部不连，并可准确测量椎管前后径，MRI 更可显示脊髓及脊神经受压情况。

六、马德隆畸形

【病理与临床】

马德隆畸形系桡骨下端内 1/3 软骨发育不良而造成的同一部位骨骺及骨干发育障碍性疾患。病因不明，部分患者为常染色体显性遗传，多见于女性，发病于双侧约占 75%。患者因桡骨下端外 2/3 部发育仍正常，骨骺及骨干继续生长，手与前臂呈步枪刺刀状畸形。

【影像表现】

X 线表现：桡骨变短，向外侧、背侧弯突，以远端明显，桡骨下端关节面倾斜，尺桡骨间的间隙增宽，下尺桡关节脱位，尺骨向背侧移位。

七、并指畸形

指相邻手指互相融合为一体，分软组织型和骨性融合型，为较常见的先天性畸形，常与多指（趾）或前臂（小腿）缩窄环以及同侧胸大肌发育不良或缺如等畸形合并存在。X 线平片在于区分并指是否存在骨性融合。

八、先天性髋关节脱位

【病理与临床】

先天性髋关节脱位，是小儿最常见的先天性畸形之一，后脱位多见，出生时即已存在，病变累及髋臼、股骨头、关节囊、韧带和邻近的肌肉，导致关节松弛，形成半脱位或脱位。

病因尚未明确，多数学者认为是多因素共同作用所致，包括遗传、韧带松弛、体位与机械性等因素。女性多见，约为男性的 5～10 倍。包括畸胎性脱位、新生儿髋关节不稳定、髋关节完全脱位、半脱位和髋臼发育不良5种类型。可单侧或双侧发病,患儿站立和行走均较晚。单侧发病表现为跛行,双侧发病则表现为左右摇摆如鸭步。患肢缩短,臀部皱纹深而多,患侧股骨头突出,髋关节外展受限。推拉患肢可使股骨头上下移动。

【影像表现】

1.X线表现

(1)髋臼的改变:髋臼变浅,髋臼角增大。骨盆正位片上通过两侧髋臼"Y"形软骨顶点画直线,再从两髋臼外上缘分别向两侧"Y"形软骨的顶点画直线,两线交角为髋臼角。髋臼角正常值为$12°\sim30°$,随年龄增长髋臼角逐渐变小,周岁小儿约为$23°$,2岁小儿为$20°$,以后每增长1岁,髋臼角减小$1°$,到10岁时为$10°$,髋臼发育不良者可高达$50°\sim60°$。

(2)股骨头的改变:股骨头向外上方移位,脱出髋臼以外,位于Perkin方格外上方,自两侧"Y"形软骨中央画一横线,再经髋臼外侧缘画其垂线,两侧形成的象限称Perkin方格,股骨头骨骺出现较健侧晚且小,股骨发育不良,较健侧纤细。

(3)Shenton线不连续:正常Shenton线为一沿闭孔的上缘向外下方伸延,再沿股骨颈下面,股骨干内面的连续弧线。

(4)股骨颈的改变:股骨颈缩短,股骨前倾角增大,最高可达$90°$。股骨前倾角为股骨干轴线与股骨颈轴线夹角,此角在侧位片上测量,正常小儿约为$35°$,成人为$15°$左右。

(5)软组织改变:正常小儿骨盆前后位片上于髋部见一密度稍高的半球形软组织影,上缘止于髋臼顶上缘,呈弓形向外下方弯曲至股骨大粗隆部,为股骨头被关节囊所包围的征象。当髋关节脱位时,半球形弓形线上方出现三角形透亮区,是由于关节纤维软骨边缘肥大所致。

其他表现:坐骨、耻骨和髂骨发育小,骨盆向健侧倾斜;高度脱位者小粗隆发育较大;病程长者,脱位的股骨头可在髋臼上方形成假关节。

2.CT和MRI表现　可清晰显示股骨头移位的情况和程度、股骨头的变形、髋臼的畸形和关节间隙增宽等改变。

九、先天性马蹄内翻足

【病理与临床】

先天性马蹄内翻足在足部畸形中最常见,发病率约为0.1%,男多于女。本病畸形明显,一出生即可发现,主要病理改变为内侧跟腱缩短、舟骨向内旋转移位、跟骨跖屈内翻、跟骨头脱位。可能与子宫内位置异常和宫内肌肉发育不良有关。畸形表现为前足内翻内收,足跟内翻,踝与距下关节跖屈呈马蹄内翻畸形。有时尚有高弓畸形。形成这些畸形的组织包括骨组织和肌肉、韧带、关节囊等软组织。

【影像表现】

X线表现:出生后跟骨与距骨已有骨化中心,6个月后骰骨出现骨化中心,足舟骨是最后出现骨化中心的跗骨。故可根据跟距骨的相互关系来了解足骨的关系是否正常。在正侧位片距骨和跟骨纵轴线交角之和称为距骨总指数。正常足约在$40°$以上,先天性马蹄内翻足则在$40°$以下,严重者可减少至$0°$,即距跟骨平行。

十、巨趾畸形

"巨趾症"，是一种非常罕见的先天性下肢肢体畸形，常在出生时或出生后不久被发现。患趾粗大，脚部畸形，行走不稳。

第二节　退行性骨关节病

退行性骨关节病又称为骨性关节炎，人体的生理性老化，关节外伤、先天畸形、感染、地方病等因素影响关节软骨的新陈代谢，最终使其变性、坏死引发的退行性骨关节病。多见于 40 岁以上，男性多于女性，分为原发性和继发性两种。以原发性者多见，主要累及髋、膝、脊柱等关节，其次为肩关节及指间关节；继发性者可出现原患病的任何关节，原发病控制后或愈合后遗留不同程度症状和体征。

一、四肢关节退行性骨关节病

【病理与临床】

原发性退行性骨关节病为各种原因致关节软骨营养障碍，使软骨变性坏死、关节面骨质吸收及坏死，关节面下和骨内形成假囊肿，周围骨质发生增生硬化。坏死的软骨碎片脱落骨化后形成关节内游离体。关节边缘骨赘和关节面增厚、硬化，使骨端变形。继发性退行性骨关节病是原发病损伤关节软骨后，关节自身修复产生上述病理变化，既有原发病的病理改变又有关节修复的表现。

临床上，多见于中老年人。起病缓慢，关节活动时有僵硬感，逐渐为关节钝痛、刺痛，活动受限。

【影像表现】

1.X 线表现　①关节间隙不匀称狭窄：早期软骨变性可无明显 X 线表现，软骨变薄后出现关节间隙变窄，严重的不匀称间隙狭窄可导致关节半脱位。②关节面骨硬化和变形：关节两端的骨性关节面都有不同程度的骨质增生，以承重部位为明显。③唇样骨刺：骨质增生在韧带肌腱附着处为明显，关节边缘呈刺状突起。④关节面下假囊肿：假囊肿表现为关节面下圆形或卵圆形的透亮区，外围骨质硬化，以髋关节多见。⑤关节内游离体：游离体呈圆形或椭圆形，边缘光滑锐利，大小不等，直径 0.1~1.5cm，以膝关节多见。

2.CT、MRI 表现　对于关节腔积液以及假囊肿的显示均优于 X 线，特别是 MRI。MRI 尚可较早期发现软骨下小囊变及骨硬化，囊变在 T_1WI 呈低信号，T_2WI 呈高信号，边缘骨质增生呈稍低信号，骨质增生硬化在 T_1WI、T_2WI 上均为稍低信号。此外，MRI 还可显示膝关节半月板、韧带的损伤等。

【鉴别诊断】

1.类风湿性关节炎 病变多发,双侧对称性,好发于手足小关节;关节周围软组织肿胀,肌肉萎缩,关节面下小囊变及骨质疏松较明显,最终纤维性或骨性强直,实验室检查类风湿因子阳性。

2.痛风性关节炎 痛风多累及手足小关节,关节软组织肿胀、穿凿性骨破坏从关节边缘开始。临床上有发作性疼痛,血尿酸增高。

二、脊柱退行性改变

脊柱退行性改变十分常见,包括椎体、椎弓、椎间盘、韧带等的退行性疾病,各结构的病变相互影响、互为因果,为便于叙述分脊椎和椎间盘两部分。

(一)脊椎退行性改变
【病理与临床】

病理改变与四肢关节退行性骨关节病类似,主要是关节软骨变性,软骨钙化和骨化,骨质增生硬化,椎体边缘形成骨赘,椎间盘、椎小关节和韧带的退变,可引起椎管、椎间孔及侧隐窝的继发狭窄。本病一般无明显的临床症状,有颈部、腰背部僵硬或疼痛、运动受限,当并发椎间盘突出、脊椎滑脱及椎管狭窄时,压迫脊髓、神经根引起相应的下肢麻木等临床症状。

【影像表现】

1.X线表现 ①脊柱生理弯曲变直、侧弯。②唇样骨赘和骨桥:骨质增生在椎体边缘处最明显,呈唇状、刺状突起,也可相连形成骨桥。椎体后缘骨赘可突入椎间孔或椎管内,压迫脊髓和神经根。③椎间关节间隙变窄,关节面增生硬化。④关节突增生变尖,颈椎钩突增生变尖。⑤脊椎不稳,向前滑脱移位、异常旋转等。⑥椎管狭窄,由于后纵韧带、黄韧带和小关节囊的增生肥厚、骨化,可出现椎管狭窄,并压迫脊髓。

2.CT表现 椎间盘膨出、突出,突出椎间盘钙化,可显示椎间盘"真空"征和髓核钙化。椎体边缘部唇样增生、硬化。黄韧带、后纵韧带的增生肥厚、钙化,硬膜囊侧后缘受压、移位,椎管狭窄。

3.MRI表现 MR检查主要用于显示椎间盘变性、脊髓和神经根受压,对于椎管内形态改变显示优于X线和CT。

(二)椎间盘退行性改变
【病理与临床】

椎间盘退行性变包括椎间盘纤维环、髓核以及软骨终板的退变,退变时纤维环出现网状变性和玻璃样变,失去原来的层次和韧性,产生裂痕;椎间盘髓核退变多在骨关节和纤维环退变的基础上发生,髓核水分丢失,碎裂。腰椎负荷量加大的时候,椎间盘变性加速,纤维环松弛,椎间盘膨出;当纤维环破裂时,髓核沿着裂隙突出,则形成了椎间盘突出。椎间盘的软骨终板会随年龄的增加而变薄、钙化、囊变和坏死,椎体的软骨板破裂,髓核可经裂隙突入椎体内。椎间盘退变多发生于下部颈、胸、腰椎,一般症状不明显,当出现椎间盘膨出与突出时多有下腰痛伴腿痛,甚至可出现间歇性跛行以及坐骨神经支配区的运动与感觉障碍。

【影像表现】

1.X 线表现 椎间隙均匀或不对称狭窄,特别是后宽前窄;椎体边缘,特别是后缘唇状骨质增生;腰椎段脊柱变直或侧弯,许莫结节形成,许莫结节为髓核向椎体脱出,可于椎体上或下面见圆形或半圆形凹陷区,边缘硬化;髓核脱水后也可变脆、碎裂,使椎间盘内出现气体,即"真空现象"。椎间盘属软组织结构,X 线平片只能作参考,确诊需作 CT 或 MR 检查。

2.CT 及 MRI 表现

(1)椎间盘膨出:①轻度膨出时,椎间盘后缘正常肾形凹陷消失,圆隆饱满。②重度膨出时,椎间盘边缘明显向四周均匀一致增宽,超出上下椎体边缘,外形保持椭圆形,可造成硬膜囊受压,椎管狭窄,变性椎间盘 CT 上可表现为"真空现象",MRI 可见髓核在 T_2WI 信号减低。

(2)椎间盘突出:矢状面上突出椎间盘呈球形、舌状向后方或侧后方伸出,密度或信号强度与变性椎间盘相等,横断面上为局限突出于椎体后缘的扁平形、卵圆形、三角形或不规则形,压迫硬膜囊或神经根,硬膜囊与椎间盘之间的脂肪间隙消失。根据髓核突出的形态分为 3 型:①隆起型,突出物多呈半球状隆起,表面光滑;②破裂型,突出物不规则;③游离型,为髓核碎片游离到后纵韧带下并进入椎管,MR 矢状面扫描能较 CT 更易发现游离型椎间盘。根据髓核突出的方向和部位分中央型、后外侧型、椎间孔内型和椎间孔外型。中央型向后方突出呈弧形压迫硬膜囊,严重时造成椎管狭窄;后外侧型突向后外侧压迫神经根,造成侧隐窝狭窄;椎间盘突向椎间孔,形成椎间孔内型压迫神经。

(三)腰椎管狭窄症

【病理与临床】

椎管狭窄症是各种原因引起的腰椎中央管、神经根管或侧隐窝狭窄,包括椎间盘膨出及突出,椎体及椎小关节骨质增生,黄韧带及后韧带肥厚、钙化等。椎管狭窄症一般分两类:先天发育性(原发性)和后天继发性椎管狭窄症,腰椎管狭窄症常见,胸椎管狭窄症较少见。按解剖部位分为中央型狭窄、侧隐窝狭窄和神经根孔狭窄。腰椎管狭窄症是引起腰痛或腰腿痛最常见的疾病之一,其主要临床特点是神经性间歇性跛行,以及臀部、大腿、小腿的无力和不适,在行走或后伸后加重,可出现鞍区(会阴部)感觉异常和排便功能异常。

【影像表现】

1.椎管的测量 椎管的中央矢状径≤10mm 为绝对狭窄;椎管的中央矢状径多为 10～12mm 为相对狭窄;横径即椎弓根最大距离,平均值为 23mm,其正常值下限为 13mm(X 线片为 15mm);侧隐窝正常最大径为 3mm,小于 2mm 为狭窄。

2.X 线表现 正位关节突增生,关节间距离变小,侧位显示椎管中央矢状径变小,小于15mm 提示狭窄可能。

3.CT、MRI 表现 椎间盘膨出或突出、椎体骨质增生、后纵韧带肥厚造成椎管硬膜囊及神经根受压,硬膜外脂肪消失或减少;关节突关节骨质增生、黄韧带增厚(≥5mm),侧隐窝和椎管变窄,形成三叶状椎管。

【鉴别诊断】

强直性脊柱炎:强直性脊柱炎病变可累及髋、膝等大关节,往往先出现累及骶髂关节和脊柱的症状和体征,大关节多对称发病,关节肿胀;间隙变窄,关节面破坏较退行性骨关节病严重,晚期关节强直,90％以上患者 HLA-B27 阳性。

第三节　骨软骨缺血坏死

骨软骨缺血坏死又称骨软骨炎,为骨骺或干骺部骨软骨局限性缺血坏死。可发生于任何年龄,常见于有骨化中心的某些长骨的骨端、骨突及短骨的骨骺部。病因不明,可能与外伤、感染、内分泌障碍等有关。临床进展缓慢,无特征性表现,多数可以自愈,预后良好。股骨头缺血坏死和腕月骨缺血坏死最常见。

一、成人股骨头缺血坏死

成人股骨头缺血坏死系多种原因所致股骨头缺血引起的一种常见病,常见原因有急慢性创伤、长期酗酒以及皮质激素治疗等,30～60 岁男性多见,50％～80％的患者双侧受累,近年来发病有增多趋势。

【诊断要点】

1.临床表现　多有急慢性创伤、酗酒和皮质激素治疗史,起病较缓慢,主要症状为髋部疼痛、活动受限,进行性加重。

2.X 线检查

(1)Ⅰ期:髋关节疼痛,但 X 线平片无阳性发现。

(2)Ⅱ期:股骨头内有增生硬化和大小不等透光区。

(3)Ⅲ期:股骨头皮质塌陷,呈"新月征"。

(4)Ⅳ期:股骨头变扁,关节间隙变窄,关节面骨质增生。

3.ECT 检查　Ⅰ期病变,核素扫描即显示异常放射性核素浓聚,但该检查敏感性高,特异性差,且空间分辨率低,早期轻微的异常难以显示。

4.CT 检查　对Ⅰ～Ⅱ期病变,能很好地显示股骨头内放射状小梁排列紊乱、不规则增粗,内有斑片状硬化,较 X 线更易显示皮质塌陷、皮质下囊变、骨碎裂等征象,有助于临床分期和治疗。

【MRI 表现】

对早期诊断较敏感,特异性亦高,可显示早期骨髓水肿的表现。

1.早中期　较特异的征象是出现"双线征"。表现为股骨头前上部或大部的边缘出现条带影,T_1WI 为低信号、T_2WI 为低信号或内高外低两条平行信号带,与 CT 上的硬化带或平行的透光及硬化带相对应,即"双线征"(图 6-3-1)。"双线征"中,外侧低信号带为增生硬化骨质所致,内侧高信号带为肉芽纤维组织修复的结果。条带影所包绕的股骨头前上部或大部早期可呈正常骨髓信号,继之呈长 T_1、长 T_2 信号,长 T_1、短 T_2 信号或混杂信号。异常信号带远侧亦可出现范围不等的斑片状长 T_1、长 T_2 信号和斑点状长 T_1、短 T_2 信号。

2.晚期　股骨头碎裂变形,整个股骨头均出现异常信号,关节软骨破坏,关节面毛糙不整,关节间隙狭窄。晚期股骨头出现纤维化和骨质硬化,在 T_1WI 和 T_2WI 上均呈低信号。

3.中后期 显示不同程度的关节囊积液,表现为关节腔内 T_1WI 呈低信号,T_2WI 呈高信号。

4.鉴别诊断

(1)退行性骨关节病:多见于中老年人,双侧性关节骨唇状或尖刺状骨质增生为主,伴有关节间隙变窄及关节面下囊变,一般无骨碎裂,MRI 无特征性"双线征"。

(2)暂时性骨质疏松:MRI 虽可出现长 T_1、长 T_2 信号区,与股骨头缺血坏死周边的骨髓水肿改变相似,但本病短期随访信号可恢复正常,不出现典型的"双线征"。

(3)骨岛:多为孤立的圆形硬化区,密度较高,边缘较光整,股骨头外形正常。

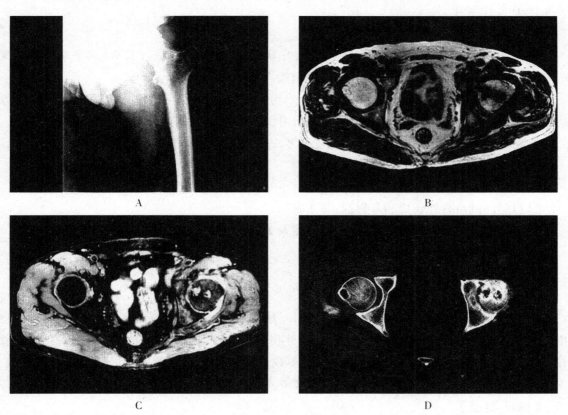

图 6-3-1 股骨头缺血坏死

A.X 线平片示左侧股骨头变扁,髋关节间隙变窄,股骨头增生硬化伴多发大小不等透光区;B.C.MRI 横断面(T_1WI、FS-PDWI)左侧股骨头变形,头下见多发囊变影,周围见硬化边,关节腔积液;D.CT 平扫示左侧髋关节间隙变窄,股骨头及髋臼内见多发囊变区,周围伴硬化

二、月骨缺血坏死

月骨缺血坏死又称月骨骨软化症、月骨无菌性坏死等,多认为是腕部急、慢性损伤导致月骨血供不足所致。本病是上肢骨中最常见的一种缺血坏死,多见于 20～30 岁手工操作者,男

性发病率为女性的 3～4 倍,右手多于左手。

【诊断要点】

1.临床表现　早期腕部疼痛、无力,晚期持续性剧痛,活动障碍,局部压痛和肿胀。

2.X 线检查　与临床分期密切相关,相对应 X 线征象如下。

(1)Ⅰ期:X 线表现正常。

(2)Ⅱ期:月骨密度增高,但形态正常。

(3)Ⅲ期:月骨密度增高,变扁,关节间隙增宽。

(4)Ⅳ期:出现月骨碎裂。

3.CT 检查　月骨的小囊变、硬化及小裂纹显示较好,有助于早期诊断;显示与周围骨关节关系优于 X 线平片。

【MRI 表现】

1.早期 T_1WI 上呈均匀低信号,有时呈斑片状或局限性信号减低;T_2WI 病变早期无异常改变或呈高信号;月骨无形态改变或月骨桡侧端高度下降。

2.晚期出现骨质硬化时,T_1WI 和 T_2WI 上均为低信号;月骨塌陷致冠状面上月骨近、远端间距缩小,矢状面则见月骨前、后间距拉长,舟月关节间隙增大。

3.增强扫描月骨低信号区呈中度均匀强化,边缘强化或无强化。

4.治疗好转后低信号可不同程度恢复正常。

5.鉴别诊断

(1)月骨骨折:有外伤史和骨折线,易于鉴别。

(2)月骨结核:以骨质破坏为主,常同时累及关节软骨和其他腕骨并伴有关节间隙狭窄。

三、胫骨结节缺血坏死

胫骨结节缺血坏死,又称 Osgood-Schlatter 病,多见于青少年,与爱好运动有关,男性右侧单发较多见,常有明确的外伤史,双侧发病者外伤史反不明显。本病曾被认为是胫骨结节的软骨炎、胫骨结节骨折或髌骨韧带钙化。目前多数学者认为是因髌骨韧带慢性牵拉损伤所致。正因为本病是发生在韧带而非骨骺,故发病者亦可见于成年人。

【诊断要点】

1.临床上常有明显的外伤史,局部肿胀、疼痛,当股四头肌用力时疼痛更加剧。髌腱部增厚,胫骨结节突出,局部压痛明显。

2.其发病的机制系髌韧带牵拉力大时,可发生胫骨结节撕脱性骨折;牵拉力较小时,可致髌韧带损伤而引起骨化。慢性的牵拉刺激还可导致胫骨结节处的成骨细胞被激活而造成骨质增生肥大。

3.X 线检查

(1)早期为局部软组织肿胀,髌骨韧带增大肥厚显著,继之则产生肌腱的钙化和骨化,胫骨上端骨骺呈舌状隆突,密度增高、碎裂,而且与骨干轻度分离,形成大小、形态不一的骨碎块。

(2)分离部位的骨干边缘可见小的裂隙状缺损。

（3）在骨骺下方可见囊状透光区。

（4）骨骺修复后胫骨结节可恢复正常或略有增高隆起，但常可留下单个分离的碎骨块，至成年时为胫骨结节上方的游离体，长期游离于髌韧带内。

4.CT 检查：CT 扫描往往能发现关节骨端的小病灶及关节内的游离体；分离部位的骨干边缘可清晰、整齐，也可因软骨下骨出现透亮区而不规则，游离体可发生钙化；在进行 CT 扫描时应使扫描线与关节面病变部位垂直，病变才易显示。

【MRI 表现】

1.MRI 表现早于 X 线平片，因此 MRI 诊断胫骨结节缺血坏死更有价值。

2.MRI 的另一优点是能够区分临床表现类似于该病的病变，如半月板撕裂、鹅足滑囊炎和单纯性骨性关节炎等。

3.矢状面 T_2WI 可用于观察髌韧带和相应的软组织变化，可显示髌韧带远端周围的炎性反应，肌腱对着处信号升高（图 6-3-2）。

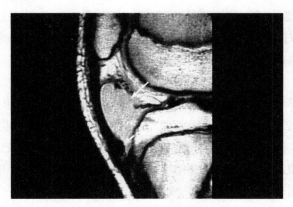

图 6-3-2　胫骨结节缺血坏死

MRI 示胫骨结节处见低信号钙化游离体，胫骨结节骨质信号不均匀（↑），并见髌下滑囊积液（长↑）

四、骨梗死

骨梗死是发生于骨干、干骺端的骨缺血坏死，主要发病机制为血供不足而缺血导致松质骨发生局灶性坏死，随后出现灶周水肿，但是很多患者发病原因不明，部分患者见于减压病、镰状细胞性贫血、高雪病、动脉硬化等。

【诊断要点】

1.临床表现　急性梗死可出现肢体酸痛、麻木、软弱无力等，部分患者没有症状，并发不同疾病者有相应疾病的表现。

2.X 线检查

（1）长骨的骨干或干骺端，尤以股骨下端、胫骨上端和肱骨上端多见。

（2）X 线征象与病变不同阶段相关，早期骨细胞坏死崩解，含钙骨小梁框架存在，无异常征象。肉芽组织形成，坏死骨吸收呈囊状或分叶状透亮区，边缘轻度骨反应硬化。肉芽组织钙化后呈不规则斑片、绒毛状密度增高影，中晚期病灶表现为边缘呈"地图样"钙化的典型征象，向骨干中央延伸。病变过程中可有骨膜反应性成骨,皮质增厚。

3.CT检查 较X线易显示坏死区肉芽组织及其钙化沉着阶段表现,松质骨区不规则高密度影、骨干髓腔钙化、晚期条带状高密度硬化围绕成类圆形、半环形或不规则地图状。

【MRI表现】

1.急性期 典型骨梗死在T_1WI呈中等至高信号,T_2WI上呈高信号,反映梗死灶内出血和水肿;病灶边缘充血水肿呈长T_1、长T_2信号;病变周围骨髓也可呈水肿样改变,表现为病变周围斑片状长T_1、长T_2异常信号。

2.亚急性期 T_1WI示梗死灶的中央部分信号与正常骨髓信号相似或略低,T_2WI呈与正常骨髓组织相似或略高信号,与正常骨髓组织间有宽窄不等、环状长T_1、长T_2信号,反映病灶边缘充血水肿。

3.慢性期 梗死灶周缘多绕以环状、蜿蜒状清楚锐利的长T_1、短T_2低信号带,表现为"单环征",有时也可表现为"双线征"或"三环征",反映了病灶边缘的肉芽及纤维硬化或钙化、血管增生、死骨吸收和新骨形成等;骨梗死灶内的钙化在T_1WI和T_2WI上均呈低信号;慢性骨梗死中心可液化,在T_1WI上呈低信号,在T_2WI上呈高信号。典型表现为骨髓内"地图样"改变,边界清楚锐利,周围常伴有不同形态的小灶性病灶。

4.鉴别诊断

(1)内生软骨瘤:发生在长骨者多位于干骺端中央并逐渐移向中央,肿瘤较大,髓腔内见软组织肿块,病灶很少穿破骨皮质,一般无骨膜增生;CT见斑点状或斑块状钙化,有时可见掺杂其中的骨性间隔;MRI上T_1WI呈低、等信号,T_2WI呈明显高信号,已钙化部分均呈低信号,部分中央病灶区及周围散在小颗粒状瘤结节,在T_2WI可见低信号带包绕,注射Gd-DTPA增强后可呈环状或不规则的强化。

(2)急性骨髓炎:需与早期骨梗死相鉴别。前者临床表现为发热、骨痛和局部红斑,MRI主要表现为骨髓腔局限性的长T_1、长T_2信号,骨皮质很少受累,但周围软组织肿胀明显;后者临床症状较轻或无症状,周围软组织肿胀多不明显。

(3)单纯性骨髓水肿:在MRI上为片状长T_1、长T_2信号,与不典型早期骨梗死较难鉴别,但在随访的过程中单纯性骨髓水肿可以自行消失。

(4)慢性骨髓炎:可出现窦道、瘘管、Brodie's脓肿、死骨和包壳形成,这些征象骨梗死不会出现。

第四节 软组织病变

一、感染

软组织炎症多数有典型的临床表现,可以确诊,无须作CT和MRI检查。只有某些毒性较低的致病菌引起的肌肉和软组织脓肿,病程长,临床症状不典型时,方行CT和MRI检查来确定病变的部位、范围及性质。

【诊断要点】

1.多数细菌感染临床上都起病急,合并发热,局部有红、肿、热、痛表现,血常规中白细胞总数及分类均高,一般都可确诊。

2.少数毒性较低的致病菌引起的感染,进展慢,临床表现不典型,应与软组织肿瘤相鉴别。

3.X线检查:X线平片对软组织感染诊断意义不大,可表现为软组织肿胀、脂肪层模糊,皮下脂肪层内出现网状影等。

4.CT检查

(1)急性化脓性炎症:CT多表现为局部软组织肿胀,分界不清晰,密度呈弥漫性增高,组织间隙模糊消失。

(2)慢性化脓性炎症:①脓疡形成后,CT表现为局部软组织肿块,病灶多呈圆形或分叶状,中央可有低密度坏死区,CT值在10～20HU。②病灶与周围结构分界不清,增强扫描周围新鲜肉芽组织可强化,坏死区不强化。③如果病灶较局限,难以与软组织恶性肿瘤鉴别。④当脓肿沿肌间隙扩展时,CT难以确定病变的范围。

【MRI表现】

1.MRI对软组织炎症的显示最为敏感,可直接清晰显示肌腱、肌肉、肌间隙,对急性炎症尤其早期炎症,MRI能较CT和X线平片更为敏感地显示病变。

2.急性炎症:表现为受累肌肉的肿胀,T_1WI病灶呈低或略低信号甚至等信号,T_2WI病灶呈高信号,边界模糊不清(图6-4-1),皮下脂肪的高信号内出现条纹状或网状低信号,肌间隙模糊;增强后炎性病灶可呈斑片状明显强化。

3.慢性炎症:表现为液体样的信号,当脓肿形成后,MRI可清楚显示脓肿轮廓及边缘。脓肿一般呈圆形或类圆形,可有分叶;中央液化坏死区多呈更长T_1、更长T_2信号;边缘可见一圈一致性低信号环绕,边界较光整,厚薄均匀;周围伴有局限性水肿,呈长T_1、长T_2信号;增强扫描脓肿壁呈环状明显强化。

4.鉴别诊断

(1)血液外溢:范围较广泛,多局限于肢体的一侧,而不累及肢体全部。

(2)淋巴组织外溢:主要为皮肤和皮下组织增厚,脂肪层水肿,并见广泛的网状结构致密影,肌肉较少受累。

二、血管瘤

血管瘤为血管发育异常所形成的良性肿瘤,可发生于任何组织,病理上分为毛细血管瘤、海绵状血管瘤、蔓状血管瘤和动静脉畸形等。发生于软组织的血管瘤多见于四肢,年轻人多见,80%～90%在30岁左右,男女发病率相仿。

【诊断要点】

1.临床表现　多无明显症状,有时可有间歇性疼痛、肿胀,如继续发展可侵犯和破坏周围组织造成畸形或并发溃疡、感染和出血。

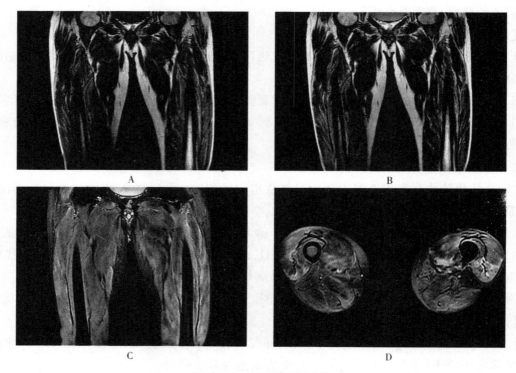

图 6-4-1　大腿软组织感染

A～D.冠状面 T$_1$WI、T$_2$WI、STIR 及横断面 T$_2$WI 示双侧大腿软组织广泛肿胀,肌肉见广泛性片状稍长 T$_1$、稍长 T$_2$ 信号影,肌间隙模糊,STIR 像显示更清晰

2.好发部位　多见于四肢皮肤、肌肉、肌腱等结缔组织,颜面、口腔及颈部也较常见。

3.X 线检查

(1)病灶小或部位较深,X 线平片难以显示,范围较大可表现为软组织肿胀或肿块。

(2)软组织肿块内环形或小结节钙化(静脉石)是血管瘤的典型表现,但不能明确病灶范围及其与周围组织的关系。

(3)血管造影是血管瘤最可靠的诊断方法,可显示紊乱、迂曲成团、扩张、异常引流的血管影从而明确诊断。

4.CT 检查

(1)平扫:可显示软组织内边界清楚、密度不均匀的结节状、条索状或分叶状肿块。特征性表现为病灶内见钙化或静脉石。

(2)增强扫描:多呈明显强化,海绵状血管瘤的增强特点与肝内血管瘤相似,靠近骨骼的血管瘤常可引起局部骨质增生或侵蚀等改变。

【MRI 表现】

1.MRI 是血管瘤最好的检查方法。对位于深部组织或肌肉内者,能清楚地勾画出肿瘤的范围及肿瘤和神经血管间的关系;对于较小的病灶也能够清楚地显示。

2.典型表现为 T$_1$WI 上呈边缘模糊且与骨骼肌相等的信号,其内可见到与皮下脂肪相似的细线状、项链样或宽带状高信号;脂肪抑制 T$_2$WI 呈明显高信号,并随 T$_2$ 权重的增加,病变信号越来越高,范围和边界也越来越清楚(图 6-4-2)。

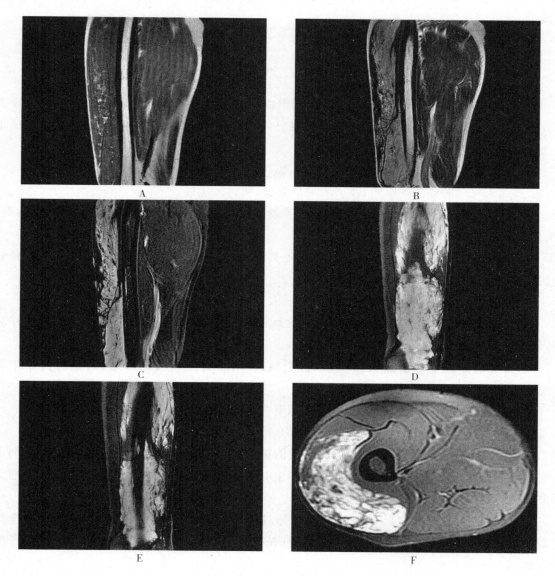

图 6-4-2　软组织血管瘤

A~F.MRI 冠状面(T_1WI、T_2WI、FS-T_2WI)、矢状面及横断面 FS-T_2WI 示右侧大腿中段外侧软组织肿胀,内见大片混杂稍长 T_1、T_2 异常信号影,FS-T_2WI 呈混杂高信号,边界不清

3.静脉石及钙化呈小圆形无信号区,亚急性及慢性反复出血表现为不规则斑点、片状、短 T_1、长 T_2 信号及周边含铁血黄素沉着引起的短 T_2 低信号环。

4.受累的肌肉和皮下脂肪常可出现肥大或萎缩改变。

5.注射 Gd-DTPA 增强,大多数血管瘤呈条状或管状中等或明显强化。

6.鉴别诊断

脂肪瘤:血管瘤在 T_1WI 呈高信号需与脂肪瘤鉴别。血管瘤在 T_1WI 上的高信号常不均匀,因为除脂肪组织外,血管瘤内还有血管成分及纤维等结构;T_2WI 上血管瘤可呈高信号,而脂肪瘤则为中、高信号;脂肪抑制技术和增强 T_1WI 有助于鉴别强化的血管成分和无强化的脂肪成分。

三、脂肪瘤

脂肪瘤是一种由成熟脂肪组织构成的软组织良性肿瘤,较常见,约占良性软组织肿瘤的25.7%。肿瘤由薄层纤维包膜包裹,呈扁平或分叶状,任何含有脂肪的组织都可发生,多位于皮下,以 50~60 岁多见,尤其肥胖者。

【诊断要点】

1.临床表现　肿瘤发展缓慢,浅表者局部隆起,质软无压痛。

2.好发部位　浅表多于深部,浅表多位于颈、肩、腹部及下肢,深部多位于腹膜后、胸壁、手、足的深部组织中,一般单发,也可多发。

3.X 线检查　浅表皮下脂肪瘤切线位可见局部皮肤隆起,皮下脂肪样低密度影。四肢软组织深部较大的脂肪瘤可见边缘清楚的低密度区。

4.CT 检查

(1)平扫:呈密度均匀、边缘清楚的低密度灶,CT 值-120~-50HU,有时内部有线样分隔,周围软组织受压。

(2)少见的弥漫性脂肪瘤边界不清,含脂肪量少,呈海绵状或蜂窝形,与脂肪肉瘤不易区别。

(3)增强扫描:脂肪组织不强化,但分隔可有强化。

【MRI 表现】

1.典型的脂肪瘤其 MRI 表现为边界清楚的圆形、分叶状或不规则形肿块,在所有序列中均与皮下脂肪组织信号一致,在脂肪抑制序列上其信号可被抑制。注射 Gd-DTPA 后,肿瘤无明显强化。

2.脂肪瘤内偶尔可含有其他间叶组织成分,最常见的是纤维结缔组织,其可形成纤维间隔,在 MRI 的所有序列图像上均显示为线条样低信号。含有大量纤维组织的脂肪瘤称为纤维脂肪瘤。

3.邻近骨骼的脂肪瘤可引起骨皮质增厚或变薄,还可引起先天性骨畸形。

四、脂肪肉瘤

脂肪肉瘤居成人软组织肉瘤的第二位,占所有软组织恶性肿瘤的 160~18%,几乎均为原发性,组织学上分为五个亚型:分化良好型、黏液样型、圆形细胞型、多形性型和逆分化型,分化良好型最常见。肿瘤好发于中老年人,男性多于女性,多位于人体组织深部。

【诊断要点】

1.临床表现　病程较长,多为无痛性肿块,晚期出现疼痛和功能障碍。发生于四肢者呈局限性软组织肿块,发生于腹膜后者多为肿瘤引起的继发症状。

2.好发部位　肿瘤多位于大腿和腹膜后。

3.X线检查　位于肢体、较大的肿瘤，表现为软组织肿块，境界不清，密度因脂肪含量多少而异。

4.CT检查

(1)平扫：圆形或不规则形软组织肿块，浸润性生长，边界不清，密度高低取决于脂肪细胞的分化程度。通常脂肪含量越少，恶性程度越高。

(2)增强：实性部分呈不均匀强化。

【MRI表现】

1.肿瘤呈大小不一、形态不整、边界不清、信号强度不均的软组织肿块。

2.MRI表现与肿瘤的分化程度有关。分化良好型表现为以脂肪信号为主的肿块，T_1WI上呈高信号，T_2WI上呈中、高信号，内可伴有不规则增厚的线样或结节状间隔，T_1WI上呈低信号、T_2WI上为高信号(图6-4-3)；黏液样型以含液体囊性成分为主，多表现为长T_1、长T_2信号，瘤内可见T_1WI上呈高信号、T_2WI上呈较低信号的线状间隔；圆形细胞型、多形性型和逆分化型含很少甚至无脂肪成分，其边界模糊，形态不规则，T_1WI上呈低信号或中等信号，T_2WI上呈高信号，病灶内信号不均匀，可伴有出血、坏死和囊变，并向周围组织浸润生长，STIR像上异常信号不被抑制。

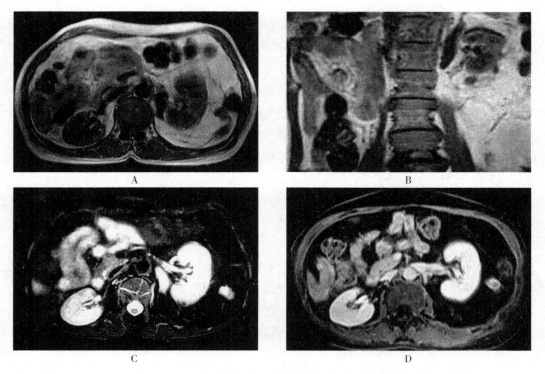

图6-4-3　脂肪肉瘤

A.B.分别为横断面和冠状面T_1WI示左侧肾周脂肪肉瘤呈明显高信号，近肾门和肾脏侧方液化区呈低信号；C.为横断面抑脂T_2WI病灶呈低信号，近肾门和肾脏侧方液化区呈高信号；D.为抑脂增强T_1WI上述液化周边区域明显强化

3.注射 Gd-DTPA 增强后,脂肪肉瘤呈不均匀强化,其内部坏死、囊变区无强化。

4.鉴别诊断

(1)脂肪瘤:多发生于皮下软组织内,边界清楚,平片、CT、MRI 上与人体脂肪组织等密度或等信号。

(2)其他类型软组织肿瘤:如纤维肉瘤、神经源性肿瘤等,与脂肪含量少的脂肪肉瘤鉴别困难,薄层 CT 及 MRI 上发现有脂肪密度或信号时,有助于脂肪肉瘤的诊断。

五、淋巴管瘤

淋巴管瘤少见,病因不明,一般认为是一种发育畸形或先天性淋巴管引流梗阻的继发表现,可逐渐增大。根据瘤内淋巴管腔大小的不同分为单纯性、海绵状和囊性淋巴管瘤,以囊性淋巴管瘤最多见。

【诊断要点】

1.本病出生时即可存在,也可在出生后任何时期出现。囊性淋巴管瘤可累及全身各部,但以颈部和腋部最多,好发于儿童,多为单发;海绵状淋巴管瘤位于皮下,多发生于口底、舌、唇、颊、肌间隔等部位;单纯性淋巴管瘤见于任何年龄,1/4 的患者年龄大于 45 岁,多位于皮肤或皮下。

2.发生于表浅部位者,表现为泡状或丘状隆起;发生于深部软组织者,可呈一柔软的无痛性肿块。肿瘤较大时,压迫邻近器官,出现压迫性症状。淋巴管瘤突然增大,常提示合并有感染,多见于创伤和呼吸道感染后。

3.X 线检查:无特征性,呈局限性软组织肿胀或肿块,罕见钙化,可造成邻近骨的压迫,发生骨质增生改变。穿刺造影呈表面光滑、多房样、彼此相通的囊状结构。

4.CT 检查:差异较大。多为均匀一致的囊性肿块,也可为密度不均匀的囊实性肿块,边界不规则,但边缘清楚,罕有钙化,可沿组织间隙蔓延生长。增强扫描病变无明显强化。

【MRI 表现】

1.典型表现为 T_1WI 上呈不均匀的低信号,部分近似水,其他部分可与肌肉信号相似;T_2WI 上常呈多个囊袋样明显高信号,与水的信号相仿。肿块内可见粗细不等的线样低信号影,代表病灶内的纤维间隔。

2.沿疏松结缔组织间隙生长、见缝就钻是淋巴管瘤的一个重要特点。位于颈部者向上可达咽旁间隙,向下通过胸廓入口进入纵隔,其形态与局部间隙相吻合。

3.淋巴管瘤合并出血、感染或手术后,病变信号强度可发生相应改变。如合并出血时还可出现液-液平面征象,表现为上层液体 T_1WI 低信号、T_2WI 高信号,下层液体 T_1WI 等信号、T_2WI 稍高信号。

4.静脉注射 Gd-DTPA 后,肿瘤周边及其间隔可强化或不强化。

5.鉴别诊断

(1)血管瘤:有快血流的供血或引流血管时,可见流空信号。增强扫描有明显均匀强化,CT 可显示有静脉石。

（2）鳃裂囊肿：好发于颈外侧区，与颈部淋巴管瘤发病位置相似，但前者少有出血，不沿结缔组织间隙钻孔生长；淋巴管瘤以多囊多见，钻孔生长，可出现液-液平面征象。

六、色素沉着绒毛结节性滑膜炎

色素沉着绒毛结节性滑膜炎（PVNS）是一种原因不明的关节病变，主要累及关节滑膜、滑液囊或腱鞘，其特征是滑膜增生和含铁血黄素沉积，病灶呈弥漫性或结节样。本病好发于青壮年，男女发病率相近。

【诊断要点】

1.临床表现　发病缓慢，病程长，受累关节疼痛、肿胀，关节抽出液呈巧克力色。

2.好发部位　通常单关节受累，多位于下肢，膝关节最常见，其次为髋、踝、肩、肘等关节。

3.X 线检查

（1）早期表现为关节肿胀，无特异性。

（2）常见典型表现为关节旁软组织肿块，骨性关节面边缘骨侵蚀破坏，晚期关节间隙进行性狭窄。

4.CT 检查　显示关节旁的软组织肿块和关节面囊性侵蚀。边缘可有硬化，但对早期滑膜病变及特点显示有限。

【MRI 表现】

1.MRI 检查结合临床表现是诊断本病的最好方法，MRI 不同序列可清楚显示关节积液、滑膜结节状增生、肿块的形成、骨侵蚀和骨髓水肿，MRI 还可以明确韧带、滑液囊和软骨的侵犯。

2.病变早期即可发现少量关节积液和滑膜增生。

3.由于病变滑膜组织内含铁血黄素的沉积，故在 T_1WI 和 T_2WI 上均呈低信号，这是该病的 MR 特异性征象。

4.结节样增生的滑膜可以表现为多个结节样软组织肿块或表现为不均匀增厚的滑膜伴积液。增生的滑膜在 T_1WI 上为低信号；T_2WI 上信号不均匀，低信号为含铁血黄素沉积、钙化和血管流空所致，而其内血管翳、液体、囊变为高信号。

5.注射 Gd-DTPA 增强后，增厚的滑膜明显强化，而滑液不强化，借此可以区分两者。

6.鉴别诊断

（1）滑膜肉瘤：关节外单一软组织肿块，常见钙化，骨破坏边缘模糊不规则，周围软组织水肿，而本病骨侵蚀常表现为多个小圆形破坏区，边缘清楚。

（2）类风湿关节炎：多为小关节、多发性、对称性病变，软组织肿胀和骨质疏松明显，MRI 检查滑膜非结节增生强化，无软组织肿块，无低信号的含铁血黄素沉着。

（3）血友病关节炎：关节内反复出血，可出现含铁血黄素沉着，在 MRI 上可与本病混淆。但血友病关节炎常为多关节发病，进行性显著的关节面破坏，结合临床出凝血因子和时间异常的特征可资鉴别诊断。

七、滑膜骨软骨瘤病

滑膜骨软骨瘤病是由滑膜结缔组织化生引起的关节滑膜良性病变,特征表现为关节腔内、滑液囊和腱鞘的多发软骨结节。此病好发于大关节,尤以膝、髋、肘、肩关节多见,掌指和指间关节滑囊及腱鞘偶有发生,多为单侧发病。好发年龄为 30～50 岁,男性多于女性。

【诊断要点】

1.临床表现　病程缓慢,常持续多年,逐渐表现为受累关节疼痛、肿胀和活动受限。

2.好发部位　膝关节最常见,其次是髋、肘和肩关节等,多为单关节病变。

3.X 线检查

(1)典型表现为关节腔、滑囊内及腱鞘处多发圆形或卵圆形钙化或骨化结节影,数毫米到数厘米大小;小结节密度均匀,大结节周缘高密度。

(2)病变早期未钙化的滑膜增生软骨结节,X 线显示阴性。

4.CT 检查　清晰显示细小钙化结节的数量、分布及未钙化软骨小体,较平片清楚。CT三维重组能更好全面直观地显示病变。

【MRI 表现】

1.MRI 具有良好的组织对比度和多层面、多方位成像的特点,能提供清晰的关节内解剖的细节。可显示滑膜增厚、关节积液、关节及关节周围游离体,但 MRI 的缺点是对游离体的钙化和骨化的显示不及 X 线和 CT 清楚、敏感。

2.关节及关节周围游离体在 T_1WI 和 T_2WI 常显示为低信号结节(图 6-4-4),尤其在 T_1WI 上易于和滑膜内高信号的液体形成对照;有时在骨化的游离体中央可见形成的脂肪髓,在 T_1WI 上呈高信号。

3.可见软组织肿块,表现为液性和实性的混合团块,其中液性部分常是关节滑膜异常分泌的液体在关节腔内积聚所致,而实性部分则可能是滑膜上残留的间质组织化生部分。

4.鉴别诊断:滑膜骨软骨瘤病后期出现多发软骨小体钙化、骨化,根据典型 X 线表现即可诊断,但有时需与以下病变鉴别。

(1)剥脱性骨软骨炎:坏死脱落的骨软骨碎片可在关节腔形成游离体,多为单个,但是可见骨性关节面凹形碟状骨质缺损,与剥脱的游离体大小形态一致。

(2)骨性关节病:增生骨赘脱落可形成关节游离体,似滑膜骨软骨瘤病,但是骨性关节病有明显的关节间隙变窄、骨质增生及关节面下囊变,后者则无。

(3)血肿钙化:常有严重的关节创伤史,钙化多呈蔓状。

(4)神经营养性骨关节病:除骨质碎裂形成游离体外,尚见有关节崩解和脱位,关节破坏的严重程度与临床症状极不相符。

(5)色素沉着绒毛结节性滑膜炎:以受累关节的滑膜组织增生和含铁血黄素沉积为特征,滑膜增生呈绒毛状突起,多数的绒毛结节相互融合成肿块,增大的滑膜结节可压迫侵蚀相邻骨质。MRI 具有特征性改变,由于软组织肿块内含铁血黄素沉积,故在 T_1WI 和 T_2WI 均呈低信号特征性改变。

（6）滑膜软骨肉瘤：多见于青壮年，四肢好发，以疼痛性肿块为特征，X线显示软组织肿胀和肿块，肿瘤内有斑点状钙化，可有骨质破坏和骨膜反应，MRI能显示其范围及判断侵犯的程度。

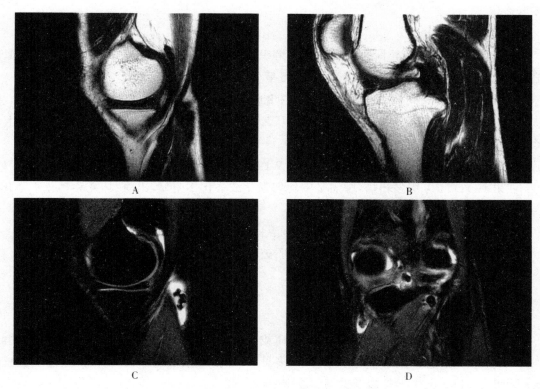

图 6-4-4　滑膜骨软骨瘤病

A.B.矢状面 T_1WI 左膝关节腔内及关节后方软组织内见多个结节状混杂稍短 T_1 信号；C.D.矢状面及冠状面 FS-PDWI 呈混杂稍低信号，边界欠清；髌上囊及关节腔内少量积液

八、滑膜肉瘤

滑膜肉瘤属于起源未确定的软组织恶性肿瘤，占软组织恶性肿瘤的 8%～10%。多发生于青壮年，半数在 20～40 岁之间，男性多于女性。肿瘤与关节囊、滑囊关系密切，多发生于四肢大关节附近，也可发生于没有滑膜组织的部位，如肌肉、腹壁、腹膜后区等。

【诊断要点】

1.临床表现　肿瘤生长缓慢，病程长短不一，多为 2～4 年。局部肿块和不同程度的疼痛是本病常见表现。约 1/4 的患者在诊断前即有转移，最常转移至肺部。

2.好发部位　90% 发生在四肢大关节旁，膝关节最常见。

3.X线检查

（1）关节旁边界清楚的圆形或分叶状软组织肿块，跨关节生长，关节间隙保持完整。

（2）约 1/3 病例肿块内可见斑点状、斑片状或不规则形钙化。

（3）15％～20％的病例呈不规则侵蚀或多囊状骨质破坏、压迫性骨质吸收及骨膜反应。

4.CT 检查　软组织密度肿块,边缘清楚或不清楚,常围绕肌腱生长。较平片更好地显示钙化。胯关节边缘性骨侵蚀多位于滑囊或肌腱附着处。增强扫描肿瘤呈不均匀强化,周边可呈环形强化。

【MRI 表现】

1.MRI 常表现为无特异性的不均质的软组织肿块,在 T_1WI 上信号多呈与骨骼肌相似的等信号,T_2WI 上稍高于皮下脂肪信号;肿块可呈分房状,其内可见间隔。

2.部分肿瘤内可见到液-液平面,为肿瘤内出血所致。

3.MRI 对肿块内的软组织钙化不敏感,但较大的钙化可在 MRI 上显示,在所有序列上均呈低信号

4.邻近肌肉的水肿和被肿瘤浸润区在 T_2WI 出现高信号改变。

5.注射 Gd-DTPA 增强扫描,肿瘤呈不均匀强化或强化不明显,出血、坏死和钙化不强化。

6.鉴别诊断

（1）骨纤维肉瘤:病灶位于干骺端或骨干,溶骨性骨质破坏为主,软组织钙化很少见。

（2）关节结核:骨质疏松和关节面边缘骨质破坏,软组织肿胀,关节间隙进行性变窄。

九、恶性纤维组织细胞瘤

恶性纤维组织细胞瘤又称纤维组织细胞瘤或恶性纤维黄色瘤,是一种由纤维细胞和组织细胞组成的恶性肿瘤,多见于中老年人,男性多见,肿瘤多发生于深部软组织,少数发生于肢体的皮肤和皮下组织,发生于骨骼者少见。

【诊断要点】

1.临床表现　肢体局部软组织肿块,疼痛。

2.X 线检查

（1）多位于大腿、肩部等处深部软组织。

（2）边界不清的软组织肿块,可伴局部骨骼侵蚀,无明显特征。

3.CT 检查　软组织肿块边界较清楚,可有分叶,少见钙化,平扫密度略低于肌肉,其内常有更低密度的坏死区,增强扫描时肿瘤呈不规则强化。

【MRI 表现】

1.MRI 具有独特的优越性,能较好地显示肿瘤的病变部位、范围、轮廓、肿瘤的组织成分及其与周围组织的关系。

2.多数肿瘤边界清楚,呈结节状,可有分叶。

3.肿瘤组织成分不同,信号强度可不一。在 T_1WI 上呈与周围组织相等的低或等信号;T_2WI 以组织细胞为主的呈高信号（图 6-4-5）,以纤维成分为主的呈低等信号。病灶内信号常不均匀,可有出血和坏死,可出现液-液平面。

4.注射 Gd-DTPA 增强后,肿块边缘部分呈不均匀性结节样强化。

5.MRI 对观察肿瘤术后有无残留和复发较好。肿瘤局部复发或残留,其信号模式特征与

术前原肿瘤一致。

6.鉴别诊断

(1)纤维肉瘤:周边可见水肿区,病灶边界不清,其内表现为散在斑片样坏死,信号不均。

(2)脂肪肉瘤:常有较完整的包膜,周围肌肉常可见水肿区,肿瘤可见到脂肪成分。

(3)平滑肌肉瘤:大多数边界清楚,中心大多为大片状坏死,增强扫描为延迟增强或快进慢出型增强。

(4)滑膜肉瘤:好发于四肢邻近关节和腱鞘部位,好发年龄为 30～50 岁,常呈多结节或分叶状,T_2WI 多表现为高信号为主的混杂信号,部分可见低信号分隔征象。

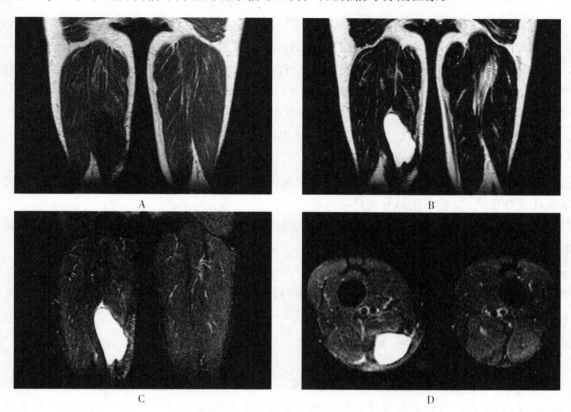

图 6-4-5　恶性纤维组织细胞瘤

A～D.MRI 冠状面 T_1WI、T_2WI、STIR 及横断面 STIR 示右侧股骨下段内后方皮下软组织内见梭形长 T_1、长 T_2 信号灶,信号均匀,边界尚清楚

十、局限性骨化性肌炎

局限性骨化性肌炎是指主要发生于肌肉的异位骨化性疾病。病因不明确,可能与外伤有关,依据有无外伤分为外伤性和非外伤性骨化性肌炎。形成的软组织肿块内见增生纤维、类骨和成熟骨组织。本病好发于男性,四肢、肩及臀部深层软组织多见。

【诊断要点】

1.临床表现　多数患者有外伤史,早期局部软组织肿胀疼痛,后期遗留硬质实性肿块。

2.X 线检查

(1)常见于四肢易外伤处如大腿和上臂的肌肉内。

(2)X 线表现因不同阶段而异,早期软组织肿块内与骨干平行的不均质条纹样钙化,随骨化进展并向心性发展逐渐致密,呈特征性蛋壳样外观。

3.CT 检查　软组织内环形钙化和骨化影或肌筋膜内团块、长条状钙化和骨化影,为其典型表现。

【MRI 表现】

MRI 表现因不同阶段钙化或骨化而信号及形态不同。

1.急性期 T_1WI 呈与肌肉信号相似的等信号,边缘不清,邻近脂肪筋膜被推压移位;T_2WI 上信号高于脂肪信号,其内信号不均匀,周围软组织内可见到弥漫性水肿。

2.亚急性期可清楚显示病变的 3 个层带结构,外围骨化区呈低信号的环状影,中央水肿和坏死区呈高信号,中间不同成分的纤维组织结构呈中等信号。

3.成熟期周围因组织骨化呈无信号区,中央包绕的脂肪呈高信号。

4.注射 Gd-DTPA 增强后急性期病变可呈明显的不均匀强化。

5.鉴别诊断

(1)皮质旁骨肉瘤:多位于腘窝,皮质外突起的致密象牙样骨性肿块,表面模糊,肿块呈宽基底环绕骨皮质,与骨皮质间有线样透亮影。

(2)骨外软组织骨肉瘤:斑片状瘤骨多位于肿瘤中央区,外周较淡或无瘤骨,局部伴软组织肿块并逐渐增大。

(3)骨外软骨肉瘤:多有较大软组织肿块,与正常软组织间界限模糊。钙化多集中于肿瘤中心区,多呈斑点、片状高密度影,外围钙化淡而分散。

十一、臀肌挛缩症

臀肌挛缩症(GMC),又名儿童臀肌挛缩症。由于臀肌及筋膜纤维变性挛缩,引起髋关节功能障碍,表现为特有体征的临床病症。病变主要与长期反复的臀区肌肉注射药物等因素有关,组织病理改变为肌肉局限性变性、坏死及纤维化瘢痕形成等。

【诊断要点】

1.临床表现

(1)特有的姿势异常和特殊步态,行走呈外八字,跑步呈"跳步征",易跌倒,坐时两腿外展分开,不能靠拢等。

(2)臀部肌肉注射部位局部皮肤凹陷,可触及条索状硬块。

(3)既往有明确臀部反复注射药物史,以注射苯甲醇溶酶青霉素稀释液为主。

2.X 线检查　主要表现为功能障碍引起的继发性改变,如髋外翻、骨盆倾斜,颈干角、中心边缘角(又称 CE 角)增大等。

3.超声检查　挛缩的肌肉表现为回声缺失,筋膜增厚呈回声增强等。

4.CT 检查

(1)臀肌体积缩小,厚度变薄、挛缩,肌间隙增宽,重者失去正常形态呈板状。

(2)肌肉注射点区密度增高似钙化密度,CT 值 80～90HU;部分呈坏死改变表现为点状低密度影,CT 值 30HU 左右。

(3)特征性索状挛缩带,多为臀大肌筋膜或与挛缩肌肉构成,与髂胫束连接。

【MRI 表现】

1.MRI 软组织分辨率好,同时多方位、任意角度及多种序列成像能清晰显示臀肌、髋部肌肉筋膜的形态结构及信号变化,任意角度成像能保证左右对称成像,以利于左右对比观察。

2.病变侧相对于对侧不同程度萎缩变薄甚至消失,臀肌间间隙增宽、形态不规则。

3.患侧肌肉在 SE 序列中呈稍长 T_2 信号、等 T_1 信号,臀肌间间隙呈短 T_1、长 T_2 信号,不能直接显示增生纤维索条,但在 FFE-T_2WI 序列中,结合横断面和冠状面可显示。

4.在快速梯度回波 T_2WI 上能清晰显示挛缩的纤维索条影和萎缩变薄的臀肌,表现为患侧臀肌间增宽的肌间隙内从髂骨至股骨粗隆间粗细不等的挛缩纤维索条影牵拉髋关节及骨盆向患侧倾斜,挛缩纤维索条呈低信号、形态不规则。

第五节　骨与关节创伤

骨与关节创伤是临床常见病、多发病,影像学检查是临床发现、诊断骨关节创伤以及观察评估骨关节创伤疗效的主要方法。X 线平片检查简便有效,是首选方法,大多数骨折可通过 X 线平片诊断。CT 密度分辨力高,无重叠,3DCT 及其重组图像可立体、多平面显示解剖复杂部位(如颅面、脊柱、骨盆、肩及髋等)有无骨折和骨折碎片的数目及位置,因此可进行术前评估以及对复杂骨折的术后评估。MRI 具有组织分辨率高、可多平面成像及多参数成像等优点,能直接显示肌腱、韧带、软骨、滑膜、骨髓等组织结构异常。MRI 是应力性骨折诊断的金标准,高分辨率 MRI 可以对应力性骨折进行分级评价。对 X 线平片、CT 无法诊断或诊断困难的骨挫伤 MRI 是唯一的选择,较 CT 能更敏感地发现隐匿性骨折,可全面准确显示骨骺损伤,三维 MRI 能精确直观地显示骺早闭、骺板的纤维桥、骨桥的部位、范围等详情。MRI 在显示脊椎骨折脱位所致脊髓、神经受压或损伤方面也具有独特的优势。

一、脊柱骨折

脊柱骨折是骨科常见的创伤。其发生率占骨折的 5%～6%,以胸腰段椎体骨折发生率最高,其次为颈、腰椎,胸椎最少,常可并发脊髓或马尾神经损伤。脊柱骨折多由间接外力引起,为由高处跌落时臀部或足着地、冲击性外力向上传至胸腰段发生骨折。脊椎骨折分为重要损伤和次要损伤,前者包括压缩性骨折、爆裂骨折、安全带型损伤及骨折－脱位;后者指单纯附件结构的骨折。

【诊断要点】

1.临床表现　外伤后脊柱畸形、疼痛,损伤后引起易引起神经功能障碍,甚至截瘫。

2.X 线检查

(1)压缩骨折,胸腰椎最常见。脊柱过屈,引起椎体前部的压缩,表现为椎体前侧上部终板塌陷、皮质连续性中断,椎体呈楔形。

(2)爆裂骨折:常可压迫脊髓,占所有脊柱骨折的 14%。损伤机制为屈曲时剧烈的轴向压缩力作用于椎体的结果,椎体完全爆裂,形成粉碎性骨折累及后壁,骨折片后移进入椎管。

(3)骨折脱位:75%可引起神经受损,损伤机制为屈曲加旋转和剪切力。平片表现为椎体脱位,常伴骨折。

(4)环椎骨折:少见,占颈髓损伤的 2~4%,分为环椎前弓骨折、后弓骨折、前后弓骨折和侧块压缩骨折。

(5)环枢关节脱位:环枢关节半脱位常见于儿童。创伤性环枢关节脱位为暴力所致,较半脱位少见,但更严重。

3.CT 表现　多层螺旋 CT 是诊断脊柱骨性损伤的终极影像学技术。CT 显示脊柱骨折优于 X 线平片,敏感度达 94%以上。显示脊椎后柱骨折优于 MRI 检查,能对骨折的准确部位、大小、累及范围进行更精确的描述。

4.MRI 表现　MRI 对急性椎间盘突出、脊髓水肿、出血和韧带损伤显示最佳,也可显示脊髓软化、脊髓挫伤和横断损伤。目前 MRI 是确定和显示脊髓压迫原因特征的可选方法。颈椎急性创伤性损伤后 MRI 检查时间窗是有限的,应在损伤后的第一个 48h 内进行。MRI 也有助于脊髓损伤的随访、评估脊髓萎缩和脊髓空洞症的进展。脊髓水肿表现为长 T_1、长 T_2 信号,出血表现为短 T_1 信号影。

二、肩关节创伤

肩关节创伤约占全身各部位创伤的第七位。肩关节创伤包括关节脱位(肩关节脱位、肩锁关节脱位),关节盂、肌腱、韧带损伤,关节内骨折;可为单一或复合型损伤,多为外伤,极少数也可因急慢性运动、劳力性损伤所致;因其创伤部位、类型、性质及原因等不同,故分类复杂多样。

【诊断要点】

1.临床表现　明确外伤史,局部疼痛、肿胀、功能障碍等,肩关节外伤易发生脱位,肩胛骨创伤时常可合并肋骨骨折和血气胸。

2.X 线检查　多数单纯骨折和关节脱位可明确诊断。

3.CT 检查　能清晰显示 X 线检查难以发现的关节内细微骨折、碎骨片数目、位置,如肱骨头后部及肩胛盂骨折、X 线片难以诊断的后脱位,尤其是重叠部位的骨折。

4.MRI 表现　MRI 检查主要用于显示肩关节盂唇、肩袖、韧带及关节囊等组织结构损伤,是影像学诊断此类肩关节创伤软组织病变的首选检查。

(1)敏感地发现隐匿性骨折和骨挫伤,骨折早期骨折线和骨挫伤骨髓质水肿区在 T_1WI 呈线样和片状低信号,脂肪抑制 T_2WI 呈高信号。

（2）可显示肩关节创伤及其类型、碎骨片移位情况，儿童骨骺分离均为融合后分离，常为Salter-HarrisⅠ型和Ⅱ型。

（3）可发现关节不稳，显示关节脱位及其类型，尤其是 X 线片难以诊断的后脱位，另可显示前脱位伴发的 Hill-Sachs 病变范围及其类型（骨性或单纯软骨性）。

（4）肩袖撕裂：主要为冈上肌及肌腱撕裂，严重时可累及冈下肌和肩胛下肌，常发生在冈上肌腱即"关键区"，分完全性和部分性撕裂，以部分性撕裂多见。部分性撕裂可不同程度累及肩袖关节面、滑膜面或位于肌腱内。完全性撕裂贯穿肩袖全层，肩峰下-三角肌下滑囊与肩关节腔直接相通。MRI 可明确撕裂的部位、范围、程度和伴发损伤。肩袖撕裂主要在 FS-PDWI 或 FS-T$_2$WI 的斜冠状面观察。完全性撕裂肌腱断端回缩、呈结节状，常伴肩峰下-三角肌下滑囊积液。部分性撕裂表现为肌腱局部连续性中断，呈线样或弥漫性高信号。Gd-DTPA 关节直接造影的脂肪抑制 T$_1$WI 能准确显示肌腱关节面部分性撕裂，并可与假性撕裂鉴别，但诊断肌腱滑囊面和肌腱内部分性撕裂困难。

（5）盂唇、关节囊撕裂：MRI 上关节盂唇在各序列上均呈低信号，常呈三角形。横断面主要显示前、后盂唇，斜冠状面主要显示上、下盂唇。MRI 评价盂唇应仔细观察其大小、形态和信号。盂唇撕裂常为盂唇从骨性关节盂缘撕脱伴关节囊撕裂。盂唇撕裂有不同表现，常表现为盂唇形态异常、斑片样或线样等异常信号增高并达关节面。盂唇撕裂可发生于不同部位，盂肱下韧带和前盂唇从关节盂边缘撕裂即所谓 Bankart 病变，常致肩关节前脱位，包括经典 Bankart 损伤、Perthes 损伤及 ALPSA 损伤。牵拉伤所致 SLAP 病变为上盂唇前后撕裂，可致肩关节不稳。肩关节直接造影能更准确地显示盂唇、关节囊撕裂，尤其是前下盂唇撕裂，区别盂唇沟、发育异常等假性撕裂，外展外旋位关节造影对前下、后上盂唇撕裂显示优越。关节造影时对比剂渗漏至关节囊外提示关节囊撕裂。

（6）鉴别诊断

1）假肩袖损伤：肩袖在 T$_1$WI、PDWI 等短 TE 序列成像上可出现局部高信号，类似肩袖撕裂表现，系魔角现象、运动伪影、脂肪和肌肉不均质、部分容积效应等所致。

2）假盂唇损伤：以下情况可类似盂唇撕裂：①盂唇大小、形态变异：盂唇可不规则、圆形、变小；②盂唇发育异常：盂唇孔、Buford 复合体、半月板样盂唇等；③盂唇信号增高：魔角现象、肱二头肌长头肌腱脱位等所致。

三、肘关节创伤

肘关节创伤包括肘部骨折、骨骺分离、肘关节脱位等。肘部骨折包括肱骨髁上骨折、肱骨髁间骨折、肱骨滑车骨折和尺桡骨近端骨折等。儿童骨骺分离包括肱骨外上髁骨骺、肱骨内上髁骨骺、肱骨小头滑车骨骺、桡骨小头骨骺和尺骨鹰嘴骨骺分离，以肱骨外上髁骨骺、肱骨小头骨骺分离最多见、重要，婴幼儿可发生肱骨远端全骺分离，较少见。肘关节脱位包括肱尺关节脱位和桡骨小头脱位，前者分前脱位、后脱位、侧方脱位和旋转脱位，以后脱位最多见。肘关节创伤可伴有肌腱韧带、神经血管等损伤。

肘关节创伤常见而复杂，充分显示和评价创伤类型、骨折线延伸范围及骨碎片移位程度等具有重要的临床价值。

【诊断要点】

1.临床表现 外伤后疼痛、肿胀、功能障碍、畸形等。

2.X线检查

(1)肱骨髁上骨折:按受损机制可分为伸展型(骨折远端向后移位)和屈曲型(骨折远端向前移位)两种。前者较多见,绝大多数为儿童;后者少见,可发生于中老年人。

(2)肱骨远端全骺分离:是婴幼儿少见的损伤。骨折机制类似髁上骨折,骨折部位较其低。临床表现为肘部普遍肿胀、压痛。

(3)肱骨外髁骨骺骨折:是儿童肘关节创伤中多见而重要的类型,属于 Sslter-Harris Ⅳ型。外髁骨折块受伸肌腱牵拉,容易发生桡侧移位和旋转移位,骨折可使软骨内血管断裂,导致滑车软骨坏死。多数病例发生后遗畸形。

(4)肱骨髁间骨折:疼痛剧烈,软组织肿胀明显,肘外侧可有血肿形成,是成人肘部较严重的损伤。

(5)桡骨小头和桡骨颈骨折:儿童和成人发生率均较高,常因跌倒时肘伸直、手掌着地所致。临床表现为肘关节外侧肿胀、疼痛,活动受限。

(6)尺骨鹰嘴骨折:多因直接或间接暴力所致,以骨骺分离或粉碎性骨折较多见。

(7)肘关节脱位:青少年和成人发生率高,多为间接暴力所致,常合并骨折。临床表现为肘半屈姿势,肘部肿胀、疼痛,屈伸功能丧失。

3.CT 检查 肘部骨折、骨骺分离、关节脱位及其类型一般 X 线平片能明确诊断,必要时 CT 充检查,尤其 MSCT 及其重组图像可以详细清晰显示损伤的范围和骨折片数目、位置,显示 X 线平片难以发现的肱骨小头、桡骨小头等部位骨折。

4.MRI 表现

(1)肘部骨折:MRI 软组织对比良好,从不同角度评价肘关节创伤,尤其是对于功能障碍、不能处于正常伸屈位的肘关节。多方位、多序列成像能充分显示常规检查较难发现部位的骨折,如尺骨冠突、桡骨头、肱骨髁上轻微骨折等,可显示关节面受损情况。MRI 发现骨挫伤敏感,表现为斑片状 FS-PDWI 序列高信号,T_1WI 低信号影。

(2)肘部骨骺分离:肘部骨骺多而复杂,滑车有多个骨化中心。骨骺的存在和变异、骨化中心出现顺序与年龄是评价创伤的重要参考因素。一般儿童肘关节骨骺损伤多由 X 线平片或 CT 诊断。MRI 可显示骨骺全貌,是显示关节结构及关节损伤最好的影像检查,能直接全面显示骨骺软骨创伤,能显示骨骺骨折、关节软骨骨折、骨挫伤、肌腱损伤,显示 X 线平片或 CT 诊断困难的无移位骨折及骨化中心出现前的骨骺损伤,骨骺骨折多呈线样长 T_1、长 T_2 信号,骺板急性断裂在 T_2WI 上表现为线样低信号影。

(3)肘部肌腱韧带等软组织损伤:肘关节创伤可伴有肌腱、韧带损伤。包括肱二头肌远端肌腱损伤、肱三头肌远端肌腱损伤、伸肌总腱损伤、屈肌总腱损伤及侧副韧带损伤。成像序列,以 FS-PDWI 或 FS-T_2WI 较理想。完全撕裂表现为肌腱或韧带纤维连续性完全中断,断端信号增高。不完全撕裂表现为肌腱或韧带局部线样高信号。伸肌总腱损伤、屈肌总腱损伤以冠状面最佳,肱二头肌远端肌腱损伤横断面显示最佳,矢状面可显示其附着部位,肱三头肌远端肌腱损伤以横断面及矢状面显示理想,侧副韧带损伤多在冠状面、横断面像观察。此外,肘部尺神经、正中神经及桡神经可受损伤,目前高场磁共振神经成像序列如 MR 神经成像术(MRN),背景抑制扩散加权成像(DWIBS)能显示外周神经,判断神经损伤的部位和程度。

(4)鉴别诊断:儿童肱骨远端骨骺分离与肘关节脱位易混淆。鉴别要点前者桡骨小头与外髁骨骺无论何种体位都对应在一条直线上,后者则两者关系不对应。

四、腕关节创伤

腕关节创伤时可发生多种类型的骨折和脱位。不同类型与其年龄段相关,腕关节包括桡腕关节、腕骨间关节和腕掌关节三部分,结构多且解剖复杂。常见的有桡骨远端骨折、腕骨骨折、腕关节脱位、下桡尺关节脱位等。

【诊断要点】

1.临床表现　有明确外伤史,可表现为局部疼痛、肿胀、畸形、功能障碍等。

2.X 线检查

(1)腕骨骨折:以舟状骨骨折最为常见,占腕骨骨折的50％～60％,好发于舟状骨中段。诊断舟状骨骨折时应注意骨折线、骨片的稳定程度和骨折线部位,因营养血管从舟骨结节和中段进入骨内,舟骨远端骨折容易发生缺血性坏死。

(2)桡骨远端骨折:桡骨远端骨折分类方法较多,其中之一为 Frykman 分类。此法基于骨折线部位(关节内还是外)与相关尺骨远端骨折,对临床治疗及预后较有意义,其中Ⅲ～Ⅷ型骨折累及桡腕关节或桡尺远侧关节。Colles 骨折是桡骨远端骨折最常见的类型,骨折远端向背侧与桡侧移位,常并有尺骨茎突骨折,全面评价应考虑桡骨缩短程度、骨折片的移位方向、骨折是否累及关节内、尺骨远端是否有骨折。桡骨远端尚有其他类型骨折,Smith 骨折较少见,与 Colles 骨折相反。Barton 骨折、HUtchinson 骨折是桡骨远端两种关节内骨折,前者影响桡骨远端背侧缘,后者累及桡骨远端外侧缘。骨骺分离是儿童桡骨远端骨折类型,几乎均为 Salter-Harris Ⅱ 型。轻微骨骺分离、骺板宽度不对称,X 线诊断困难,侧位片较好,必要时需拍对侧片以对比确定。

(3)腕关节脱位:腕关节脱位和骨折脱位分类方法很多,W-J 将其分为:月骨脱位、月骨周围脱位、经舟骨月骨周围脱位、舟骨和月骨脱位、舟骨月骨周围脱位等,其中月骨脱位最多见。腕关节中立位侧位相桡骨、月骨、头壮骨与第三掌骨长轴线和正位相 Gilula 线对诊断腕骨脱位和骨折脱位十分重要。月骨脱位:正位显示头月关节间隙消失,侧位片月骨脱出于掌侧。月骨周围脱位:最易漏诊,表线为月骨位置不动,头状骨与其他腕骨一起脱出。头状骨向背侧脱位多见。

3.CT 检查　CT 可以清楚显示腕关节的骨折线以及腕管的扩大和缩小、半脱位、隐匿性骨折、无移位的压缩性骨折,显示骨折是否累及关节及其程度,准确确定骨折块的多少和移位情况,以及下桡尺关节脱位情况。

4.MRI 表现　MRI 已成为评价腕关节创伤十分有用的方法。MRI 检查不仅能明确三角纤维软骨盘、韧带撕裂及其程度,对骨挫伤和早期骨坏死也敏感。冠状面观察三角纤维软骨盘复合体、腕骨间韧带最好,矢状面主要分析腕关节不稳,横断面主要观察腕管及分析下桡尺关节不稳。常用 SE、FSE 序列,3D-FS-SPGR 可获得薄层无间隔图像,对显示细小结构有效。磁共振关节造影特别适用于评估三角纤维软骨盘复合体、腕骨间韧带损伤。

(1)桡骨远端及腕骨骨折:MRI 检查可很好地评估骨折及其伴随改变,尤其是显示细微骨折、骨挫伤的部位与范围、月骨和舟状骨等早期骨坏死。骨折线呈线样长 T_1、长 T_2 信号。骨挫伤呈斑片样长 T_1、长 T_2 信号,边界不清,脂肪抑制序列更敏感。早期骨质坏死形态及密度无明显改交,仅表现为局部或弥漫性长 T_1、长 T_2 信号。MRI 还可区分骨折愈合延迟与不愈合,前者骨折线 T_1WI 和 T_2WI 呈线形低或中等信号影,有信号增强现象,后者 T_2WI 和 STIR 呈高信号影。

(2)腕关节脱位或不稳:多方位仔细观察,可显示腕骨轴线改变、腕关节轮廓改变、腕骨异常分离等改变。背侧插入段不稳(DISI),矢状面月骨旋转朝背侧,头月角>30°;掌侧插入段不稳(VISI),矢状面月骨旋转朝掌侧,舟月角<30°。MRI 可直接显示腕部韧带损伤,表现为韧带断裂、变薄、边缘不规则、撕裂,T_1WI 呈线样或小片样中等信号影,T_2WI 或 STIR 呈高信号影。MRI 可直接显示韧带损伤,不同类型或部位脱位由不同韧带的撕裂所致,如最常见的舟月不稳系舟月韧带断裂引起。

(3)三角纤维软骨(TFC)撕裂:创伤型撕裂常位于软骨盘周边,典型撕裂常呈垂直方向延伸。关节造影是显示撕裂最准确的检查手段,可评价撕裂部位、范围、程度,进行分型,一般行桡腕关节腔直接造影。MRI 高分辨率成像冠状面显示撕裂软骨盘断裂、不规则,T_2WI 或 PDWI 可见线样或小片样高信号,桡腕关节可有少量积液。关节直接造影冠状面成像可显示软骨盘形态失常,局部中断、不规则,对比剂进入下尺桡关节腔、尺骨茎突窝及尺侧副韧带外侧间隙。评估三角纤维软骨撕裂应注意损伤的误判,如三角纤维软骨中部血管蒂可呈线样中等信号,三角纤维软骨紧邻尺骨窝远侧出现条状中等信号可能为魔角效应、胶原含量少或纤维脂肪组织,另外三角纤维软骨与掌背侧尺桡韧带皱褶相连部位可为高信号。

五、髋关节创伤

髋关节是人体中最大、最稳定的关节。髋关节创伤包括股骨头骨折、股骨颈骨折、髋臼骨折、髋关节脱位及髋臼唇撕裂等。儿童和青少年髋关节创伤,容易发生股骨头或大小粗隆的骨骺分离。老年人创伤多发生股骨颈或粗隆间骨折。股骨近端骨折有囊内骨折与囊外骨折,前者包括股骨头骨折、股骨颈骨折,后者包括转子间骨折、转子下骨折,区别两者很重要。囊内骨折的股骨颈内侧骨折与股骨头缺血坏死、骨折延迟愈合及不愈合、骨关节炎相关,并发症发生率与骨折线倾斜度有关,倾斜度越大,并发症发生率越高。股骨颈囊内骨折的 Garden 分期在确定稳定性与预后上具有实用性。髋臼骨折根据受累部位分为基本型和混合型,区分前柱骨折、后柱骨折很重要。髋关节脱位分后脱位、前脱位及中心性脱位,以后脱位最多见。

【诊断要点】
1.临床表现　髋关节疼痛、活动障碍、畸形。

2.X 线检查　髋关节骨折一般常规 X 线平片即能诊断。

(1)股骨颈骨折:是髋部最常见的骨折,老年人多见,多单侧发生。老年人骨质疏松,轻微外伤即可引起股骨颈骨折,绝经后妇女多见。骨折易损伤股骨头供血血管,易并发股骨头缺血坏死。

(2)髋臼骨折:髋臼骨折是一种严重的损伤,常合并股骨头脱位,损伤范围可波及髋臼、髂骨、坐骨、耻骨等。

(3)股骨头骨折:青壮年多由于髋关节脱位引起,单纯性股骨头骨折少见。

(4)髋关节脱位:常伴严重创伤,可累及骨与软骨、肌肉和韧带。

3.CT 检查　CT 具有明显优势,如髋臼骨折,MSCT 及其重组图像可确定髋关节骨折、骨碎片大小、数量、位置及骨折类型,确定关节脱位程度及类型,关节内有无骨片及软组织创伤。对中心性髋关节脱位,CT 扫描还可评估骨盆口的大小和形状。评价髋关节脱位手术后固定复位的程度,骨折愈合的情况以及有无异位骨化和残留的游离体。

4.MRI 表现　MRI 对轻微骨折、隐匿性骨折、骨挫伤、早期股骨头缺血性坏死诊断具有优越性,可以检出髋臼唇撕裂等软组织损伤。

(1)股骨近端骨折:股骨颈骨折及其类型一般 X 线平片及 CT 可作出诊断,MRI 主要用于显示 X 线阴性的无移位的股骨颈骨折、骨挫伤,以及骨折伴有关节囊、盂唇损伤,早期评价股骨颈骨折后股骨头的血供情况,评价股骨头存活状态及明确有无股骨头坏死。

(2)髋臼骨折:主要依赖于 CT 诊断,MRI 作用在于诊断隐性骨折、骨挫伤、软骨骨折及关节内骨碎片等。

(3)髋关节脱位:除可显示脱位及其类型外,MRI 可显示关节积液或积血并可定量分析,发现关节腔内软组织嵌入以及关节周围软组织损伤等。

(4)髋臼唇损伤:MRI 检查是诊断髋臼唇撕裂的主要方法。技术上要求单侧髋关节、小视野的高分辨率扫描,采用斜横断面和斜冠状面。放射状扫描更有价值,可对盂唇进行全面准确评估,避免魔角现象的影响。除常规 SE 及 FSE 序列外,2D 和 3D-GRE 也常用于髋关节病变检查,3D-GRE 脂肪抑制序列薄层扫描对病变评估更准确。

1)正常的髋臼唇在 T_1WI 及 T_2WI 上均表现为髋臼边缘三角形低信号,前下方最薄,后上方较厚。大多髋臼唇撕裂累及前上象限,以髋臼唇软骨连接处撕裂常见,T_2WI 及脂肪抑制像上髋臼唇变钝、移位、消失或与臼缘分离,盂唇底或内部信号增高。

2)直接 MR 髋关节造影(MRA)能更清楚地显示髋臼唇撕裂及其形态、位置和深度。根据髋臼唇撕裂在 MRA 上的表现,Czerny 等将其分为以下类型。

0 型:髋臼唇呈低信号,强度一致,三角形外观,与髋臼连接紧密,没有切迹或沟槽,髋臼唇与关节囊之间的隐窝清晰。

ⅠA 型:髋臼唇中局部高信号,但没有延伸到髋臼唇边缘,三角形外观,与骨性髋臼连接紧密,没有沟槽,髋臼唇与关节囊之间的隐窝结构正常。

ⅠB 型:髋臼唇增厚,隐窝消失,其余同ⅠA 型。

ⅡA 型:对比剂延伸到髋臼唇中,没有与髋臼分离,三角形外观,隐窝存在。

ⅡB 型:髋臼唇增厚,隐窝消失,其余同ⅡA 型。

ⅢA 型:髋臼唇与髋臼分离,三角形外观。

ⅢB 型:髋臼唇增厚,与髋臼分离。

(3)诊断髋臼唇撕裂时应注意与前盂唇下缝隙、后下盂唇横韧带移行处变异相区别。

六、膝关节创伤

膝关节创伤好发于青壮年,包括髌骨骨折、胫骨平台骨折、股骨远端骨折、腓骨上端骨折、骨骺损伤,运动型创伤常损伤半月板、韧带、肌腱。膝关节韧带强大,脱位少见。青少年股骨远端骨骺损伤多为 Salter-Harris Ⅱ 型,胫骨近端骨骺损伤可为 Salter-Harris Ⅱ 型、Ⅲ 型或 Ⅳ 型。

【诊断要点】

1.临床表现　外伤或运动性损伤,关节疼痛、功能障碍。

2.X 线检查　膝关节骨折或脱位一般 X 线平片检查即可满足诊断。

(1)髌骨骨折:直接暴力或股四头肌张力所致,分横性、纵性或粉碎性骨折,常伴关节腔内积血。髌骨骨折需与双分、多分髌骨相鉴别,髌骨脱位以外侧脱位多见。

(2)胫骨近端骨折:多为垂直受力损伤所致,以胫骨平台外侧骨折多见。Hohl 将胫骨近端骨折分成Ⅵ型,T 型或倒 Y 型即为第Ⅵ型粉碎性骨折,常有碎骨片游离于关节腔内。

(3)股骨远端骨折:分髁上骨折、股骨髁骨折和髁间骨折,髁上骨折又分无移位性骨折、嵌入性骨折、移位性骨折和粉碎性骨折。

3.CT 检查　CT 扫描及其图像重组可充分显示骨折详情,能更清楚地显示胫骨平台关节面塌陷的形态和程度、骨折片的多少及位置,对骨折的分型更为准确。胫骨平台粉碎性骨折复位外固定后,CT 扫描可观察其复位情况。CT 横断面扫描能清晰显示髌骨的大小、形状及位置,是诊断髌骨脱位、半脱位及紊乱的最好方法。

4.MRI 表现　MRI 检查是骨挫伤、半月板和韧带损伤首选检查方法,可清晰显示关节积液、血肿与肌肉、肌腱损伤。MRI 检查最好使用膝关节专用线圈,高场强、高分辨率扫描可发现更多病变,采用矢状面、冠状面和横断面扫描。矢状面扫描可较好显示半月板、交叉韧带,冠状面扫描主要显示内外侧副韧带,横断面评价髌骨病变、髌骨支持带较优越。有时使用 2D 放射状扫描或 3D 扫描后放射状重建。常规使用 SE 序列,FSE-T_2WI 主要诊断韧带损伤,FS-PDWI 显示半月板、关节软骨损伤。GRE 序列也用于膝关节检查,主要用于半月板、关节软骨病变诊断,常用 2D-T_2WI,3D 扰相 GRET_1WI 脂肪抑制序列可薄层、任意重建,能更全面、准确地显示病变。直接关节造影主要用于术后、游离体、可疑半月板撕裂等检查。

(1)膝关节创伤骨折:可检出 X 线平片不能显示的骨折、骨挫伤及软骨骨折,可充分显示复杂骨折的骨折线数量和走行,骨碎片的多少、大小、位置,关节面的形态。骨折线呈线样低信号影,FS-PDWI 和 STIR 呈高信号。骨挫伤临床常见,MRI 诊断价值独特,分析骨挫伤时应注意其分布、形态、信号及范围、骨与软骨损伤、髌骨位置、髌骨支持带及其他韧带损伤、半月板损伤、关节积液等。Sande 等根据挫伤部位和分布将骨挫伤分为:轴向旋转性损伤、夹击损伤、仪表盘式损伤、过伸性损伤和髌骨外侧脱位。儿童骨骺损伤一般 X 线平片可作出诊断,MRI 可敏感、准确、全面作出评价,对轻微的骨骺损伤诊断有优势。MRI 还可评价骨折伴随的半月板和韧带损伤。

（2）半月板损伤：MRI 系显示半月板结构最为理想的检查方法。质子密度加权像对半月板信号变化敏感，T_2WI 脂肪抑制像半月板和关节积液信号对比强烈，利于观察半月板表面。半月板撕裂表现为半月板形态异常，在冠状面和矢状面半月板内高信号可达上关节面或下关节面。分析半月板撕裂时应注意其撕裂部位、走向、程度，半月板形态及位置等。半月板撕裂正确分类对半月板手术方案的制订及预后很重要，半月板撕裂分：水平撕裂、垂直撕裂、斜行撕裂、纵行撕裂、放射状撕裂、桶柄状撕裂、半月板关节囊分离等，其中以斜行撕裂最常见，放射状撕裂发生率较少，但可使半月板功能完全丧失，常发生在外侧半月板体部和前部交界处。半月板桶柄状撕裂伴碎块移位在矢状面上可表现为双前角征、双后交叉韧带征等，冠状面上可表现为髁间隆起内碎块征。半月板后根部也可发生撕裂，冠状面显示最佳，表现为后根形态失常、异常的高信号达关节面，内侧半月板后根部撕裂可伴脱位，外侧半月板后根部撕裂可伴有前交叉韧带断裂。膝关节病变手术后疗效的评价以直接关节造影法最佳。诊断半月板撕裂还应注意膝横韧带、腘肌腱等结构对半月板形态信号的影响，勿将魔角效应或部分容积效应等使半月板信号的增高误判为半月板撕裂。在儿童半月板血管蒂信号类似半月板撕裂。

（3）韧带与肌腱损伤：膝关节创伤时韧带与肌腱可发生部分性撕裂或完全性撕裂。MRI 对部分性撕裂显示困难，部分性撕裂时韧带与肌腱局灶性或弥漫性增厚、界限不清、轮廓不规则，$FS-T_2WI$ 或 FS-PDWI 韧带或肌腱内局灶性或弥漫性信号增高。完全性韧带撕裂时韧带连续性中断或显示不清、$FS-T_2WI$ 或 FS-PDWI 断端信号增高。前后交叉韧带损伤多发生在韧带中段，诊断前交叉韧带损伤时要注意有无合并其他结构损伤，注意假阳性和假阴性。假阳性原因：韧带内黏液样变性、股骨髁附着点部分容积效应（主要在矢状面）及扫描方向未和前交叉韧带方向平行等。假阴性可为瘢痕等所致。

七、足与踝关节创伤

足与踝关节创伤是全身骨关节创伤中常见类型之一，包括骨折、脱位、韧带肌腱撕裂和软组织损伤等，多为复合损伤，好发于青壮年，儿童及老年人少见。按创伤机制与外力方向分为外旋、外翻、内翻和垂直压迫四型损伤，均可产生不同程度的骨折、脱位或韧带损伤等。按创伤部位可分为外踝骨折、内踝骨折、后踝骨折、骨骺损伤、关节脱位等类型，可以是单踝骨折、双踝骨折、三踝骨折或复杂骨折并累及关节面。三踝骨折不应与骨折线累及胫骨远端的 Pilon 骨折混淆。胫骨远端骨骺损伤可为 Salter-Harris Ⅱ 型、Ⅲ 型或 Ⅳ 型，青少年 Tillaux 骨折属于 Salter-Harris Ⅲ 型，胫骨远端骨骺的三平面骨折属于幼年型 Tillaux 骨折和 Salter-Harris Ⅱ 型，易误为 Salter-Harris Ⅳ 型骨折。外踝骨折受累部位不同可有不同称谓，包括 Pott 骨折、Dupuytren 骨折、Maisonneuve 骨折，所谓 Wagstaffe-LeFort 骨折系腓骨内侧部分撕脱。腓骨远端骨骺损伤常为 Salter-Harris Ⅱ 型。足部创伤也很常见，骨折多于脱位，脱位多发生于跗骨间、跗骨跖骨间（Lisfranc 关节）以及距骨趾骨间关节。以 Lisfranc 关节最常见，多为背侧脱位。目前广泛应用改良 Quenu-Kuss 分型：全部同侧移位性损伤、部分移位性损伤、分离移位性损伤。以运动损伤为主的低能量轻微 Lisfranc 关节损伤分型与此不同，由 Nunley 根据负重位 X 线平片的影像特征及临床症状分为 3 期,内侧纵弓塌陷的 Lisfranc 关节损伤预后差。距下关节脱位分距骨周围性脱位(常称距下脱位)和距骨完全性脱位,前者又分为内侧型、外侧型、后侧型和前侧型,以前者最多见。跟腱是人体最强和最大的肌腱,跟腱损伤主要由外伤造成。损伤易发生在跟骨附着点上方 2~6cm 处,此处跟腱最窄,血供较差。踝关节韧带分三组,包括内侧副韧带(三角韧带)、外侧副韧带、胫腓韧带复合体,以外侧副韧带最易损伤,在韧带损伤中占 85%,此系踝关节外侧韧带较内侧薄弱,踝关节扭伤中绝大多数为旋后扭伤而产生足旋后、踝关节内翻动作所致。

【诊断要点】

1.临床表现

(1)常由直接外伤所致,骨折或脱位,局部肿胀、疼痛及活动障碍,多为复合伤,伤情较复杂。

(2)韧带损伤多伴发于骨折、脱位,但可单独发生,延误诊断可致踝关节不稳和疼痛。X 线检查未见骨折,但有软组织肿胀时,多提示有关节韧带严重的撕裂伤。

(3)跟腱损伤较常见,局部疼痛、肿胀,患侧足尖不能直立,Thompson 腓肠肌抓捏试验阳性。

2.X 线检查　足与踝关节骨折、脱位多由 X 线平片诊断,应力位片可显示轻微 Lisfranc 关节半脱位。

3.CT 检查　复杂骨折、脱位 CT 可提供更详细的信息,尤其跟骨关节内骨折。CT 冠状面、横断面扫描、多平面重组可充分显示跟骨骨折是否累及关节面、跟骨增宽改变与高度降低、显示足踝部的细微骨折、关节背侧半脱位等。距骨体压缩骨折及距骨侧突骨折,也需 CT 冠状面扫描或多平面重组显示骨折移位程度和骨折线的范围。

4.MRI 表现　MRI 已广泛应用于足与踝关节创伤检查。MRI 检查一般采用横断面、斜冠状面、斜矢状面扫描,以横断面最重要,可提供最多的韧带、肌腱损伤信息,斜冠状面显示关节软骨病变最佳,斜矢状面有利于显示肌腱和关节软骨病变。跟腱通常行横断面和矢状面扫描。一般应用 SE 和 FSE 序列,采用脂肪抑制技术更有利于显示病变。3DGRE 及其重组可多角度显示韧带和肌腱。

(1)踝关节创伤:MRI 可以检出 X 线平片及 CT 不能发现的胫腓骨及距骨骨挫伤、骨骺损伤、关节软骨损伤。MRI 对隐匿骨折、复杂骨折及其并发症的诊断有明显优势。可显示胫骨滑车面或距骨压缩骨折。外旋、外翻、内翻常伴踝关节不同程度不同方向的脱位,MRI 除可显示关节脱位及其程度、骨折线外,还可显示韧带、肌腱和相邻软组织损伤。

(2)足创伤:足骨折、脱位多由 X 线平片诊断,跟骨、距骨、足舟骨及骰骨等骨折,尤其骨挫伤、复杂骨折及其并发症的诊断多数需 CT 或 MRI 提供更多、更准确的信息。跟骨骨折是跗骨中最常见的骨折,确定骨折线是否累及距下关节是诊断骨折的关键。Essex-Lopresti 依据骨折线范围将其分为未累及距下关节骨折和累及距下关节骨折,后者多见,此时需评价关节面压缩程度(根据 Boehler 角大小)。MRI 对显示关节排列、骨折移位、骨折是否累及跟距关节及周围韧带损伤等有很大价值,可显示跟骨增宽改变、高度降低、骨挫伤等。距骨骨折可累及距骨颈、体和后突部,以距骨颈垂直骨折最常见。Hawkins 根据距骨血供损害情况将其分为三型,对指导治疗、估计预后有重要意义。距骨骨折常合并距下关节与距舟关节脱位。MRI 可以显示距骨骨折、关节软骨及周围韧带损伤情况,尤其距骨体压缩骨折及距骨外侧突骨折。距骨骨折后易并发距骨缺血性坏死,在 MRI 上可早期显示。

(3)踝关节韧带损伤:MRI 可以直接显示踝关节韧带,同时显示骨挫伤及关节周围结构损伤。踝关节韧带位置各异,需使用不同的扫描方位,距腓前、后韧带宜用横断面观察,而跟腓韧带适合用冠状面显示。韧带损伤以 T_2WI 及脂肪抑制像显示最佳,在 FS-T_2WI 或 FS-PDWI 上信号增高,韧带连续性中断、形态不规则或显示不清。

(4)跟腱撕裂:可为部分性撕裂、完全性撕裂,在矢状面显示最好。部分性撕裂时肌腱局灶性或弥漫性增厚、边缘欠规则,FS-T_2WI 或 FS-PDWI 肌腱内呈局灶性或弥漫性信号增高。完全性撕裂时肌腱连续性中断、FS-T_2WI 或 FS-PDWI 断端信号增高,跟腱近段肌腱回缩。

八、胸锁关节创伤

胸锁关节创伤包括骨折和脱位,多由直接外力所致,常见于 25 岁以下,可发生胸骨骨折、锁骨内侧端骨折和骨骺分离。胸锁关节脱位分为前脱位和后脱位,后者可压迫纵隔器官产生严重的后果。

【诊断要点】

1.临床表现　多为车祸、塌方、挤压伤等直接暴力所引起,严重时为复合伤。

2.X 线检查　锁骨内侧端骨折一般 X 线平片即可诊断,但是胸锁关节区域骨皮质薄、关节面倾斜和胸部结构重叠等原因使 X 线平片检查效果有限。

3.CT 检查　CT 是常用、准确的检查方法。CT 检查多可满足诊断,多平面成像可清晰显示胸骨骨折、锁骨内侧端骨折、关节脱位和脱位类型及其对纵隔结构、血管的影响。

4.MRI 表现

(1)MRI 可显示胸骨骨折、锁骨内侧端骨折和骨骺分离(图 6-5-1)。

(2)MRI 检查的优越性在于显示骨挫伤、骨骺分离及创伤伴发的周围软组织损伤,MRI 多方位成像可清晰显示关节脱位和脱位类型以及对纵隔结构、血管的影响。

九、骨盆创伤

骨盆由髋骨和骶尾骨组成,在整体结构上可分为大、小骨盆。大骨盆由第五腰椎和两侧髂骨翼围成,小骨盆由骶尾骨和耻、坐骨及耻骨联合围成,骨盆环的稳定性依赖于韧带支持和骶髂关节的稳定。骨盆创伤多属严重创伤,直接和间接暴力冲击,可发生较广泛损伤或多处骨折脱位。骨盆骨折有不同的分类,其中 Tile 等基于创伤力学、临床稳定性和放射学标准将骨盆骨折分为稳定性骨折和不稳定性骨折,具有实用价值。

【诊断要点】

1.临床表现　疼痛和功能丧失,骨盆分离试验、骨盆挤压试验可引起深部疼痛。严重创伤可致休克。

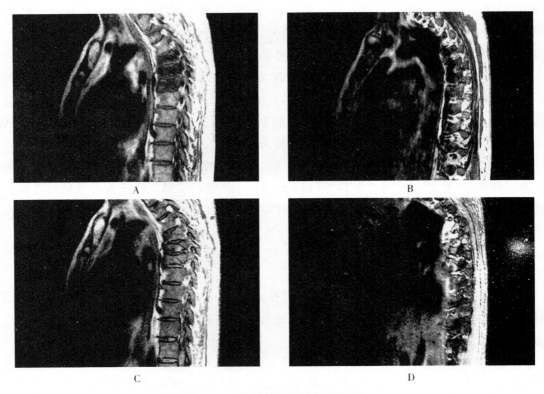

图 6-5-1　胸骨柄及锁骨近端骨折

A~D.PDWI 及 T$_2$WI 矢状面示胸骨柄及锁骨近端骨皮质不连续,部分胸椎呈压缩性骨折

2.X 线检查　骨盆正位片是常规、必须的基本检查,90％的骨盆骨折可经正位片检查发现。髂骨斜位、闭孔斜位、骨盆入口位、骨盆出口位片能更好的区分骨折类型。

3.CT 检查　CT 扫描显示骶骨骨折、髋臼前后部及髋臼底骨折最佳,亦可显示骨折片损伤膀胱、直肠等。冠、矢状面 CT 图像重组能清楚地显示半骨盆的移位平面和方位,能发现比 X 线平片更多的骨折和骶髂关节分离,准确判断骨盆环分离程度,评估骨盆骨折复位情况。

在骨盆创伤中,有下列情况之一时应作 CT 检查。

(1)骨盆环双侧垂直骨折、脱位。

(2)骨盆环骨折累及髋臼。

(3)半骨盆较重损伤考虑内固定治疗时。

4.MRI 表现

(1)MRI 检查的价值在于显示创伤伴发的肌腱和韧带损伤、隐匿骨折、骨挫伤、关节积液等,较优越。

(2)MRI 多平面成像对显示骶骨骨折、髋臼前后部及髋臼底骨折及其并发症也很有价值。

十、创伤性关节炎

创伤性关节炎又称损伤性关节炎,系由关节急慢性损伤所致的退行性关节改变,属于继发性退行性骨关节病。多发于创伤后、承重失衡及活动负重过度的关节。主要病理变化为关节软骨的退化变性和继发的软骨增生、骨化,任何年龄组均可发病,但以青壮年多见。

【诊断要点】

1.临床表现　以关节疼痛、活动功能障碍为主要临床表现。

(1)早期表现为受累关节疼痛和僵硬,活动时较明显,活动后减轻,活动多时又加重,休息后症状缓解,疼痛与活动有明显关系。

(2)晚期关节反复肿胀,疼痛持续并逐渐加重,可出现活动受限,关节积液、畸形和关节内游离体。

2.X 线检查　平片是创伤性关节炎的主要检查手段。

(1)关节间隙变窄,关节边缘骨质增生,关节面骨质增生硬化,关节软骨下囊变。

(2)可有骨端畸形、关节脱位、关节内游离体以及关节周围软组织中的条状或片状钙化、骨化影等。

3.CT 检查　CT 的密度分辨力明显优于 X 射线平片,更易发现关节内游离体以及关节周围软组织中的条状或片状钙化、骨化影。

4.MRI 表现　可观察软组织及软骨病变的范围及内部结构。MRI 对软组织层次的分辨力虽优于 CT,但它对水肿及钙化的识别则不及 CT。

第七章　乳腺疾病影像

第一节　乳腺疾病的超声诊断

一、各类疾病的诊断要点

【乳腺炎】

(一)临床病理特点

本病多发生于产后哺乳期,以初产女子为多。产后 3～4 周,由于金黄色葡萄球菌感染,引起急性乳腺炎。起初,患者有寒战、高热、乳房区红肿及疼痛。炎症多位于乳房的外下象限,形成硬结,有压痛。继而在短期内疼痛区软化形成脓肿,且常伴腋窝淋巴结肿大,白细胞及中性粒细胞计数增高等。若治疗不及时或不当,或者是反复感染,可形成慢性化脓性乳腺炎.炎性周围结缔组织增生、增厚,形成肿块,称炎性假瘤。

(二)声像图特点

1.病变区扫查时,乳腺局部增厚,内部回声增强,分布不均匀,加压时有压痛。

2.脓腔形成时,局部呈不均匀的无回声区,内有细小光点或光斑,边界不光滑且较厚。

3.炎症初期 CDFI 可显示其内散布的点状或斑片状血流信号,呈低速的动脉或静脉频谱。

(三)鉴别诊断

1.应与乳腺癌相鉴别　声像图上乳癌为低回声肿块,边界不规则,常有浸润,肿块后方常有衰减为其特征。有时二者声像图极相似,难以区分,应结合临床症状及体征进行鉴别。

2.应与乳腺囊肿相鉴别　液化完全的脓肿,内部为无回声区,且有细小光点或光斑,边缘欠清晰且较厚。但囊肿边界光滑,壁较薄,内为均匀的无回声区。

【乳腺结构不良症】

乳腺结构不良症包括乳房囊性增生病及乳腺纤维腺瘤等,为两侧乳房内同时或先后发生多个大小不等的结节,多呈圆形,质韧,散布于乳房内。结节与周围组织界限不甚清楚,但与皮肤或胸大肌不粘连。为小叶囊性增生形成多个小囊肿,且伴导管扩张及小叶间纤维组织增生。临床上表现为平时乳房胀痛,月经来潮前 3～4 天疼痛加剧,但月经一来潮,疼痛立即减轻。

（一）声像图特点

1.两侧乳房增大,边界光滑、整齐。

2.内部回声不均匀,回声增粗,低回声区及带状强回声交织成网状。

3.如有囊性扩张,乳腺内见大小不等的无回声区,边界清晰,形态规则或不规则,多数有包膜,后方有增强效应。无回声区亦可呈管状分布。

（二）鉴别诊断

本病的超声诊断不甚困难,但若单侧乳房增生,应注意与乳腺癌相鉴别。后者可见局限性肿块,且形态不规则,边界不清晰。定期随诊对乳腺结构不良症的确诊有重要意义。

【乳腺囊肿】

由于乳腺导管阻塞,呈囊性扩张所致。囊肿壁为一层扁平上皮,无增生表现,壁薄,内含清亮液体。如哺乳期可由乳汁淤积引起,囊肿内有黏稠的乳汁。

（一）声像图特点

1.常为单发,呈圆形或椭圆形,边界清楚、锐利。

2.内部为均匀的无回声区。

3.后方伴声增强效应,且可见侧壁声影。

（二）鉴别诊断

1.应与乳腺脓肿相鉴别。后者无回声区不甚均匀,且壁厚、不规则,临床上可出现发热,局部红肿、疼痛等表现。

2.应与乳腺囊性增生相鉴别:后者常为双侧乳腺增生症状,与月经周期有关。乳腺内可见多个无回声区,且形态常不规则。

【乳腺纤维腺瘤】

乳腺纤维腺瘤常见于青年女性,单发为多见,多发生在乳腺外上象限。肿瘤常有完整的包膜,腺管成分多者,呈浅红色,质地较软。纤维组织较多者,呈灰白色,质地较硬,病程长者司出现钙化。

（一）声像图特点

1.肿块呈圆形或椭圆形,边界清楚,有光滑的包膜。

2.内部回声分布均匀,呈弱光点。

3.后部回声多数增强,如有钙化时,钙化斑后方可出现声影(粗大钙化)。

4.CDFI:较小肿块周边及内部常无明显彩色血流显示,较大者周边及内部可见斑片状或短线状彩色血流显示。

（二）鉴别诊断

1.应与乳腺癌相鉴别　乳腺纤维腺瘤边界清晰,后方回声可增强,偶可见粗大钙化。而乳癌后方回声多伴衰减,且肿块边界亦不清晰、不规则,有浸润征象,常可见微钙化和(或)粗大钙化。

2.应与乳腺囊肿相鉴别　较大乳腺纤维瘤伴有囊性变时,中央区可出现无回声区。而囊肿则均为无回声区,且有纤细光滑的囊壁。

【乳腺癌】

乳腺癌是从乳腺导管上皮及末梢导管上皮发生的恶性肿瘤,占妇女恶性肿瘤的第二位。临床早期无任何症状,多被偶然发现,表现为一侧乳房无痛性肿块、质硬、边界不清,以单发多见,可以被推动。癌瘤逐渐长大时,可侵入筋膜或库柏韧带,肿块区皮肤出现凹陷,继之皮肤有橘皮样改变及乳头凹陷。早期乳癌也可侵犯同侧腋窝淋巴结及锁骨下淋巴结,晚期则可通过血液循环转移,侵犯肝、肺及骨骼等,预后很差。

(一)声像图特点

1.癌瘤形态不规则,边缘不光滑,常呈蟹足样生长,与正常组织分界不清,无包膜。

2.内部多为低回声,分布不均匀,可见后方伴声影的强回声斑(粗大钙化)和(或)后方不伴声影的强回声光点(微钙化)。较大肿块内部可见液性暗区。

3.肿瘤后方回声衰减,致后壁回声减低或消失。

4.肿瘤较小者活动性好,较大者活动性差,常与胸大肌粘连。

5.部分患者可探及患侧腋窝处肿大淋巴结。

6.CDFI肿块内及周边见较丰富的斑片状或线状彩色血流显示。

(二)各种类型乳腺癌的声像图

乳腺癌的声像图,依肿瘤内细胞成分与纤维组织成分所占比例不同而各异,较具代表性的有以下几种类型:

1.乳头状导管癌　癌肿累及导管范围很广,呈多中心性散在分布。声像图表现为扩张的导管内见边界不整的低回声区,有蟹足样浸润,后壁常呈衰减暗区。

2.髓样癌　体积一般较大,直径可达 4~6cm。呈圆球形,界限较清楚,内部为低回声甚至无回声。因肿瘤细胞数多,易发生坏死,中央区可出现不规则无回声区。一般无后方回声衰减。

3.硬癌　硬癌细胞少,大多数为纤维组织,集合成索状或片状,肿块质地坚硬,边界凹凸不平,境界不清。后部回声明显衰减呈暗区为其特点。

4.炎性乳癌　系广泛皮肤及皮下淋巴管癌性病变,常于产后发生,似慢性炎症。声像图显示乳房的皮肤及皮下组织层增厚,回声增强,乳腺内结构紊乱。腋窝及锁骨下淋巴结易探及肿大。

(三)鉴别诊断

乳腺良性肿瘤各病理类型的超声图像特征性强,结合临床多数可做出病理类型诊断。而恶性肿瘤各病理类型间的声像图特异性较低,难以进一步做病理类型诊断,但这并不影响临床治疗,因为临床上对乳腺恶性肿瘤的处理常规行根治术加淋巴结清扫。

【乳腺分叶状肿瘤】

也叫叶状囊肉瘤,是一种少见疾病,多见于中年女性,可分为良性、恶性及交界性,临床常表现为存在数年的乳房肿块,在短期内突然增大,肿瘤巨大时可见皮下静脉扩张,皮肤变薄,但乳头内陷较少见,叶状肿瘤大多呈膨胀性生长,恶性者也少发生腋窝淋巴结转移。术后易复发。

（一）声像图表现

1.肿块边界清楚、完整、光滑，呈类圆形或不规则分叶状，常常体积较大。

2.肿块内部为不均匀的低回声，较大病灶内部可见条索状的高回声，常可探及散在分布的、大小不一的无回声区。

3.CDFI常显示肿块内血流较丰富。

（二）鉴别诊断

应与乳腺纤维瘤相鉴别。乳腺纤维腺瘤一般多见于青年女性，回声较均匀，肿块内无血流或血流较少；而分叶状肿瘤一般体积较大，肿块内部可见无回声区，肿块内血流较丰富。

二、乳腺疾病超声诊断的临床价值

【超声诊断正确率】

超声诊断乳腺疾病，其正确率高，与近红外线、钼靶检查相比，对恶性肿瘤诊断正确率无明显差异，而对于良性肿瘤超声诊断正确率明显高于另两种检查。近红外线多将良性肿瘤误诊为恶性，而钼靶则对良性肿瘤显示不敏感，尤其是增生性病变。

【超声诊断的优点及意义】

1.无放射性：对年轻妇女，特别是妊娠及哺乳期妇女进行检查更为合适。

2.鉴别肿物的性质：对乳腺肿块物理性质鉴别价值很大，对其病理类型诊断亦有较大的帮助，尤其是对良性病变病理类型的诊断具有较高的准确率。

3.可以显示乳腺内部的细微结构：超声可显示皮肤、皮下组织、腺体、胸大肌及骨骼等，可确定病变范围及部位。

4.易显示腋窝及锁骨上转移淋巴结。

5.对较小肿瘤而性质不明者可在超声引导下行穿刺检查。对乳腺脓肿患者可在超声引导下行脓肿引流术。

三、乳腺超声新技术

【乳腺超声造影】

乳腺肿瘤具有血管依赖性，其发生、发展转移都与新生血管有密切关系。超声造影能提高肿瘤血管的显示，观察血管的分布状态，提高超声的诊断准确率。

（一）乳腺超声造影的应用范围

1.判断肿块的良、恶性，明确肿块的范围。

2.鉴别乳腺癌术后瘢痕与复发。

3.评估乳腺癌非手术治疗的疗效。

（二）乳腺肿块的超声造影表现

1.乳腺肿块超声造影　不同研究者报道的造影增强特征目前并未得到广泛认同。

（1）恶性肿瘤：肿块快速不均匀增强，增强水平高于周围腺体（高增强），较大病灶可有灌注缺损区，边界不整齐；造影后病灶范围较造影前明显增大，边界不清，周边可见放射状增强；有时病灶内或可见粗大迂曲的血管增强影;在造影剂排出过程中可出现造影剂滞留现象。时间-强度曲线多呈快上慢下型。

(2)良性肿瘤:一般为均匀增强,增强水平与周围腺体相同或高于周围腺体,较少出现灌注缺损区,边界清晰,造影后病灶范围无明显增大,周边无粗大血管。完全无增强也提示良性病灶。时间-强度曲线多呈慢上快下型。

(3)注意的是,造影剂的分布特征是乳腺病灶良、恶性鉴别诊断的主要依据。时间-强度曲线因绘制的软件不同,难于确定曲线参数的诊断阈值。

2.超声造影对乳腺癌术后瘢痕与复发的鉴别 一般术后18个月后瘢痕内无血流,复发肿瘤往往多血管。乳腺癌术后,超声造影无或几乎无增强的病灶,恶性可能性极低,随诊即可,而增强的病灶应行活检。

3.监测乳腺癌非手术治疗效果 乳腺癌非手术治疗的最终效果表现为肿瘤血管减少、瘤体破坏和(或)肿瘤缩小。超声造影能显示肿瘤内部的微小血管,通过超声造影观察肿瘤非手术治疗前后增强的程度、范围、形式及时间-强度曲线等的变化,可以达到评估乳腺癌非手术治疗疗效的目的。

【乳腺弹性成像】

弹性成像技术是将人体不同组织受压后变形的差别用不同的颜色显示出来,可分辨出组织的相对硬度或弹性。组织的弹性系数越大,表示组织的硬度越大,而组织的弹性系数(组织硬度)与形变成反比。因此,通过测量组织的形变(应变),即可获得组织的弹性图。在乳腺中,病变的恶性程度与组织的硬度相关,其弹性系数从大到小排序为:浸润性导管癌>非浸润性导管癌>乳腺纤维化>乳腺>脂肪组织。

目前国内外多参照日本筑波大学植野教授介绍的5分法对乳腺组织进行弹性评分,根据低回声病灶区显示的不同颜色,将病灶表现分为5级。

1级:病灶区域整个变形明显,病灶表现为均匀的绿色,与周围乳腺组织相同。

2级:病灶区域大部分扭曲变形,病灶表现为蓝绿相间的马赛克状。

3级:病灶区域的边缘扭曲变形,病灶中心为蓝色,周围部分为绿色。

4级:整个病灶区域没有明显变形,整个病灶表现为蓝色。

5级:病灶区域及其周边没有明显变形,表现为整个病灶及其周边组织均为蓝色。

评分为1~3级者提示组织硬度相对小而考虑为良性病变,4~5级者提示组织硬度大而考虑为恶性病变。

第二节　乳腺疾病的 X 线表现

一、概述

(一)乳腺的主要解剖结构

乳腺的主要结构是乳腺体,由腺体和脂肪组织等构成。①腺体组成乳腺叶。腺叶内有输乳管呈放射状排列,向乳头部聚集。②腺体周围充满脂肪和结缔组织纤维索,后者称为乳腺悬吊韧带或 Cooper 悬韧带,与皮肤或胸部浅筋膜相连。③乳腺基底部与胸肌筋膜间有疏松结缔组织间隙,称为乳腺后间隙。

(二)正常 X 线分型

乳腺腺体组织的 X 线表现与年龄、种族等因素有关。美国放射学会提出的乳腺影像报告和数据系统(BI-RADS)将乳腺实质分为 4 型:①脂肪型:乳腺内几乎全部为脂肪组织,腺体组织占 25% 以下。②少量腺体型:乳腺内散在腺体组织,占 25%~50%。③多量腺体型:乳腺呈不均匀致密表现,腺体组织占 51%~75%。④致密型:乳腺组织非常致密,腺体组织占 75% 以上。

此种分型的主要意义在于说明影像科医生在不同的乳腺实质组成时对病变检出的敏感度如何,对脂肪型乳腺病变的检出可达 80%,而致密型则可能只有 30%。

(三)BI-RADS 评价体系

美国放射学会在 20 世纪 90 年代提出的乳腺影像报告和数据系统(BI-RADS),在规范乳腺 X 线报告、帮助影像医生与临床医生沟通并帮助临床医生对病变处理做出合理选择,在不同医疗机构之间的归一研究方面和乳腺 X 线检查随访的监测等方面均起着至关重要的作用。

根据 X 线征象改变得出的最后评价包括:阴性(Ⅰ级)、良性病变(Ⅱ级)、可能良性病变,需短期随访(Ⅲ级)、可疑恶性病变(Ⅳ级)和高度提示恶性病变(Ⅴ级)、需要进一步其他影像方法判断,但不包括组织学检查(0 级)6 个级别。不同级别的恶性预示各不相同,从 2%~97%。BI-RADS 规定 0、Ⅳ、Ⅴ级为阳性评价,Ⅰ、Ⅱ、Ⅲ级为阴性评价,这使随访和结果监控有了统一的标准。尽管有 6 个评价分类级别,但仅有 4 个临床处理建议,分别是常规每年随访(Ⅰ、Ⅱ级)、6 个月后短期随访(Ⅲ级)、活检(Ⅳ、Ⅴ级)和其他影像检查(0 级)。

(四)乳腺疾病的分类

可分为以下 4 大类:①乳腺炎性病变:包括普通炎症(急、慢性和脓肿)、特殊炎症(乳腺结核、真菌性乳腺炎、放线菌病、丝虫病和包虫病等),以及无菌性炎症(浆细胞性乳腺炎、肉芽肿性乳腺炎)。②乳腺结构不良:又名乳腺组织增生、乳腺腺病等,名称繁多。③乳腺瘤样病变。④乳腺肿瘤。

二、乳腺增生症

又称乳腺小叶增生症。是一种十分常见的非炎症性、非肿瘤性的乳腺主质和间质有不同程度的增生为主要表现的病变,可合并囊肿形成。由于其病理机制尚不十分清楚,有关本病的病理诊断标准和分类尚不统一,故命名较为混杂。最初应用过的名称有:乳腺良性囊性病、囊性乳腺病、囊腺瘤、囊性纤维腺瘤病、纤维囊性病及囊性增生病,WHO 在乳腺肿瘤的组织学分类中称为乳腺结构不良。

【病理】

一般分为以下两类:①腺病:以乳腺小叶和纤维组织增生为特征。②囊性增生:或称囊肿病。主要表现是乳腺导管扩张,囊肿形成;扩张的导管和囊肿上皮呈瘤样增生,有些囊肿上皮呈大汗腺化生；少数可癌变。亦有分为囊性、腺性、纤维性小叶增生 3 类。

【临床表现】

本病以 20~40 岁多见。常无明显症状，部分病人有乳房胀痛，与月经周期有关。体检可扪及乳腺结节，多为双侧性，常有压痛。

【X 线表现】

可从形态、密度和结构几方面来表达，概括起来有下列几种。

1.结节状　孤立、密集或散在的结节，平均颗粒直径 3~4mm，密度与腺体相似，或稍高于腺体，这种图像以腺小叶增生为主。

2.小片状、小球形或半圆形致密团　密度较高，为瘤样增生表现。

3.大片状、肥厚型　累及一个大叶或几个大叶增生，密度不均匀，以高致密为主，边界清楚或部分清楚，致腺体向皮下脂肪膨突，形成对周围的挤压改变。同时合并乳腺间质改变。

4.肿瘤型　从外形或密度上看，都很难与乳腺实质肿瘤进行区别，所以容易与纤维腺瘤混淆。仔细观察区别之处，可能在密度的均匀程度上有微弱的差别，肿块型增生症密度不够均匀。

5.乳房悬韧带（Cooper 韧带）增粗、变形　说明乳腺增生已引起乳腺结构改变，增生已累及到乳房悬韧带和周围的纤维组织，其增生程度加重，病理切片可能出现非典型增生改变。

6.条索状　为导管增生的 X 线表现，可根据导管扩张程度和密度，判断其增生程度。导管细、密度低、不变形，是轻度增生表现；重度增生致使导管呈柱状扩张、变形、密度增高等表现。

7.串珠状和棉球型（Ⅲc、Ⅳc 型）　重度增生，非典型增生，癌发生率最高类型。

此外，在诊断中应注意以下几点

①在乳腺增生病的诊断中应密切结合患者的年龄、临床症状及体征、生育史、月经史等情况。因为同样的影像学表现，如为年龄小、临床阴性的女性患者，则很可能是致密型乳房；若为中老年曾生育过的患者，则可能提示有增生。某些妇女经前有生理性的乳房增生改变，即所谓乳痛症，经后可自愈。因此，对疑增生病的患者，宜在经后 1~2 周行影像学检查。②囊性增生病易癌变（19％发生癌变），加上致密的增生阴影常可遮蔽癌灶，应注意仔细观察，以免漏诊。虽然 CT 增强扫描癌症强化高于增生，但区别哪一区域有癌变仍很困难。

三、乳腺炎

本病分为急性乳腺炎、慢性乳腺炎及乳腺脓肿，后两者为急性者治疗不及时或治疗不当所致。

【病因病理】

多为乳汁淤积、乳头皮肤损伤导致的化脓性细菌感染。感染初期以渗出为主，以后大量细胞变性坏死形成脓肿；少数脓肿来自囊肿感染。病理学表现腺体组织中存在大量中性粒细胞浸润。炎症可仅累及一个腺叶，也可扩散到其他腺叶或整个乳腺组织。

【临床表现】

多见于哺乳早期，特别是初产妇的产后 3~4 周。急性患者可有寒战、高热、患侧乳房肿痛。发病部位变红微热、变硬,患侧腋窝淋巴结增大。血白细胞升高。炎块常形成脓肿。慢性患者亦触痛较著。

【X线表现】

1.急性乳腺炎　呈片状不规则密度增高影,密度不均,边缘模糊。常累及乳腺的某个区域或全乳房。皮下脂肪层模糊、密度增高,并可见网状粗大条索影。皮肤有水肿、增厚。CT增强扫描轻到中度强化,偶呈斑点状不规则强化。

2.慢性乳腺炎　类似较局限的急性乳腺炎,呈局限性致密影,边缘较模糊,皮肤增厚较急性者局限且轻微。随着炎症的日趋局限,边缘变清晰,呈结节状、肿块状($>3cm$)、乳晕后条索状密度增高影,边缘可有长短不一的纤细索条影。

3.乳腺脓肿　呈边缘清晰或部分清楚的类圆形密度增高影,脓腔内有气体出现,可见更低密度区或液气平面影。CT增强扫描脓肿壁呈双环状明显强化。

【鉴别诊断】

1.急性乳腺炎　应与浸润性乳癌鉴别。后者常位于乳腺中央,CT强化明显;乳晕亦常因水肿而增厚,皮肤增厚常以乳房的下部最著而不像急性炎症局限于感染区。抗感染治疗乳腺炎可很快消散。

2.慢性乳腺炎　需与浸润型结核和乳腺癌鉴别。①一般乳腺结核较局限,临床无皮肤红、肿、热、痛等表现,单靠影像学常难以鉴别。②浸润型乳腺癌比慢性炎症更广泛,少数鉴别困难。但乳癌常可见特征性的细小钙化,且慢性乳腺炎CT强化不及乳癌。慢性乳腺炎的X线诊断应结合临床,患者患处明显触痛尤为重要。

3.多发脓肿　难与干酪型乳腺结核鉴别,主要依靠临床鉴别。

四、乳腺结核

本病少见,有原发和继发两种。主要通过血行播散所致,亦可经淋巴道或直接蔓延发病。

【临床表现】

多见于20～50岁。乳腺肿块常为首发症状,少数可有刺痛或隐痛。病程缓慢,以后逐渐累及皮肤发生水肿,乳头也可内陷。数月后肿块发生干酪样变并形成寒性脓肿,且可形成皮肤窦道,也可经乳头溢出脓液。约1/3有同侧腋窝淋巴结增大。可有其他部位的结核灶。

【X线表现】

可分为3种类型。

1.浸润型　呈片状不规则密度增高影,边缘模糊。可累及浅筋膜层,皮下脂肪层及乳后脂肪间隙混浊。病变区可有砂粒状钙化。

2.结节型　呈结节状密度增高影,边缘规整,部分病例边缘有毛刺。约1/3可见钙化。少数有皮肤增厚、凹陷、乳头内陷等表现。

3.干酪型　与慢性乳腺炎、脓肿表现相似。

【鉴别诊断】

1.浸润型结核与乳腺炎影像学不易鉴别,主要依靠病史及体征鉴别。一般早期浸润型结核不累及皮肤,而乳腺炎皮肤水肿增厚。

2.结节型结核若边缘规整则与良性肿瘤特别是纤维腺瘤难以鉴别,但纤维腺瘤多见于青年女性。若边缘有毛刺则难与乳腺癌鉴别,但乳腺结核 CT 多无强化表现。

3.干酪型者与乳腺慢性炎症、脓肿主要依靠病史及脓液性质鉴别。

五、浆细胞性乳腺炎

本病由 Adair 于 1933 年首先报道,其发病机制尚无统一认识,近期国外有学者认为可能是一种自身免疫性疾病。乳头先天发育异常可能是其易感因素之一。

【病理】

初始时乳头和乳晕下导管上皮不规则增生,分泌功能失常,使乳头下的输乳管内有大量脂质的分泌物集聚而引起导管扩张。此期没有明显的炎症反应。后期导管内容物分解,其产生的化学物质直接或溢出管外从而刺激引起导管壁、导管周围、乳腺间质,使之发生炎症反应,以大量浆细胞浸润为特征,故名浆细胞性乳腺炎。本病是乳腺导管扩张症的后期阶段或伴随于乳腺导管扩张症。但浆细胞性乳腺炎不是乳腺导管扩张症的必然过程,且不是很常见。

【临床表现】

发生于青春期后任何年龄,多为非哺乳期或非妊娠期女性,发病高峰多为 30~40 岁和 50~60 岁。多数病人有乳头发育不良或哺乳不畅史。临床表现复杂多变,常以乳头溢液为初期症状,可挤出牙膏样物。后期形成不规则肿块,部分亦可以肿块为首发症状,肿块常位于乳晕后区。肿块有压痛,边界欠清,活动度较差。可有皮肤增厚、乳头内陷,以及腋窝淋巴结增大等,偶可合并感染。本病最有效的治疗方法是手术切除。

【X 线表现】

病变主要位于乳头、乳晕下区或在乳晕附近。在乳腺导管扩张阶段主要表现为大导管呈蚯蚓状扩张,宽 0.3~0.5cm,明显者可达 1~2cm,周围有纤细的壁,扩张的管腔内因有脂肪物质而透亮。横断面观时,则表现为薄壁透亮的蜂窝状影。当导管内的细胞残屑或黏稠脂肪酸结晶发生钙化时,可表现为砂粒状、圆形钙化,管壁钙化呈粗杵状。在炎症阶段表现为乳晕下密度均匀或不均匀的致密影,边缘模糊毛糙、界限不清。典型者沿导管长轴发展,其内有条索状致密影及纤曲透亮的管状影。其他可有血供增加、乳晕区或患处皮肤增厚、皮下脂肪呈网状密度增高、乳头内陷等,与乳癌表现可相似。乳腺导管造影对本病诊断价值较大。

六、乳腺导管扩张症

又称为导管曲张性肿瘤、粉刺样乳腺炎、导管周乳腺炎、阻塞性乳腺炎等。为分泌功能失常,输乳管内有大量脂性分泌物集聚。

【病理】

肉眼可见乳头下方乳管扩张,呈类似囊状;病变进展时,扩张向远端延伸,管壁增厚。至后期萎缩的输乳管上皮破裂,有刺激性的脂酸结晶溢出,导致管壁及管周的炎症反应,大量巨噬细胞和浆细胞浸润,故在文献中亦称此病为浆细胞性乳腺炎。

【临床表现】

多发生于停经前的经产妇,平均年龄 52 岁。大多于乳头下或乳晕附近摸到肿块,软硬不一,伴隐痛和刺痛。乳头溢液可为最早症状或唯一症状,溢液可为黄色、棕色或血性。可有皮肤增厚、乳头内陷等。

【X 线表现】

主要表现为单侧或双侧大导管呈蚯蚓状扩张,宽 0.3～0.5cm,明显者可达 1～2cm,周围有纤细的壁,扩张的管腔内因有脂肪物质而透亮。横断面观时,则表现为薄壁透亮的蜂窝状影。可见砂粒状、圆形、柱状钙化。后期形成密度不均或均匀的肿块。

七、肉芽肿性乳腺炎

本病由 Kesslre 于 1972 年首先报道,其病理组织学表现类似于肉芽肿性甲状腺炎、肉芽肿性睾丸炎等自身免疫性疾病。

【病因病理】

其病因不十分清楚,有学者推测为服用雌激素、感染、创伤、化学刺激后引起的慢性肉芽肿反应。其病理特点为病变以小叶为中心,呈多灶性分布;叶内有多种炎性细胞浸润,以嗜中性白细胞为主,另有淋巴细胞、上皮样巨噬细胞及巨细胞等。常可见微脓肿。

【临床表现】

好发于生育年龄、经产妇女,大多在 6 年内有生育史。均以乳腺肿块就诊,无痛或轻微痛,急性期可有红、肿、痛。常发生于单侧乳腺,除乳晕区外的其他部位均可发生,但以外上象限为多。肿块质地硬韧,边界不清,常与周围粘连,可伴同侧腋窝淋巴结肿大,但乳头溢液不常见。临床可分为急性期、亚急性期和慢性期。治疗应选择手术切除或联合激素治疗,抗生素治疗无效。

【X 线表现】

缺乏特征性,易误诊为乳腺癌或一般炎症。可呈不对称性致密、结构扭曲或边界不清的肿块等非特异性表现。表现为非肿块性病变时,可呈片状不对称性致密影,脂肪层混浊,同时伴有乳晕及邻近皮肤增厚。有时亦可 X 线表现不明显与临床触诊不符。

X 线可分为以下 4 型:①导管扩张型:显示乳晕下大导管异常扩张。②炎性样型:见于急性期,患乳广泛密度增高,乳腺小梁广泛增粗,边缘模糊,无确切肿块影。③局部浸润型:多见于亚急性期,表现为乳晕后区或其他象限不对称性密度增高,界限不清。④结节肿块型:见于慢性期,表现为等或高密度肿块影,可单发或多发,轮廓可光滑或呈毛刺样。

八、乳腺脂肪坏死

本病的临床表现与乳腺癌有许多相似之处,术前鉴别诊断比较困难。

【病因病理】

常为外伤和医源性损伤导致局部脂肪细胞坏死液化后,引起无菌性炎症反应。另一种为导管扩张症或囊性增生病的局部病变引起的继发性脂肪坏死。病理上可形成含有液化脂肪的囊腔、纤维组织增生并可形成结节。

【临床表现】

本病中老年妇女多见,缺乏特征性临床表现,与乳腺癌不易区分。表现为无症状性乳腺肿块,可伴随皮肤增厚、内陷及腋窝淋巴结肿大。但本病触诊病变位置常表浅,位于皮下;随着时间的推移,病灶逐渐缩小,此时应考虑到脂肪坏死的可能。

【X线表现】

常表现为病变位于或贴近脂肪层或由腺体向脂肪层内突出。病灶表现为:①脂性囊肿:囊肿中央为低密度透亮区,边缘薄而光滑,周围有时可见钙化或不典型钙化,是其X线诊断特征。②肿块或结节:单发或多发,常密度不均,其内可见低密度脂肪组织坏死灶,反应了纤维组织增生程度不同。③星芒状、斑片状、索条样、网状结构:为后期纤维组织明显增生的典型X线表现。上述表现可混杂存在。切线位投照更有利于显示病变位于脂肪层内,而有利于本病的诊断。伴有脓肿有相应的临床和X线表现,与单纯脂肪坏死易区别。

【鉴别诊断】

应注意与乳腺癌鉴别。脂肪坏死的肿块密度低于乳腺癌,且密度不均,其内可见低密度影;界限清楚;可伴有条索影,无浸润;极少数伴有略粗、扭曲的血管影;钙化多呈散在点状或环状。再注意结合临床和动态观察予以鉴别。

九、乳腺囊肿

【病理】

可分为两种:①单纯囊肿:分泌失调,导管上皮增生、扩张形成囊肿,管壁萎缩。②乳汁潴留性囊肿:又称为积乳囊肿或乳汁淤积症。为乳腺导管阻塞后乳汁潴留而形成,常与炎症和外伤有关。

【临床表现】

单纯囊肿多见于20~50岁;乳汁潴留性囊肿多见于20~40岁授乳期或断奶后。多偶然发现乳晕区以外的周边部肿块,大小多1~2cm,呈球形或橄榄状,少数可如鸡蛋大小。可移动,多有局部轻微胀痛及沉重感。

【X线表现】

乳腺囊肿大多呈圆形或椭圆形的大小不一的致密影,密度均匀,边缘光整,亦可呈分叶状。囊肿周围可有透亮带,有时可见囊壁钙化呈壳样或斑点状。积乳囊肿内液体部分或完全排空,且空气进入囊腔,则呈透亮影或出现液气平面。如囊肿内积乳已成固态液态脂肪也可表现为透亮。CT检查病灶呈水样或近水样密度可确立囊肿的诊断。当乳汁潴留导致感染时,可出现急性乳腺炎表现,重则形成脓肿。

十、乳腺错构瘤

本病少见,其 X 线表现易与乳腺脂肪瘤、叶状囊肉瘤、乳腺癌等相混淆。

【病因病理】

发病原因尚不明确。有学者认为多发生于分娩后或绝经期,可能与影响乳腺组织生长的内分泌改变有关;也有人认为本病可发生于任何年龄,可能为乳腺局部组织先天性发育障碍所引起的肿瘤样病变。病理表现乳腺内的正常组织错乱组合,由比例不一的纤维组织、腺体组织、脂肪组织组成。并含有乳腺导管,可见有多量的圆形细胞和导管扩张形成的小囊肿。瘤体有完整的包膜。瘤体内腺体成分尚保持着分泌乳汁的功能。

【临床表现】

可发生于 20～80 岁,易发生在分娩后或绝经期前后。均以触及乳腺肿块为主要症状。肿块质地柔韧,边界清楚,活动度良好。一般为单乳单发,以外上象限多见。

【X 线表现】

病灶多呈圆形或卵圆形,大小多在 4cm 以上,可达 10cm。因有完整的包膜而边缘光滑。当瘤体与周围腺体完全分隔时,其内部结构可清晰显示。肿块密度不均较有特征。其密度取决于脂肪与其他组织的比率,如以脂肪为主,则在低密度的瘤体中见到高密度结节或团块;若以腺体或纤维组织为主,则在致密瘤体中见散在条状透明区或囊状透亮区。由于其成分比例不同,而 X 线表现密度不一,故 X 线片上可分为混合型、致密型和脂肪型。

【鉴别诊断】

1.脂肪瘤　以透亮为主要表现的错构瘤注意与脂肪瘤鉴别。脂肪瘤在透亮的脂肪影内常夹杂纤细的纤维索条影,而非结节或团块。

2.叶状囊肉瘤　团块状致密影内可出现低密度区,但其密度较脂肪高。

3.乳腺癌　癌灶的密度不均是在密度增高的背景之上出现更高密度的小斑块,结合乳腺癌的其他表现多可鉴别。

十一、乳腺纤维腺瘤

本病是最常见的乳腺良性肿瘤,来源于乳腺小叶内的纤维组织和腺上皮,包括腺瘤、纤维腺瘤和腺纤维瘤。其发病原因可能与雌激素有关。

【病理】

瘤体为增生的纤维组织和腺组织两种成分,常有包膜。肿瘤血供相对较少,缺乏高速血流。可发生于一侧或两侧乳腺,单发或多发。

【临床表现】

可发生于 13～63 岁,其中 15～30 岁占 75%。一般无任何症状,少数有轻度疼痛。肿块边界清楚,质地中等,有较大活动度。

【X线表现】

圆形或椭圆形密度增高影,大小多为 1～3cm。大多密度均匀,钙化呈粗颗粒状。边缘光滑锐利,少数呈分叶状,但边缘无毛刺;有时可见周围脂肪形成的完整或不完整的透亮晕(图 7-2-1);有时只见部分边缘,是因肿块只有部分包膜。发病于致密型乳腺者,肿瘤则很难显示。巨大纤维腺瘤可与皮肤紧贴,但无皮肤增厚。

图 7-2-1　乳腺纤维腺瘤

可见近圆形密度增高影,密度均匀,边缘光滑(箭)

【鉴别诊断】

主要注意与乳腺癌相鉴别(表 7-2-1)。

表 7-2-1　乳腺纤维腺瘤与乳腺癌的鉴别诊断

	乳腺纤维腺瘤	乳腺癌
肿瘤来源	乳腺组织,为有纤维组织形成倾向的腺瘤;可在腺小叶增生的基础上形成	腺小叶或导管
发病年龄	以 20～30 岁多见	以 40～60 岁多见
病灶位置	多位于外上象限,病灶活动	多位于外上象限,病灶固定
肿块形态	多为圆形、椭圆形	多为结节状或不规则形
肿块边缘	光滑、锐利,有时可见周围脂肪形成的完整或不完整的透亮晕	模糊,不规则,并有毛刺伸出,周围可有卫星结节
肿块密度	均匀	常不均匀
肿块大小	与临床扪及者相符	比临床扪及者小
钙化	少见,较大,呈片状	较多见,呈细小点状、丛状分布
乳头凹陷	罕见	多见
皮肤增厚	罕见	多见
静脉增粗	不见	多见

十二、乳腺大导管乳头状瘤

本病是指发生在输乳管开口起到壶腹部以下约 1cm 的一段输乳管内、起源于导管上皮的呈乳头状生长的肿瘤。发病与雌激素过度刺激有关。较少见。

【病理】

单个或多个，有蒂或无蒂。肿瘤一般较小，多在 2～5mm，＞1cm 者较少；恶变者占 6％～8％。输乳管常有扩张、纡曲，扩张的输乳管两端被封闭形成囊肿，囊内壁可见紫红色的乳头状瘤。

【临床表现】

多见于中老年女性，以 40～50 岁多见。最常见的症状为乳头溢液，大约 70％以上为浆液性或血性，约 2/3 可触及肿物。

【X 线表现】

肿瘤常被密度高的乳晕遮蔽而不易发现。仅能显示 1～2cm 以上又位于含多脂肪的乳晕区肿块，为圆形、卵圆形或梭形，偶尔有钙化。乳腺导管造影是最准确、最有效的检查方法，可显示导管内充盈缺损，近端导管扩张。

十三、乳腺脂肪瘤

本病不多见。

【病理】

肿瘤组织与正常脂肪相似，周围有纤维包膜，瘤内有纤维组织穿越。

【临床表现】

多见于中老年人。生长缓慢，触诊时可摸到柔软、光滑、可活动的肿块，界限清晰。

【X 线表现】

呈卵圆形密度较淡的透亮影，其内可见纤细的纤维分隔，肿瘤内无钙化。肿块边缘较清晰，周围有纤细致密的包膜，无皮肤增厚或乳头凹陷等表现。CT 平扫可见 CT 值与脂肪相近而有定性意义。

【鉴别诊断】

1.乳腺错构瘤　由纤维组织、腺体组织、脂肪组织组成。其表现取决于脂肪和其他组织的比率，如以脂肪为主，则在低密度的瘤体中见到高密度结节或团块；若以腺体或纤维组织为主，则在致密瘤体中见散在透明区。

2.乳腺导管扩张症　呈夹杂低密度脂肪的混合密度块，无纤细致密的包膜。常位于乳头和乳晕下，而脂肪瘤可在任何部位。

十四、乳腺癌

是妇女最常见的恶性肿瘤之一，我国的发病率不及欧美高，但在我国大城市发病率呈上升趋势。

【病理】

乳腺癌的大体病理及组织学分类繁杂。起源于导管上皮者称为导管癌,约占90%;起源于腺泡上皮者称为小叶癌,约占5.5%;其余恶性肿瘤所占比例<1%。乳腺癌可发生淋巴、血行转移。病理学通常将其分为3类:①非浸润性癌;②浸润性非特殊型癌;③浸润性特殊型癌。

【临床表现】

本病好发于40~60岁。最常见的症状和体征是局部触及肿块,时间可以从数天到数年,平均2年左右。大多位于乳房外上象限,其次为内上象限、上方及中央区,以单侧单发最常见。肿块质地较硬,但髓样癌及小叶癌则较软;边界多不清,但有时可较清晰。肿块呈进行性生长,但亦可极为缓慢。

其他表现还有:①乳头溢液:多为血性,少数为浆液性、浆液血性、乳汁样或水样。②皮肤改变:可局部凹陷形似"酒窝";进一步累及皮肤表面,造成局部皮肤水肿、微红及增厚,外观似"橘皮状"。③疼痛:多轻微、局限,与乳痛症的较弥漫、较剧烈的疼痛不同。④乳腺轮廓改变:其自然外缘出现轻微外凸或凹陷。⑤乳头异常:扭曲、上翘、内陷并最终乳头固定。⑥湿疹样癌(Paget病):乳头红肿、增厚,可发生糜烂、渗液,并可引起乳头瘙痒、异样感。⑦转移灶表现。

【X线表现】

主要X线征象有:小于临床触诊大小的肿块,局限致密浸润、钙化和毛刺。次要征象有:皮肤增厚或合并凹陷(酒窝征)、乳晕下致密或漏斗征、乳头凹陷、血运增加、阳性乳管征、彗星征等(图7-2-2)。

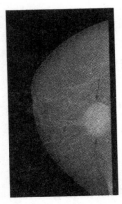

图7-2-2　乳腺癌(箭示)

1.肿块　①可呈类圆形、分叶状或不规则形。②边缘可有长短不等、粗细不均的毛刺,或部分边缘有模糊浸润。少数肿块边缘光滑锐利酷似良性肿块。③肿块密度多均匀。

2.局限致密浸润　该征多为增生、慢性炎症和结核等良性病变所致。但少数癌,特别是浸润性小叶癌可仅见致密浸润而无瘤块,结合钼靶片的特征性钙化有助于诊断和鉴别。

3.钙化　是十分重要的征象。钙化微小呈典型的针尖状、层叠细沙样、不规则颗粒状、小杆状、小弧形或线样分支;常为3~5枚成堆或数十枚密集呈丛状分布。当细沙型钙化伴铸型钙化(针尖状、细线状及分叉状)时,恶性几无异议。当钙化沿着导管方向密集分布,提示恶性的可能性极大。粗颗粒状钙化更倾向于良性病变,但当>20粒/cm² 时应考虑为乳腺癌。不论数量多少,散在钙化对乳腺癌的诊断意义不大。

4.毛刺　呈尖角状突起或呈粗长触须状、细长形、细短形、火焰状或不规则形等。

5.皮肤增厚和局限凹陷　皮肤增厚并非一定是癌肿浸润所致。亦可因患处血运增加、静脉淤血和(或)淋巴回流障碍所致,且增厚范围广泛。局限凹陷常与皮肤增厚并存。

6.乳头凹陷　常与乳晕处皮肤增厚和(或)乳晕下纤维增生反应(漏斗征)并存。

7.血运增加　多见于中、晚期患者。表现为:①患乳血管(通常为静脉)明显增粗;②病灶周围出现多数细小血管丛;③病变区出现粗大肿瘤引流静脉。CT 不如钼靶 X 线片显示明确、可靠。

8.阳性乳管征　即乳腺癌沿乳管向乳头方向蔓延;乳管被癌灶附近纤维组织增生后牵拉、聚集;或癌附近乳管非特异性增殖所致。呈增粗、致密的索条影自乳头下指向癌灶处。CT 不如铝靶 X 线片显示率高。此征亦可见于良性病变如乳管的乳头状瘤。

9.乳晕下纤维化或"漏斗征"　表现为乳晕下近似三角形致密阴影,底座落在乳晕上,尖指向乳腺深处形似漏斗。常与乳头内陷或阳性乳管征并存。多代表乳晕下非特异性的纤维增生反应,少数系癌瘤已侵犯乳晕下区所致。

10.彗星尾征　较少见,表现为癌块后方或上方一粗大条索影,形似彗星尾。是乳腺实质被癌肿侵犯及纤维增生后牵拉所致。

11.乳后脂肪间隙的侵犯　可进一步侵及胸大肌。

12.淋巴结转移　正常腋窝淋巴结可含脂肪,甚至形成一个有包囊的、淋巴组织萎缩的肿大淋巴结。含脂肪者明显大于不含脂肪者,最大者长径可达 3.5cm,故以大小判断有无转移并不可靠。虽然有脂肪浸润的淋巴结是良性的,但在乳癌病人不能除外残留腺体中有转移可能。

【鉴别诊断】

1.乳腺纤维腺瘤。

2.乳腺结核　两者均可有毛刺、钙化、皮肤增厚、乳头内陷、腋窝淋巴结增大等。但无血运增加和特征性的细小钙化等表现。

3.乳腺脂肪坏死　常有局部外伤史。病变特征性地位于乳腺皮下脂肪层而非腺体组织内。

4.乳腺小叶增生　一般累及双乳,病变较广泛,但无继发的恶性征象。少数局限性致密增生与乳腺癌鉴别困难。

此外,还应注意与乳腺转移瘤(占乳腺肿瘤的 2%)、淋巴瘤、血肿、间质性注射肉芽肿(向乳腺内注射硅或石蜡所致)、水肿(如炎症性癌、乳腺炎、心衰、脂肪坏死等所致)相鉴别。

十五、乳腺肉瘤

乳腺肉瘤比较罕见,占乳腺恶性肿瘤的不足 1%,它包括叶状囊肉瘤、恶性淋巴瘤、血管肉瘤、横纹肌肉瘤、软骨肉瘤和骨肉瘤等。

【临床表现】

与乳腺癌相似,但一般呈缓慢生长。肿瘤较大时可使皮肤紧张、发亮、变色甚至破溃,但少见皮肤增厚和橘皮样变。除恶性淋巴瘤外很少有腋窝淋巴结转移,通常经血行转移至肺和骨骼。

【X线表现】

①淋巴瘤:大多为NHL。常见表现为乳腺弥漫性密度增高,皮肤增厚;其次为孤立或多发结节;少数亦可表现为不规则的模糊小片阴影;无钙化或毛刺。可有纵隔、腋窝多发淋巴结肿大,还可有胸大肌浸润。②其他肉瘤:可表现为光滑或分叶状的肿块,也多无钙化或毛刺。血运多明显增加。但皮肤常无受侵。

十六、乳腺叶状肿瘤

本病由 Miller 于 1838 年首先报道并命名为"叶状囊肉瘤"。此后有 60 多种名称,1981 年和 2003 年 WHO 将该肿瘤推荐使用"乳腺叶状肿瘤"的名称。

【病理】

乳腺叶状肿瘤是由纤维、上皮两种成分共同组成的一种肿瘤,属纤维上皮型肿瘤。肿瘤由良性上皮成分和间质肿瘤细胞组成,且以间质成分为主,此为诊断所必须。肿瘤间质过度增生是其本质,但必须含有上皮结构。肿瘤表面多结节状,边界大多清楚,部分有较完整的包膜。切面灰白色、灰黄色,常见大小不等的狭窄裂隙,形成叶状结构;部分有囊肿形成;有的肿瘤可见出血和灶性坏死。WHO 根据间质细胞增生程度、多形性、核分裂象、边缘情况、间质分布情况、异源性间质分化等几方面将本病分为 3 类:良性(Ⅰ级)、交界性(Ⅱ级)和恶性(Ⅲ级)。无论良性还是恶性,叶状肿瘤都容易复发。乳腺叶状瘤的转移主要出现在恶性和临界性肿瘤,主要是血性转移。

【临床表现】

多见于中年女性,高峰年龄 50 岁左右,极少见男性病例报道。多为单侧乳房单发病灶,少数为多发。临床表现为无痛性肿块,少数为轻压痛,质地坚韧,部分有囊性感,活动度良好。一般无乳腺癌的常见间接征象如皮肤凹陷、乳头回缩、乳头溢液和腋窝淋巴结肿大。

【X线表现】

肿瘤较小时表现为边缘光滑的结节,圆形或卵圆形,密度均匀,与纤维腺瘤鉴别困难。肿瘤较大时表现为分叶状、边缘光滑锐利的肿块,密度高于正常腺体,这些征象较具特征性。少部分外周出现晕征。钙化相对少见,呈粗大颗粒状。脂肪分化的叶状肿瘤,其内可见密度减低区。不伴随毛刺、细小钙化、腺体结构紊乱、皮肤增厚、乳头回缩、周围结构扭曲等常见的类似乳腺癌的恶性征象。

十七、男性乳腺发育症

亦称为男性乳腺增生、男性乳腺肥大。

【病因】

与雌激素相对过量有关的激素水平不平衡所致。可为生理性或病理性。①特发性：多见于青春期或老年期。青春期发生于 13～18 岁之间，有自限性，半年之内自动消失，其中 75% 为双侧性；老年期多见于 50～70 岁之间，开始可发生于一侧，以后另一侧发病，在 6～12 个月自发消退。②医源性：继发于服用某些激素或非激素类药物如异烟肼、洋地黄、利血平、雌性激素。③肝脏病变。④睾丸病变：常见的为肿瘤。⑤生殖器病变：如真两性畸形、某些生殖功能低下综合征。⑥胸部病变：如肺癌、肺结核、脓胸。⑦其他：如肾上腺肿瘤、垂体肿瘤、甲状腺功能亢进症、Addison 病、饥饿与营养不良等。

发病机制是：①雌激素过量；②雄性激素缺乏；③雌激素受体功能缺陷；④乳腺组织对雌激素敏感性提高。

【病理】

早期为导管数量增加、变长，管腔扩大，有上皮增生，无真正的腺泡形成，也称充分发育期。晚期导管结构减少，组织内有大量玻璃样变的纤维组织，也称为纤维静止期。早期病例去除致病因素可逆转消退，晚期则不可逆转。

【临床表现】

最早症状是乳腺增大或变柔软，也可扪及乳头后活动结节。有时可有疼痛和触痛，极少数有乳头溢液。本病总是一个双侧发育过程，但两侧发育可以不等。

【X 线表现】

所有患者均起源于乳头下方并向乳腺深处伸展。其表现可分为 3 型：①树枝型：乳头下方致密阴影，伴明显的树枝状突起浸润至周围脂肪组织。此种突起的长短、粗细、数目可有很大变异。②非树枝型：乳头下方三角形或锥形、类圆形致密阴影，密度较均匀，边界较清晰。无明显树枝状突起。③弥漫型或弥漫结节型：表现为增大的乳腺内弥漫的结节样高密度，类似于女性致密型乳腺的表现。

【鉴别诊断】

男性乳腺增大的原因还有脂肪沉积、肿瘤。主要应与肥胖所致乳腺脂肪沉积增大区别。后者无临床症状；X 线表现主要为透亮的脂肪组织积聚，其中并无乳管、腺体或间质成分增加。

十八、小结

（一）分析乳腺肿瘤时应注意的问题

在乳腺 X 线片上，表现为肿瘤状影像的良性肿瘤有乳腺纤维腺瘤、孤立性囊肿、乳腺管内乳头状瘤等。表现为多发肿瘤影像者有乳腺囊肿、囊性增生病等。显示为恶性肿瘤影像的疾病，除乳癌外，还有分叶状囊肿、炎症、结核等。在分析病变时，应注意肿块大小、数目、形态、密度、边缘、周围结构的改变，有否钙化及钙化形态，乳头有否凹陷，皮肤是否增厚以及静脉有无增粗。

超声对乳腺疾病的诊断与鉴别肿块是否为囊性或实性、有无包膜较有价值。CT 对乳腺疾病诊断，尤其对乳癌的诊断及观察病灶与周围组织的关系、有无腋窝淋巴结增大等较有意义。MRI 对乳腺肿块或结节检出率最高。

(二)乳腺内钙化的分类及乳腺癌的钙化特征

1.分类 美国放射学会提出的乳腺影像报告和数据系统(BI-RADS)第四版将乳腺钙化分成典型良性、中间性和高度或可疑恶性 3 类:

(1)典型良性钙化:①皮肤钙化;②血管钙化;③粗糙或爆米花样钙化;④粗棒状钙化;⑤圆形和点状钙化;⑥中空状钙化;⑦蛋壳状或环形钙化;⑧牛奶样钙化;⑨缝线钙化;⑩营养不良性钙化。

(2)中间性钙化:①不定型或模糊钙化;②粗糙不均质钙化。

(3)高度或可疑恶性钙化:①细小多形性钙化;②线样或线样分支钙化。

2.钙化特征 乳腺癌的特征性钙化是不规则、形态不一、成簇细微钙化。具有以下特点:单位面积内数目较多(＞5 粒/cm²);密集成簇、密度不一,分布不均;钙化颗粒微小(多＜0.5mm),大小不一,细砂样钙化恶性机率大;簇状钙化可仅局限于肿块内或分布于肿块内外,单纯簇状钙化是乳腺癌早期的一种重要的甚至是唯一的征象;乳腺导管癌的钙化多为杆状或分叉样,在一丛成簇钙化中有 2~3 个此种杆状钙化即可考虑为恶性。当钙化难以定性,或倾向良性时,需短期随访观察,通常为 3~6 个月。如果 3 个月内复查钙化数量增多,则提示有可能为恶性,建议活检进一步确诊。

(三)乳腺局部腺体结构扭曲的临床意义

乳腺局部腺体结构扭曲是早期乳腺癌一个很特殊的征象,被定义为不伴肿块的从一点发出的放射状影和局灶性收缩,或者在实质的边缘扭曲,无肿块是判断这个征象的前提。最常见于良性病变,如手术后瘢痕、放射状瘢痕、硬化性乳腺病和脂肪坏死等,或导管原位癌、恶性浸润性导管癌,以及浸润性小叶癌等恶性肿瘤。此征象由于常与正常腺体组织重叠而不易辨认,诊断时需慎重,需在两个投照体位均显示,并且见到较明确的收缩或杂乱征象时方可诊断。一旦诊断明确,如果不是手术瘢痕所致,则应建议临床切取活检,因为穿刺活检的组织或细胞对鉴别良恶性改变是不够的。

第三节　乳腺癌的 MRI 诊断

女性恶性肿瘤的首位是乳腺癌,乳腺癌在女性中的发病率随着年龄的增长而上升,多发于45~50 岁的女性,近年来发病年龄有年轻化的趋势,好发于生活水平和文化水平较高的妇女,并有明显的家族遗传倾向,与雌激素分泌过多,长期慢性刺激有关。WHO 将乳腺癌在组织学上分为三类:非浸润型癌(导管原位癌和小叶原位癌)、浸润型癌、乳头 Paget 病。

一、导管原位癌

导管原位癌(DCIS)是一组具有恶性生物学特征的非浸润性肿瘤,起源于终末导管小叶单位,尚未突破基底膜,组织学上可分为 5 型:微乳头型、乳头型、实体型、筛状型和粉刺型。

【诊断要点】

1.临床症状主要是乳房肿块,其次为乳头溢液或溢血、乳房刺痛、腋下肿块、乳头破溃等。

2.可表现为乳房肿块或增厚、乳头回缩等,DCIS很少发生淋巴结或血行转移;如若发生,则可能由于合并了微小浸润。

3.典型表现为受累导管钙化,多呈簇状、段状分布或导管状分布。

4.钼靶上90%的DCIS表现为成簇的微钙化,10%~20%的DCIS表现为肿块或结构扭曲伴或不伴钙化。钙化主要由于恶性肿瘤生长速度较快,大量癌细胞坏死、钙盐沉积及癌细胞对矿物质亲和力强所致。

【MRI表现】

1.发病部位多在乳头下、乳晕周围和乳房外上象限,T_1WI为低信号,T_2WI信号根据病理类型不同而不同。T_2WI呈高信号,低度恶性,与良性肿瘤难以区别;中、高度恶性者边界不清,形状不规则,T_2WI均呈低或等信号(图7-3-1A,B)。

2.非肿块样强化中的段样强化和导管样强化被认为是DCIS的MR增强后的特征性表现(图7-3-1C,D,E),其中又以段样点状强化最多见(图7-3-2)。DCIS可以呈多灶性病变,增强扫描肿瘤呈均匀或不均匀强化。

3.依据病理等级不同,低度恶性者边界清楚,脂肪层清晰;中、高度恶性者,病灶呈扁平状,易发生坏死、囊变及出现周围淋巴结转移。

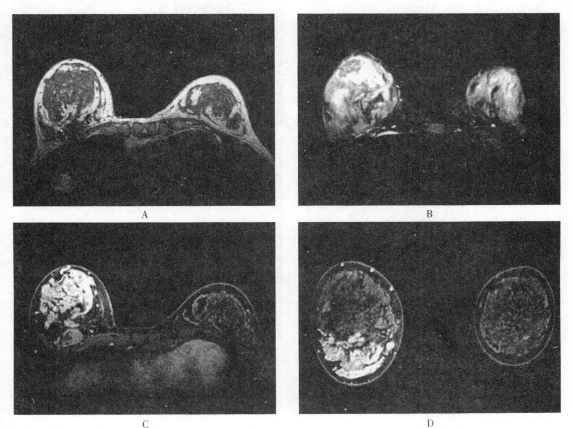

A

B

C

D

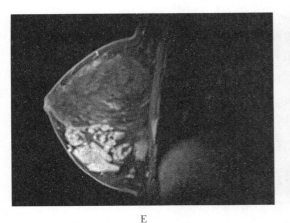

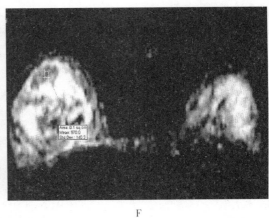

E   F

图 7-3-1 右乳导管原位癌

A、B.T$_1$WI 及 T$_2$WI 示右乳下象限片状长 T$_1$、长 T$_2$ 信号,脂肪层未累及;

C~E.分别为增强横断面、冠状面、矢状位图像,示病灶沿导管分布,非肿块样强化,病灶边界清晰;

F.ADC 图示病变区 ADC 值为 0.9×10^{-3} mm^2/s

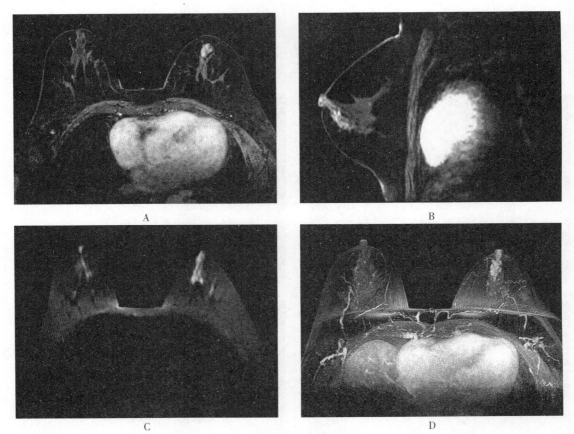

A   B

C   D

图 7-3-2 左乳内导管原位癌

A.T$_1$WI 抑脂增强横轴位图示左乳晕区点条形强化灶,边界清晰;

B.矢状位增强图像病灶沿导管走行条形强化灶;

C.DWI 示病灶为高信号;

D.MIP 图示左乳头后方明显强化迂曲条状病灶

4.不同病理类型的 ADC 值存在差异,与病变的细胞密度呈负相关,肿瘤微血管密度及灌注效应也存在差异,DCIS 的 ADC 值较浸润性导管癌高,较良性肿瘤低。

5.鉴别诊断:

(1)乳腺腺病:临床表现为单侧或双侧乳腺疼痛,与月经周期有关,乳腺内多发结节,乳腺的腺体及导管增生,乳腺腺病形成的肿块边界清楚,不与皮肤及深部组织粘连。

(2)浸润性癌:肿块有分叶,外形不规则,有毛刺,质地硬,癌灶位置表浅时乳房皮肤可出现橘皮样外观和乳头回缩表现。

二、浸润性导管癌

浸润性导管癌(IDC),是乳腺癌最常见的类型,占乳腺癌的 75%,起源于腺小叶和导管内的实质性肿瘤,最初从小叶或导管内生长,当癌灶突破基底膜向外扩散,就形成浸润性导管癌。所有的浸润性导管癌都来自 DCIS,但并不是所有的 DCIS 都发展为浸润性导管癌。MR 对 IDC 诊断灵敏度高,但特异性相对较低。

【诊断要点】

1.最常见的临床表现为乳房无痛性肿块。

2.隐匿性浸润性导管癌缺乏典型临床症状,表现为无肿块。

3.IDC 肿瘤组织成分多样,临床和生物学特征也多样,因此有不同的形态和增强表现。

【MRI 表现】

1.IDC 表现为不规则、毛刺肿块,具有浸润性,很少表现为光滑的分叶状肿块,可引起乳头及皮肤回缩(图 7-3-3A、B 和图 7-3-4)。

2.典型表现为肿块样强化,血供丰富(图 7-3-5A,B)。

3.少数表现为局限性、弥散性强化。

4.动态增强倾向于快速强化,TIC 呈下降型曲线,但从增强信号强度上,恶性与良性病变有一定的重叠,特别是与纤维腺瘤。

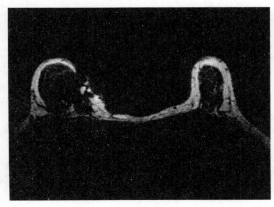
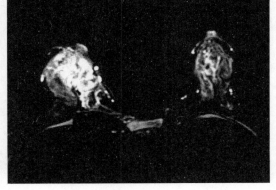

A   B

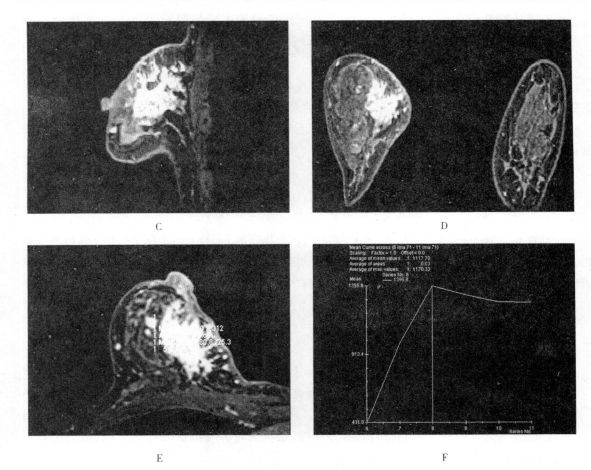

C

D

E

F

图 7-3-3 右乳浸润性导管癌

A、B.T_1WI 及 T_2WI 示右乳内象限长 T_1、长 T_2 信号,边界不清,内侧皮下脂肪层受累;

C~E.分别为增强后矢状位、冠状位、横轴位图像,病灶呈明显不均匀强化,边界不清晰,呈浸润性生长,乳头及内侧皮肤回缩;

F.TIC 曲线呈下降型

5.IDC 具有较低的 ADC 值(图 7-3-5C),ADC 值诊断阈值设为 $1.2×10^{-3}\,mm^2/s$ 时,检出乳腺癌的敏感性达 96%,特异性达 97%。

6.妊娠期乳腺癌,激素分泌旺盛,癌细胞增殖活跃,故肿瘤体积较大,淋巴结转移率高(图 7-3-6)。

7.鉴别诊断:

(1)乳腺腺病:乳腺内出现单发或多发结节,边界清楚,导管增生还可出现条索状影,MR 增强呈渐进强化、离心性强化。

(2)乳腺良性肿瘤:病变呈圆形或卵圆形,边界光滑,强化方式多为中等流入或缓慢流入,时间信号曲线多为持续上升型或平台型,ADC 值$>1.2×10^{-3}\,mm^2/s$。

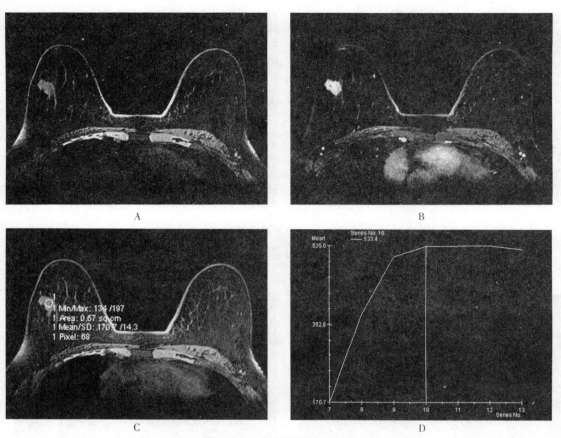

图 7-3-4　右乳浸润性导管癌

A、B.分别为增强前后横轴位图像,病灶呈结节状强化,边界不规则;

C、D.为增强 TIC 曲线,呈平台型

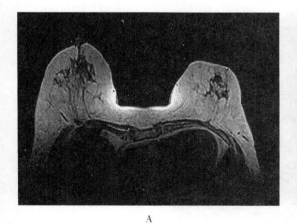

A

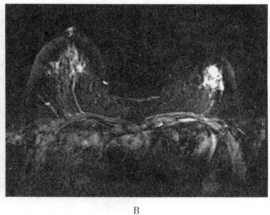

B

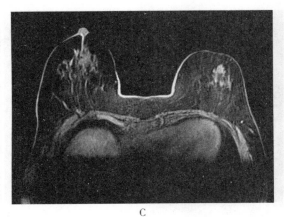
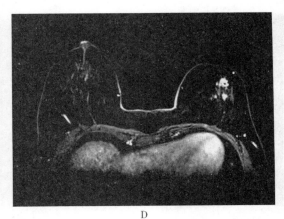

图 7-3-5　左乳浸润性导管癌

A、B.T$_1$WI 及 T$_2$WI 示左乳内长 T$_1$、长 T$_2$ 信号,边界不清,左乳皮肤稍凹陷;

C、D.分别为增强前后横轴位图像,病灶呈散在的结节状强化,边界不规则

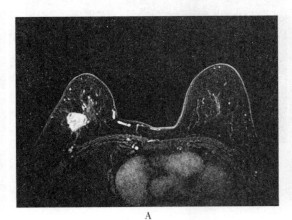
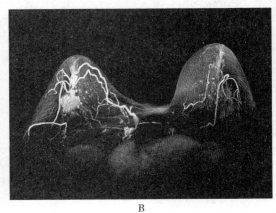

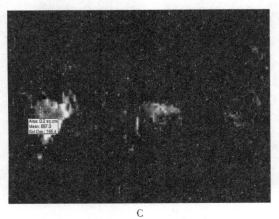

图 7-3-6　右乳浸润性导管癌

A.右乳肿块增强后明显强化,边界不规则,有毛刺;

B.MIP 图像示肿块血供丰富;

C.ADC 图示病灶区为低信号,ADC 值为 $0.9 \times 10^{-3} \text{mm}^2/\text{s}$

三、乳腺 Paget 病

乳腺 Paget 病又称乳腺湿疹样癌,发病率占所有乳腺癌的 2%,可发生于各年龄组,发病高峰为 50～60 岁,多为单侧发病,因乳腺癌沿输乳管累及乳头所致。

【诊断要点】

1.乳头及乳晕湿疹,常不伴有瘙痒、发红、结痂、脱屑,还可伴溃疡发生。

2.一般无明显肿块。

3.病检乳晕区皮下可检出恶性肿瘤细胞。

4.预后与乳腺内肿瘤分型有关。

【MRI 表现】

1.乳晕区皮肤增厚、水肿(图 7-3-7A,B)。

2.大导管呈索条状增粗,僵直,与乳腺内肿瘤相连(图 7-3-7C)。

3.乳腺内肿瘤形态及动态增强表现为恶性特征(图 7-3-7D,E,F)。

4.鉴别诊断:主要与湿疹性皮炎相鉴别,湿疹经过治疗后可痊愈,解除过敏源能自愈。Paget 病伴有乳腺内肿块,乳头常有血性溢液。

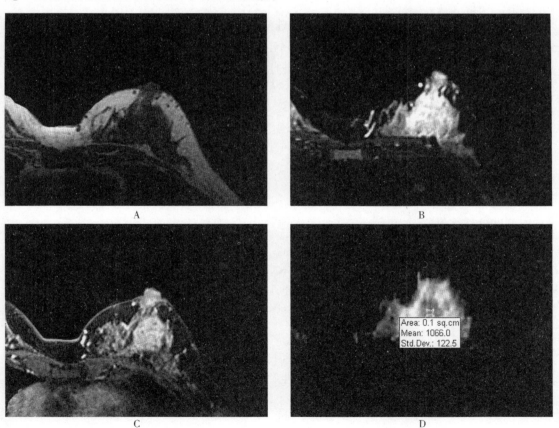

A　　　　　　　　　　　　B

C　　　　　　　　　　　　D

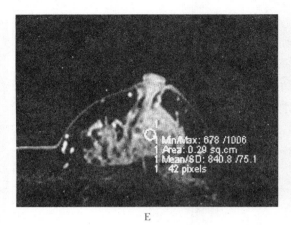
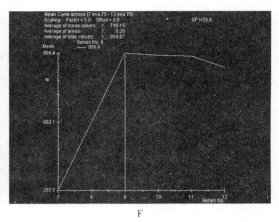

E   F

图 7-3-7　左乳 Paget 病

A、B.T₁WI 及 T₂WI 示乳晕区皮肤受累,大导管增粗;

C~F.分别为增强、ADC 图及 TIC 曲线,增强后左乳大导管增粗、僵直并与左乳内肿块相连,ADC 值为 1.0×10^{-3} mm²/s TIC 曲线为下降型,表现为恶性特征

四、炎性乳腺癌

炎性乳腺癌是乳腺癌发病过程中的一个特殊病变,可发生于各种类型的乳腺癌中,无病理组织类型的特殊性。病理组织学研究认为,这种乳腺癌的继发炎性病变是由于癌细胞浸润到真皮下淋巴管,引发淋巴管阻塞和继发炎症。炎性乳腺癌以侵犯淋巴管道为主要表现,转移概率高。

【诊断要点】

1.患乳皮肤明显红肿、皮温高,乳腺质硬。

2.一般无明显疼痛。

3.抗感染治疗后症状无改善。

4.预后差。

5.腋下淋巴结多肿大。

【MRI 表现】

1.弥漫性乳腺皮肤增厚,皮下组织水肿,患乳腺体肿胀(图 7-3-8A)。

2.乳腺内可见局限性肿块(图 7-3-8C),肿块具有恶性征象,患乳血供丰富(图 7-3-8D)。

3.T₂WI 上可见患乳弥漫性炎性水肿高信号(图 7-3-8B)。

4.鉴别诊断:

(1)乳腺炎:急性乳腺炎好发于哺乳期女性,乳腺触痛,皮肤发红,压之有韧性感,发热。炎性乳腺癌临床炎症体征不明显,乳腺内无实质性肿块,乳腺癌的病程较乳腺炎长。

(2)放疗后乳腺改变:有明确的放疗病史。

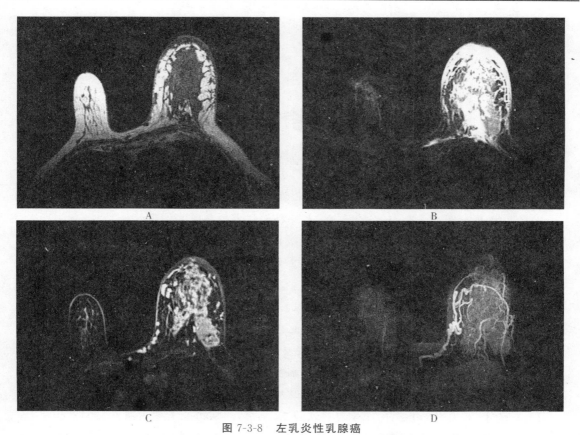

图 7-3-8　左乳炎性乳腺癌

A、B.T$_1$WI 及 T$_2$WI 示左乳弥漫性乳腺皮肤增厚，皮下组织水肿，左乳腺体明显肿胀；

C.增强图像示左乳外侧腺体内肿块；

D.MIP 图像示左乳腺体血供丰富

参考文献

1.王骏,陈峰,潘珩,张益兰.医学影像技术学.北京:科学出版社,2017.

2.曹厚德.现代医学影像技术学.上海:上海科学技术出版社,2016.

3.余建明,李真林.医学影像技术学(第4版).北京:科学出版社,2018.

4.余建明.医学影像技术手册.北京:人民卫生出版社,2014.

5.白人驹,徐克.医学影像学(第7版).北京:人民卫生出版社,2013.

6.徐克,龚启勇,韩萍.医学影像学(第8版).北京:人民卫生出版社,2018.

7.金征宇,龚启勇.医学影像学(第3版).北京:人民卫生出版社,2015.

8.许乙凯,吴仁华.医学影像学.西安:西安交通大学出版社,2017.

9.姜玉新,冉海涛.医学超声影像学(第2版).北京:人民卫生出版社,2016.

10.章东.医学超声基础.北京:科学出版社,2014.

11.吴水才,杨春兰,白燕萍.医学超声及应用.北京:北京工业大学出版社,2012.

12.任卫东.超声诊断学(第3版).北京:人民卫生出版社,2013.

13.李晔雄.肿瘤放射治疗学(第5版).北京:中国协和医科大学出版社,2018.

14.林承光,翟福山.放射治疗技术学.北京:人民卫生出版社,2016.

15.胡春洪,吴献华,范国华.放射影像诊断技能学.北京:人民卫生出版社,2016.

16.姚原.放射治疗技术(第3版).北京:人民卫生出版社,2014.

17.任卫东,常才.超声诊断学(第3版).北京:人民卫生出版社,2013.

18.郑穗生.CT诊断与临床(第2版).安徽:安徽科学技术出版社,2011.

19.周康荣.腹部CT诊断学.上海:复旦大学出版社,2011.

20.夏瑞明,刘林祥.医学影像诊断学(第3版).北京:人民卫生出版社,2015.

21.王道清.医学影像学(第7版).北京:第四军医大学出版社,2013.

22.张云亭.医学影像检查技术(第3版).北京:人民卫生出版社,2010.

23.王芳军.影像学.北京:人民卫生出版社,2012.

24.徐霖,罗杰,陈平有.实用医学影像学手册.北京:华中科技大学出版社,2015.

25.李联忠.颅脑MRI诊断与鉴别诊断(第2版).北京:人民卫生出版社,2014.

26.李萌.医学影像技术学.北京:人民卫生出版社,2011.